TABLEAUX SYNOPTIQUES

D'ANATOMIE DESCRIPTIVE

7082-99. — Corbeil. Imprimerie Éd. Crété.

LA MÉDECINE EN TABLEAUX SYNOPTIQUES

COLLECTION VILLEROY

TABLEAUX SYNOPTIQUES D'ANATOMIE DESCRIPTIVE

A L'USAGE

DES ÉTUDIANTS ET DES PRATICIENS

PAR

Le Docteur BOUTIGNY

ANCIEN INTERNE DES HÔPITAUX

TOME I

Os. — Articulations.

Muscles et Aponévroses. — Cœur, artères, veines.

Vaisseaux et ganglions lymphatiques.

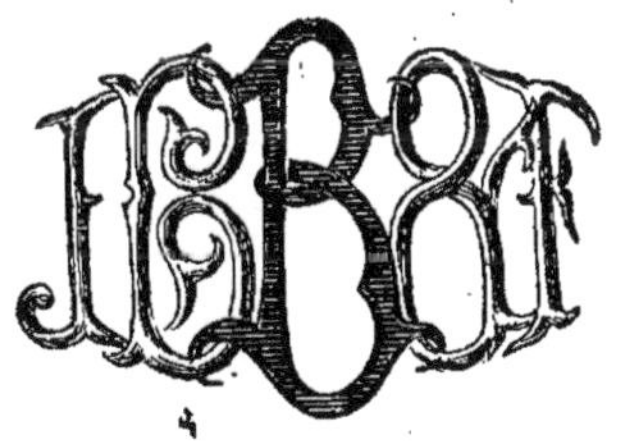

PARIS

LIBRAIRIE J.-B. BAILLIÈRE ET FILS

19, rue Hautefeuille, près du boulevard Saint-Germain

1900

AVANT-PROPOS

L'étude de l'Anatomie est la base même de la médecine, ce qui légitime le travail de deux années consacrées à cette branche au début des études médicales.

Son enseignement est avant tout un enseignement *pratique*, mais ce qui fait que les étudiants manquent en général leurs préparations, c'est qu'ils vont au hasard du scalpel, sans connaître la région qu'ils étudient ni les organes qu'ils rencontrent.

Il est donc de toute nécessité, s'ils veulent profiter, d'apprendre, chez eux, avant chaque séance, la partie du corps qu'ils dissèquent; malheureusement, les livres classiques, bien que merveilleusement lucides, tant au point de vue de leur texte que de leurs figures, sont pour les débutants beaucoup trop complets; ils peuvent même rebuter certaines intelligences avides de s'instruire.

Or, s'il est une branche des Sciences médicales susceptible de se plier aux exigences de *Tableaux synoptiques*, c'est assurément l'étude de l'Anatomie, une des sciences biologiques qui, par sa constance et son uniformité, se rapproche le plus des Sciences abstraites, facilement schématisables.

Il est donc permis de compter sur ce caractère de simplicité relative pour en donner une idée d'ensemble.

Ces tableaux n'ont pas d'autre but que d'aider le travail des élèves, en leur rappelant, à propos de chaque organe, son origine, sa direction, sa terminaison, ses connexions, etc. Ils serviront surtout aux *Candidats à l'Externat des Hôpitaux*, qui trouveront, dans ce volume, la plupart des questions qui peuvent être demandées.

Puissent ces *Tableaux synoptiques d'Anatomie descriptive* rencontrer le même succès que leurs aînés, pour le plus grand bien des étudiants et des praticiens.

Dr BOUTIGNY.

Octobre 1899.

TABLEAUX SYNOPTIQUES
D'ANATOMIE DESCRIPTIVE

I

OS

1. FRONTAL

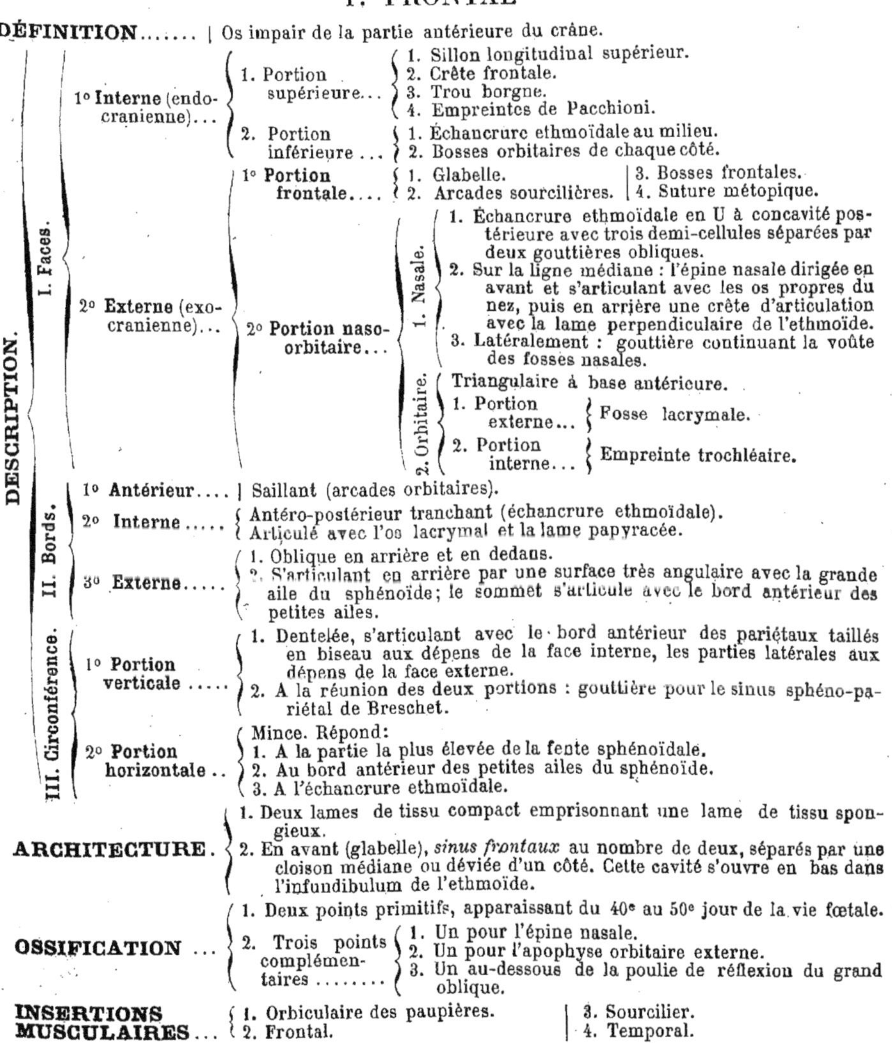

DÉFINITION....... Os impair de la partie antérieure du crâne.

DESCRIPTION.

- **I. Faces.**
  - 1° **Interne** (endo-cranienne)...
    - 1. Portion supérieure...
      - 1. Sillon longitudinal supérieur.
      - 2. Crête frontale.
      - 3. Trou borgne.
      - 4. Empreintes de Pacchioni.
    - 2. Portion inférieure...
      - 1. Échancrure ethmoïdale au milieu.
      - 2. Bosses orbitaires de chaque côté.
  - 2° **Externe** (exo-cranienne)...
    - 1° **Portion frontale**....
      - 1. Glabelle.
      - 2. Arcades sourcilières.
      - 3. Bosses frontales.
      - 4. Suture métopique.
    - 2° **Portion naso-orbitaire**...
      - 1. Nasale.
        - 1. Échancrure ethmoïdale en U à concavité postérieure avec trois demi-cellules séparées par deux gouttières obliques.
        - 2. Sur la ligne médiane : l'épine nasale dirigée en avant et s'articulant avec les os propres du nez, puis en arrière une crête d'articulation avec la lame perpendiculaire de l'ethmoïde.
        - 3. Latéralement : gouttière continuant la voûte des fosses nasales.
      - 2. Orbitaire.
        - Triangulaire à base antérieure.
        - 1. Portion externe... Fosse lacrymale.
        - 2. Portion interne... Empreinte trochléaire.
- **II. Bords.**
  - 1° **Antérieur**.... Saillant (arcades orbitaires).
  - 2° **Interne**.....
    - Antéro-postérieur tranchant (échancrure ethmoïdale).
    - Articulé avec l'os lacrymal et la lame papyracée.
  - 3° **Externe**.....
    - 1. Oblique en arrière et en dedans.
    - 2. S'articulant en arrière par une surface très angulaire avec la grande aile du sphénoïde; le sommet s'articule avec le bord antérieur des petites ailes.
- **III. Circonférence.**
  - 1° **Portion verticale** .....
    - 1. Dentelée, s'articulant avec le bord antérieur des pariétaux taillés en biseau aux dépens de la face interne, les parties latérales aux dépens de la face externe.
    - 2. A la réunion des deux portions : gouttière pour le sinus sphéno-pariétal de Breschet.
  - 2° **Portion horizontale** ..
    - Mince. Répond:
    - 1. A la partie la plus élevée de la fente sphénoïdale.
    - 2. Au bord antérieur des petites ailes du sphénoïde.
    - 3. A l'échancrure ethmoïdale.

ARCHITECTURE.

1. Deux lames de tissu compact emprisonnant une lame de tissu spongieux.
2. En avant (glabelle), *sinus frontaux* au nombre de deux, séparés par une cloison médiane ou déviée d'un côté. Cette cavité s'ouvre en bas dans l'infundibulum de l'ethmoïde.

OSSIFICATION ...

1. Deux points primitifs, apparaissant du 40e au 50e jour de la vie fœtale.
2. Trois points complémentaires ....
   - 1. Un pour l'épine nasale.
   - 2. Un pour l'apophyse orbitaire externe.
   - 3. Un au-dessous de la poulie de réflexion du grand oblique.

INSERTIONS MUSCULAIRES...

1. Orbiculaire des paupières.
2. Frontal.
3. Sourcilier.
4. Temporal.

2. PARIÉTAL

DÉFINITION....... Os plat et quadrilatère, formant le tiers de la voûte cranienne.

DESCRIPTION.

- I. Faces...........
  - 1° **Externe** (exo-cranienne)....
    - 1. Lignes supérieure et inférieure.
    - 2. Au-dessus.... Aponévrose épicranienne.
    - 3. Au-dessous .. 1. Temporal. 2. Artère temporale profonde postérieure.
    - 4. Au sommet.. Bosse pariétale.
    - 5. En dehors.... Trou pariétal, par où passe au début de la vie fœtale la jugulaire externe, qui résume la circulation de tous les sinus craniens (foramen jugulare spurinum).
  - 2° **Interne** (endo-cranienne)....
    - 1. Sillon pour la branche principale de l'artère méningée moyenne, en arrière duquel est le sillon pour le sinus sphéno-pariétal de Breschet.
    - 2. Fosse pariétale.
    - 3. Gouttière sagittale pour le sinus longitudinal supérieur.
    - 4. En bas et en arrière : gouttière du sinus latéral.
- II. **Bords**.........
  - 1° **Supérieur**.... Obélion.
  - 2° **Inférieur**.... Concave en bas et en avant, s'articulant : 1. En avant, avec la grande aile sphénoïdale. 2. En arrière, avec l'écaille temporale.
  - 3° **Antérieur**.... S'articulant avec le frontal.
  - 4° **Postérieur**... S'articulant avec l'écaille occipitale.
- III. **Angles**........
  - 1° **Antéro-supérieur**.. Coupé à angle droit (bregma).
  - 2° **Antéro-inférieur**... 1. Tranchant. 2. Articulé avec les grandes ailes du sphénoïde.
  - 3° **Postéro-supérieur**... Suture lambdoïde.
  - 4° **Postéro-inférieur**... Articulaire avec la portion mastoïdienne du temporal.

ARCHITECTURE. Tissu compact, dur.

OSSIFICATION....
1. Un seul point d'ossification, apparaissant au niveau de la future bosse pariétale vers le 45e jour de la vie fœtale.
2. Fontanelles persistant longtemps encore après la naissance.

---

3. TEMPORAL

DÉFINITION.......... Os de la partie latéro-inférieure du crâne.

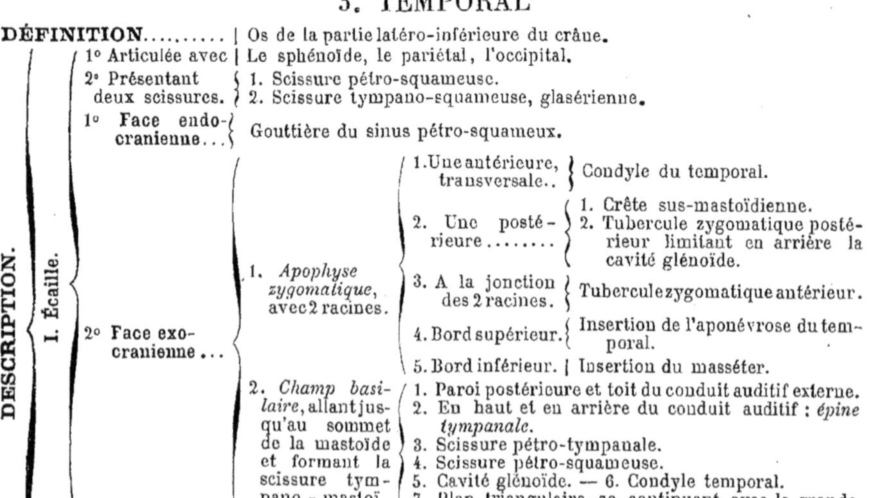

DESCRIPTION.

- I. **Écaille.**
  - 1° Articulée avec Le sphénoïde, le pariétal, l'occipital.
  - 2° Présentant deux scissures. 1. Scissure pétro-squameuse. 2. Scissure tympano-squameuse, glasérienne.
  - 1° **Face endo-cranienne**... Gouttière du sinus pétro-squameux.
  - 2° **Face exo-cranienne** ...
    - 1. *Apophyse zygomatique*, avec 2 racines.
      - 1. Une antérieure, transversale.. Condyle du temporal.
      - 2. Une postérieure........ 1. Crête sus-mastoïdienne. 2. Tubercule zygomatique postérieur limitant en arrière la cavité glénoïde.
      - 3. A la jonction des 2 racines. Tubercule zygomatique antérieur.
      - 4. Bord supérieur. Insertion de l'aponévrose du temporal.
      - 5. Bord inférieur. Insertion du masséter.
    - 2. *Champ basilaire*, allant jusqu'au sommet de la mastoïde et formant la scissure tympano-mastoïdienne........
      - 1. Paroi postérieure et toit du conduit auditif externe.
      - 2. En haut et en arrière du conduit auditif : *épine tympanale*.
      - 3. Scissure pétro-tympanale.
      - 4. Scissure pétro-squameuse.
      - 5. Cavité glénoïde. — 6. Condyle temporal.
      - 7. Plan triangulaire se continuant avec la grande aile sphénoïdale.
- II. **Os tympanal**...
  - 1. A faces convergentes, pour la formation .... 1. De l'apophyse vaginale. 2. De la portion antérieure du canal carotidien.
  - 2. Bord externe. Il donne attache au cartilage du conduit auditif externe

DESCRIPTION (*Suite*).

III. Portion pétreuse (rocher).

I. Faces.

1° Face endocranienne..

1. Antérieure.
1. Eminentia arcuata.
2. Hiatus du canal de Fallope (sillon du grand pétreux superficiel).
3. Orifice et sillon du petit pétreux superficiel.
4. Dépression pour le ganglion du trijumeau ou ganglion de Gasser.

2. Postérieure.
1. *Trou auditif interne*, où passent :
   1. Le facial.
   2. L'auditif.
   3. L'intermédiaire de Wrisberg.
   4. L'artère auditive interne.
   5. Le cul-de-sac séreux (Farabeuf).
2. *Conduit auditif..*
   1. En haut et en avant, orifice de l'aqueduc de Fallope (canal du facial).
   2. Fossette postérieure et étage inférieur, au fond desquels sont des orifices disposés sur une ligne spirale, commencement de la lame criblée spiroïde du limaçon.
   3. Sur la paroi postérieure du conduit : Foramen singulare de Morgagni.
3. *Aqueduc du vestibule* en dehors, où se trouvent :.....
   1. Un prolongement dure-mérien.
   2. Les vaisseaux sanguins labyrinthiques.
4. En dehors, union à l'apophyse mastoïde avec formation d'une gouttière pour la portion temporale du sinus transverse.

2° Face exocranienne.

1. Antérieure.
1. Cellules pétro-mastoïdiennes.
2. Antre pétreux s'ouvrant par l'aditus ad antrum.
3. Paroi interne de la caisse du tympan.
4. Gouttière du muscle interne du marteau.
5. Gouttière de la trompe.
6. Canal carotidien.

2. Postérieure (en allant de dehors en dedans)...
1. La rainure digastrique et la gouttière de l'artère occipitale.
2. Facette jugulaire pour l'occipital.
3. Trou stylo-mastoïdien, orifice inférieur du canal de Fallope, par où passent :
   1. Le nerf facial.
   2. L'artère stylo-mastoïdienne.
4. Apophyse styloïde, avec la gaine vaginale antérieure de l'ostium exitus.
5. Fosse jugulaire en dedans.
6. Sillon conduisant à l'ostium introitus (rameau auriculaire du pneumogastrique).
7. Orifice inférieur du canal carotidien.
8. Fossette pyramidale pour le ganglion d'Andersch, avec au fond l'orifice externe de l'aqueduc du limaçon, où passent des vaisseaux dure-mériens.
9. Crête saillante entre la fosse jugulaire et le canal carotidien.
   En outre, orifice inférieur du canal tympanique conduisant dans la cavité tympanique et où passe le nerf de Jacobson, rameau du glosso-pharyngien.
10. Au sommet du rocher, surface rugueuse formant la paroi antérieure du canal carotidien et la partie osseuse de la trompe.

II. Bords.

1. Supérieur.
1. Crête dominant le sinus transverse.
2. Trace de gouttière pour le sinus pétreux supérieur.
3. Au niveau du tiers moyen : fossa subarcuata.

2. Inférieur.
1. Commence à la fissure tympano-mastoïdienne et au bord antérieur de la fosse jugulaire et du canal carotidien.
2. Le tiers interne est mousse (trompe).

3. Antérieur.
1. Fissure pétro-squameuse.
2. La moitié antérieure est une mince lamelle limitant en arrière le trou déchiré antérieur.

4. Postérieur.
1. Échancrure pour le sinus transverse.
2. Lamelle limitant en arrière la fosse jugulaire séparée de la fossette pyramidale par l'épine jugulaire.
3. Gouttière du sinus pétreux inférieur.

III. Sommet.....
1. Orifice du canal carotidien.
2. Il contribue à former le trou déchiré antérieur, comblé à l'état frais par des trousseaux fibreux.

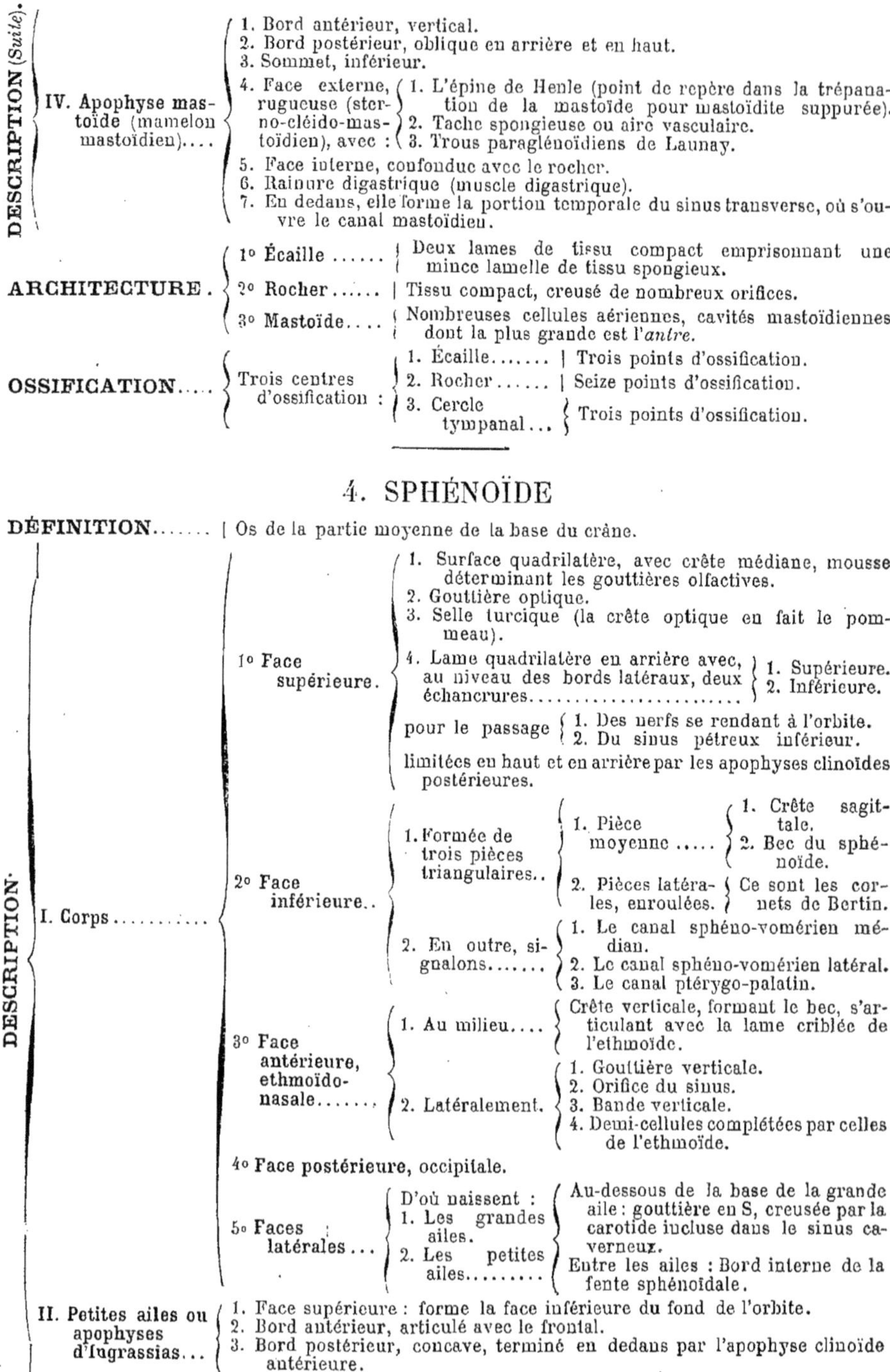

DESCRIPTION (*Suite*).

- **IV. Apophyse mastoïde** (mamelon mastoïdien)....
  1. Bord antérieur, vertical.
  2. Bord postérieur, oblique en arrière et en haut.
  3. Sommet, inférieur.
  4. Face externe, rugueuse (sterno-cléido-mastoïdien), avec :
     1. L'épine de Henle (point de repère dans la trépanation de la mastoïde pour mastoïdite suppurée).
     2. Tache spongieuse ou aire vasculaire.
     3. Trous paraglénoïdiens de Launay.
  5. Face interne, confondue avec le rocher.
  6. Rainure digastrique (muscle digastrique).
  7. En dedans, elle forme la portion temporale du sinus transverse, où s'ouvre le canal mastoïdien.

ARCHITECTURE.

- 1° Écaille ...... Deux lames de tissu compact emprisonnant une mince lamelle de tissu spongieux.
- 2° Rocher...... Tissu compact, creusé de nombreux orifices.
- 3° Mastoïde.... Nombreuses cellules aériennes, cavités mastoïdiennes dont la plus grande est l'*antre*.

OSSIFICATION.... Trois centres d'ossification :

1. Écaille....... Trois points d'ossification.
2. Rocher...... Seize points d'ossification.
3. Cercle tympanal... Trois points d'ossification.

---

4. SPHÉNOÏDE

DÉFINITION....... Os de la partie moyenne de la base du crâne.

DESCRIPTION.

- **I. Corps**...........
  - **1° Face supérieure.**
    1. Surface quadrilatère, avec crête médiane, mousse déterminant les gouttières olfactives.
    2. Gouttière optique.
    3. Selle turcique (la crête optique en fait le pommeau).
    4. Lame quadrilatère en arrière avec, au niveau des bords latéraux, deux échancrures........................
       1. Supérieure.
       2. Inférieure.

       pour le passage
       1. Des nerfs se rendant à l'orbite.
       2. Du sinus pétreux inférieur.

       limitées en haut et en arrière par les apophyses clinoïdes postérieures.
  - **2° Face inférieure..**
    1. Formée de trois pièces triangulaires..
       1. Pièce moyenne .....
          1. Crête sagittale.
          2. Bec du sphénoïde.
       2. Pièces latérales, enroulées. Ce sont les cornets de Bertin.
    2. En outre, signalons.......
       1. Le canal sphéno-vomérien médian.
       2. Le canal sphéno-vomérien latéral.
       3. Le canal ptérygo-palatin.
  - **3° Face antérieure, ethmoïdo-nasale.......**
    1. Au milieu.... Crête verticale, formant le bec, s'articulant avec la lame criblée de l'ethmoïde.
    2. Latéralement.
       1. Gouttière verticale.
       2. Orifice du sinus.
       3. Bande verticale.
       4. Demi-cellules complétées par celles de l'ethmoïde.
  - **4° Face postérieure**, occipitale.
  - **5° Faces latérales...**
    - D'où naissent :
      1. Les grandes ailes. Au-dessous de la base de la grande aile : gouttière en S, creusée par la carotide incluse dans le sinus caverneux.
      2. Les petites ailes......... Entre les ailes : Bord interne de la fente sphénoïdale.
- **II. Petites ailes ou apophyses d'Ingrassias...**
  1. Face supérieure : forme la face inférieure du fond de l'orbite.
  2. Bord antérieur, articulé avec le frontal.
  3. Bord postérieur, concave, terminé en dedans par l'apophyse clinoïde antérieure.

DESCRIPTION (*Suite*).

III. Grandes ailes.

Remarquables par leur large base d'implantation aplatie de haut en bas :

1. En avant..... — Bord concave contribuant à former la fente sphénoïdale.
2. En arrière... — Gouttière caverneuse.
3. Face supérieure.. — Concave (éminences mamillaires du lobe temporo-sphénoïdal).
4. Partie postérieure. — Épine du sphénoïde.
5. Base........
   1. Transversale.
   2. Creusée du trou petit rond.
6. Face externe.
   1. Au milieu : Crête malaire.
   2. En dedans.
      1. Portion orbitaire.
      2. Triangulaire.
      3. En avant : fente sphénoïdale.
      4. En arrière : fente sphéno-maxillaire.
   3. En dehors, portion zygomato-temporale.
      1. Portion supérieure, où s'insère le temporal.
      2. Portion inférieure, paroi supérieure de la fosse ptérygo-maxillaire. — Réunissant ces parties.... — La *crête temporale du sphénoïde*, terminée en avant par le *tubercule sphénoïdal*.
7. Bords........
   1. Antérieur. — Bord inférieur de la fente sphénoïdale.
   2. Postérieur. — Limitant en avant le trou déchiré antérieur.
   3. Externe .. — S'articulant avec :
      1. Le frontal.
      2. Le pariétal.
      3. Le temporal.

IV. Apophyses ptérygoïdes...

Naissant de la face inférieure du corps et de la base de la grande aile, par deux racines s'écartant l'une de l'autre et dont la base est creusée par le canal vidien.

1. Aile interne.
   1. Fossette scaphoïde (insertions du péristaphylin externe).
   2. Canal sphéno-vomérien latéral.
   3. Canal ptérygo-palatin (nerf pharyngien de Bock et artère ptérygo-palatine).
   4. *Crochet* du bord inférieur (réflexion du tendon du péristaphylin externe).
2. Aile externe..
   1. Quadrilatère.
   2. Déjetée en dehors.
   3. A face externe regardant en avant et en dehors.

ARCHITECTURE.

1. Tissu compact.
2. Sinus sphénoïdaux.
3. Cellules sphénoïdales.

— Prolongements des fosses nasales.

OSSIFICATION....

Quatorze points d'ossification (Sappey) pour :

1° Le sphénoïde antérieur.....
   1. Portion antérieure du corps.
   2. Petites ailes.

2° Le sphénoïde postérieur....
   1. Portion postérieure du corps.
   2. Grandes ailes.
   3. Apophyses ptérygoïdes. — Il y en a :
      1. Quatre pour le sphénoïde antérieur.
      2. Huit pour le sphénoïde postérieur.
      3. Deux pour les cornets.

5. ETHMOÏDE

DÉFINITION....... Os de la partie antérieure de la base du crâne.

DESCRIPTION.

- **I. Lame criblée**....
  - 1. Horizontale.
  - 2. Rectangulaire.
  - 3. Engagée dans l'échancrure ethmoïdale du frontal.
  - 4. Apophyse crista-galli divisant les deux gouttières olfactives pour les bulbes des nerfs olfactifs.
  - 5. Trous nombreux divisés en.....
    - 1. Grands.
    - 2. Moyens.
    - 3. Petits (Sappey).
- **II. Lame perpendiculaire**..
  - 1. S'arc-boutant contre le frontal.
  - 2. Trou borgne en avant et à sa base où s'engage un prolongement dure-mérien.
  - 3. Bord inférieur, oblique en haut et en avant.
  - 4. Bord antérieur, oblique en bas et en avant.
  - 5. Fente sphénoïdale en avant.
- **III. Masses latérales**......
  - 1° **Face antérieure**.. Articulée avec la branche montante du maxillaire supérieur et l'os lacrymal; creusée de cellules.
  - 2° **Face postérieure**.
    - 1. Échancrures séparant les deux cornets ethmoïdaux.
    - 2. Demi-cellules ouvertes du côté sphénoïdal au-dessus et au-dessous.
  - 3° **Face externe**.
    - 1. Lame papyracée.
    - 2. Os planum rectangulaire.
    - 3. Trous ethmoïdaux.
      - 1. Antérieurs.
      - 2. Postérieurs.
  - 4° **Face supérieure**. Deux gouttières antérieure et postérieure obliques en arrière et en dehors, transformées en canaux par les gouttières semblables du frontal. Dans ces gouttières passent: les deux artères ethmoïdales antérieure et postérieure, accompagnées, l'antérieure du nerf nasal interne, la postérieure du nerf ethmoïdal de Luschka.
  - 5° **Face inférieure**..
    - 1. Cornet moyen et gouttière.
    - 2. Articulée avec le maxillaire supérieur.

ARCHITECTURE.

- 1. Tissu compact presque uniquement.
- 2. Cellules ethmoïdales formant : ...
  - 1. Un groupe antérieur.... Ouvert dans le méat moyen.
  - 2. Un groupe postérieur... Ouvert dans le méat supérieur.
- 3. Ce sont donc de simples diverticules des cellules olfactives et conséquemment un prolongement postéro-supérieur des fosses nasales.

OSSIFICATION.... Quatre centres d'ossification :

- 1. Deux latéraux pour les masses latérales.
- 2. Deux médians pour les autres portions.

---

6. OCCIPITAL

DÉFINITION ...... Os de la partie postéro-inférieure du crâne.

DESCRIPTION.

- **I. Corps**..........
  - Oblique en bas et en arrière.
  - 1° **Faces**........
    - 1. Interne (endo-cranienne)...
      - 1. Gouttière basilaire, où reposent :
        - 1. Bulbe.
        - 2. Protubérance.
        - 3. Artère basilaire.
      - 2. Sinus pétreux inférieur en dehors.
    - 2. Externe (exo-cranienne), rugueuse ....
      - 1. Au centre. Tubercule pharyngien (insertion du faisceau antérieur du ligament occipito-atloïdien).
      - 2. Latéralement ...
        - 1. Fossette précondylienne.
        - 2. Crêtes musculaires.
        - 3. Fossette d'empreinte du grand droit.
      - 3. En haut... Sphénoïde.
      - 4. En bas... Limite du trou occipital.
  - 2° **Bords**........
    - 1. Taillés en biseau........
      - 1. Dans le tiers supérieur aux dépens de la face endo-cranienne.
      - 2. Dans les deux tiers inférieurs aux dépens de la face exo-cranienne.
    - 2. Ils s'engrènent avec le sommet de la pyramide temporale.

DESCRIPTION (*Suite*).

- **II. Écaille.**
  - Forme : losangique.
  - **1° Face endocranienne.**
    - Quatre fosses secondaires séparées par des gouttières en croix pour :...
      - 1. Le sinus longitudinal supérieur.
      - 2. Le sinus droit.
      - 3. Le sinus latéral.
    - qui se réunissent à la protubérance occipitale interne.
    - Ce sont :.......
      - 1. Les fosses cérébrales en haut (lobes occipitaux postérieurs).
      - 2. Les fosses cérébelleuses en bas.
  - **2° Face exocranienne.**
    - 1. Centre ...... | Protubérance occipitale externe.
    - 2. Lignes courbes demi-circulaires .....
      - 1. Supérieure.
        - 1. Muscle occipital.
        - 2. Aponévrose épicranienne.
      - 2. Inférieure. Trapèze et sterno-cléido-mastoïdien (faisceau occipital de Wood).
    - 3. Au-dessus....
      - 1. Trou vasculaire.
      - 2. Muscle occipital.
      - 3. Cuir chevelu.
    - 4. Au-dessous .. Crêtes musculaires pour les muscles de la nuque :
      - 1. Splénius.
      - 2. Grand complexus.
      - 3. Grand droit postérieur, etc.
  - **3° Bords et angles..**
    - 1. S'articulant avec le pariétal (oblique en dehors).
    - 2. S'articulant avec le bord postérieur de la portion mastoïdienne du temporal (oblique en bas, en dedans et en avant).
- **III. Masses latérales.**
  - Symétriques, reliant le corps à l'écaille.
  - **1° Face endocranienne.**
    - 1. Tubercule de l'occipital.
    - 2. Gouttière ....
      - 1. Du glosso-pharyngien.
      - 2. Du pneumogastrique.
      - 3. Du spinal.
    - 3. Orifice interne du trou condylien antérieur (hypoglosse).
    - 4. Fin du sinus transverse, se terminant à la fosse jugulaire.
  - **2° Face exocranienne.** Condyle de l'occipital avec...
    - 1. En avant, fosse condylienne antérieure.
    - 2. En arrière, fosse condylienne postérieure.
  - **3° Bords ......**
    - 1. **Bord antérieur ....** Trou déchiré postérieur, divisé en trois compartiments par deux épines osseuses.....
      - 1. Portion antérieure... Sinus pétreux inférieur.
      - 2. Portion postérieure... Fosse jugulaire.
      - 3. Portion moyenne...
        - 1. Glosso-pharyngien.
        - 2. Pneumogastrique.
        - 3. Spinal.
        - 4. Artère petite méningée.
    - 2. **Bord externe.**
      - 1. Échancré par l'encoche jugulaire.
      - 2. Apophyse jugulaire au milieu.
      - 3. Union avec le temporal.
    - 3. **Bord interne.**
      - 1. Concave.
      - 2. Orifice du canal de l'hypoglosse.
      - 3. Saillie du condyle.
    - 4. **Trou occipital** | Ovalaire, à grosse extrémité postérieure, pour le passage du bulbe et de ses annexes.

ARCHITECTURE.

- 1. Deux lames de tissu compact emprisonnant une mince lame de tissu spongieux.
- 2. Sinus ou cellules basilaires, tapissés par un prolongement de la muqueuse nasale.

OSSIFICATION....

- 1. Cinq points primitifs ...
  - 1. Un pour l'apophyse basilaire.
  - 2. Un pour chaque région condylienne.
  - 3. Deux pour l'écaille ....
    - 1. Un supérieur.
    - 2. Un inférieur.
- 2. Points secondaires, variables en nombre. Le plus constant est l'*osselet de Kerkring* du rebord postérieur du trou occipital.

7. TROUS DE LA BASE DU CRANE

I. — TROUS VISIBLES A LA FACE EXTERNE SEULEMENT.

1° **Trou sus-orbitaire.**	1. Artère sus-orbitaire. — 2. Nerf sus-orbitaire.
2° **Trou stylo-mastoïdien.**	1. Nerf facial. 2. Artère et veine stylo-mastoïdiennes.
3° **Scissure de Glaser..**	Artère tympanique.
4° **Canal vidien.......**	1. Artère et veine vidiennes. — 2. Nerf vidien.
5° **Conduit ptérygo-palatin..**	1. Artère et veine ptérygo-palatines. 2. Nerf ptérygo-palatin.
6° **Conduit auditif externe..........**	Ondes sonores.
7° **Conduit de la trompe d'Eustache.**	Air.
8° **Conduit de la corde du tympan... ...**	Corde du tympan.
9° **Canal de Jacobson.**	Nerf de Jacobson.
10° **Conduit du muscle interne du marteau......**	Muscle interne du marteau.
11° **Aqueduc du limaçon .....**	Vaisseaux sans importance.

II. — TROUS VISIBLES A LA FACE INTERNE SEULEMENT.

1° **Trou borgne........**	Prolongement dure-mérien.	
2° **Rocher............**	1. **Hiatus de Fallope et trous accessoires...**	1. Grand et petit nerf pétreux superficiels. 2. Grand et petit nerf pétreux profonds. 3. Branche de l'artère méningée moyenne.
	2. **Aqueduc du vestibule.....**	Vaisseaux sans importance.
	3. **Conduit auditif interne....**	1. Nerf facial. 2. Nerf auditif. 3. Nerf intermédiaire de Wrisberg. 4. Une branche de la vertébrale.

III. — TROUS VISIBLES SUR LES DEUX FACES INDISTINCTEMENT.

1° **Trou orbitaire antéro-interne.....**	1. Nerf nasal interne. 2. Artère ethmoïdale antérieure.
2° **Trou orbitaire postéro-interne....**	1. Nerf ethmoïdal de Luschka. 2. Artère ethmoïdale postérieure.
3° **Fente ethmoïdale..**	1. Nerf nasal interne. — 2. Branches de l'ethmoïdale antérieure.
4° **Trous olfactifs.....**	Rameaux du nerf olfactif.
5° **Trou optique ......**	1. Nerf optique. — 2. Artère ophtalmique.
6° **Fente sphénoïdale.**	1. Nerf nasal. 2. Nerf lacrymal. 3. Nerf frontal. 4. Nerf moteur oculaire commun. 5. Nerf moteur oculaire externe. 6. Nerf pathétique. 7. Veine ophtalmique. 8. Racine sympathique du ganglion ophtalmique.
7° **Trou grand rond..**	Nerf maxillaire supérieur.
8° **Trou ovale.........**	1. Nerf maxillaire inférieur. — 2. Artère petite méningée.
9° **Trou petit rond....**	Artère et veine méningées moyennes.
10° **Trou déchiré antérieur.........**	1. Nerf vidien. 2. Une artériole.
11° **Canal carotidien...**	1. Artère carotide interne. — 2. Plexus carotidien sympathique.
12° **Trou occipital.....**	1. Bulbe. 2. Ses enveloppes méningées. 3. Artère vertébrale. 4. Artère spinale. 5. Nerfs spinaux.
13° **Trou condylien antérieur ....**	1. Nerf grand hypoglosse. — 2. Une artériole. 3. Une veine condylienne antérieure.
14° **Trou condylien postérieur........**	Une veine condylienne postérieure.
15° **Trou déchiré postérieur........**	1. Nerf glosso-pharyngien. 2. Nerf pneumogastrique. 3. Nerf spinal. 4. Veine jugulaire interne.

8. CAVITÉS ORBITAIRES

DÉFINITION. — Symétriquement placées de chaque côté de la racine du nez, ayant la forme d'une pyramide quadrangulaire.

DESCRIPTION.

- **I. Faces.**
  - 1° **Supérieure** (voûte de l'orbite).
    1. Triangulaire.
    2. Constituée par
       1. Le frontal.
       2. Les apophyses d'Ingrassias.
    3. Fosse lacrymale en dehors.
  - 2° **Inférieure** (plancher de l'orbite).
    1. Triangulaire.
    2. Constituée par
       1. Le maxillaire supérieur.
       2. Le palatin.
       3. L'os malaire.
  - 3° **Interne**.
    1. Quadrangulaire.
    2. Constituée par
       1. L'unguis.
       2. L'ethmoïde.
       3. Le sphénoïde.
  - 4° **Externe**.
    1. Triangulaire.
    2. Constituée par
       1. Le sphénoïde.
       2. Le malaire.
       3. Le frontal.
- **II. Angles.**
  - 1° **Supéro-interne**.
    1. Trous ethmoïdaux.
       1. Antérieur.
       2. Postérieur.
    2. Trou optique.
  - 2° **Supéro-externe**.
    1. Fosse lacrymale.
    2. Fente sphénoïdale.
  - 3° **Inféro-interne**.
  - 4° **Inféro-externe** (fente sphéno-maxillaire). — Fermée par une membrane fibreuse.
- **III. Base.**
  1. Quadrilatère.
  2. Oblique en avant et en dehors.
  3. Constituée par
     1. Le frontal en haut.
     2. Le malaire en dehors.
     3. Le maxillaire supérieur en bas.
     4. L'os unguis en dedans.
  4. Trou sus-orbitaire.
  5. Trou et canal sous-orbitaire.
- **IV. Sommet.** — Trou optique.

DIMENSIONS.

- Variables.
- En moyenne.
  1. Diamètre vertical : 35 millimètres.
  2. — horizontal : 40 millimètres.
  3. — profond : 40 millimètres.

---

9. FOSSES NASALES

DÉFINITION. — Cavités anfractueuses allant du crâne à la bouche verticalement et latéralement, comprises entre les cavités orbitaires et les sinus maxillaires.

DESCRIPTION.

- **I. Parois.**
  - 1° **Supérieure**.
    1. Gouttière antéro-postérieure.
    2. Trous olfactifs de la lame criblée de l'ethmoïde pour le passage des filets olfactifs.
  - 2° **Inférieure** (plancher des fosses nasales).
    1. Horizontale.
    2. D'autant plus étroite qu'on s'éloigne en arrière.
    3. Orifices des conduits palatins antérieurs.
  - 3° **Externe**.
    - Oblique en bas et en dehors.
    - 1° *Cornets* ou lamelles osseuses.
      1. Supérieur.
      2. Moyen. — Ethmoïdiens.
      3. Inférieur. — *Os indépendant.*
      4. Tous trois présentent :
         1. Un bord supérieur adhérent.
         2. Un bord inférieur libre, recourbé en dehors.
         3. Deux faces.
            1. Externe.
            2. Interne.
         4. Deux extrémités.
            1. Antérieure.
            2. Postérieure.
    - 2° *Méats* ou espaces compris entre les cornets et la paroi externe.
      1. Méat supérieur, très petit.
      2. — moyen (où s'ouvre le sinus maxillaire).
      3. — inférieur.
- **II. Cloison.** — Constituée par
  1. La lame verticale de l'ethmoïde en haut.
  2. Le vomer en bas.
  3. En avant, angle rentrant comblé par du cartilage.
- **III. Orifices.**
  - 1° Antérieur. — Compris entre os maxillaires et os propres du nez.
  - 2° Postérieur. — Choanes.

---

10. MAXILLAIRE SUPÉRIEUR

DÉFINITION........... | Os pyramidal triangulaire à base nasale.

DESCRIPTION.

- **I. Corps.**
  - **Faces et bords.**
    - **1. Face antérieure..**
      - 1. Concave.
      - 2. Fosse canine (au-dessus de la canine et des deux premières molaires).
      - 3. Canal et trou sous-orbitaire au-dessus.
      - 4. Insertion du muscle élévateur commun profond de la lèvre supérieure et de l'aile du nez.
      - 5. Fossette myrtiforme en dedans, avec insertion du muscle myrtiforme.
    - **2. Bords**........
      - 1. Supérieur.
        - 1. Orbitaire.
        - 2. Articulé avec le lacrymal et le malaire.
      - 2. Postérieur. | Vertical, mousse.
      - 3. Antérieur. | Tranchant, présentant l'échancrure nasale.
    - **3. Face supérieure**... | Forme le plancher de l'orbite ; traversée par la gouttière sous-orbitaire pour le nerf maxillaire supérieur.
    - **4. Bords**........
      - 1. Antérieur. | Orbitaire.
      - 2. Postérieur. | Forme la lèvre inférieure de la fente sphéno-maxillaire.
      - 3. Interne ... | Articulé avec le lacrymal et l'os planum.
    - **5. Face postérieure** ..
      - 1. Convexe.
      - 2. Se continuant avec l'os malaire.
      - 3. Dans sa moitié supérieure, gouttière allant rejoindre la gouttière sous-orbitaire.
      - 4. Dans sa moitié inférieure, trous et rugosités.
    - **6. Bords**........
      - 1. Supérieur.
      - 2. Externe.
      - 3. Interne.... | 1. Vertical. | 2. Rugueux (palatin).
- **II. Base.**
  - 1. Répond à la paroi externe des fosses nasales.
  - 2. Quadrilatère.
  - 3. Orifice du sinus maxillaire masqué par :.......
    - 1. L'ethmoïde.
    - 2. Le palatin.
    - 3. Le cornet inférieur.
    - 4. L'unguis.
  - 4. En arrière........ | Gouttière pour le canal palatin postérieur.
  - 5. Au-dessus........ | Demi-cellules complétées par celles de l'ethmoïde.
  - 6. Au-dessous....... | Gouttière pour le méat inférieur.
  - 7. En avant.......... | 1. Paroi externe du méat inférieur. | 2. Canal lacrymo-nasal.
- **III. Sommet**............
  - 1. Tronqué.
  - 2. Articulé avec le malaire par une face rugueuse.
- **IV. Apophyse palatine.**
  - Quadrilatère et horizontale en dedans.
  - **1° Faces.**
    - 1. Supérieure...
      - 1. Concave.
      - 2. Lisse.
      - 3. Formant le plancher des fosses nasales.
    - 2. Inférieure....
      - 1. Voûte palatine.
      - 2. Gouttière continuant le conduit palatin postérieur.
  - **2° Bords.**
    - 1. Antérieur.... | Les deux bords opposés formant en avant l'épine nasale antéro-inférieure.
    - 2. Postérieur...
      - 1. Taillé en biseau aux dépens de la face supérieure de l'os.
      - 2. S'articulant avec la lame horizontale du palatin.
    - 3. Interne......
      - 1. Très épais.
      - 2. Oblique vers l'arcade alvéolaire.
      - 3. Contribuant à former la crête nasale.
- **V. Apophyse montante.**
  - **1° Face externe**...
    - 1. Regarde en dehors et en avant.
    - 2. Crête lacrymale antérieure.
    - 3. Contribue à former le fond du sac lacrymal.
  - **2° Face interne**...
    - 1. Sillons vasculaires.
    - 2. Crête horizontale.
    - 3. Au-dessous : crête articulaire avec le cornet inférieur.
  - **3° Bord antérieur**......
    - 1. Oblique en avant et en bas.
    - 2. Articulé avec le bord externe des os propres du nez.
  - **4° Bord postérieur**...... | Articulé avec le bord antérieur de l'unguis.
- **VI. Arcade alvéolaire**........ | Recevant les dents de la mâchoire supérieure.
- **VII. Sinus maxillaire** (Antre d'Highmore). | Cavité centrale s'ouvrant dans le méat moyen, et sur le squelette laissant facilement passer le petit doigt, mais très rétréci sur la tête fraîche.

ARCHITECTURE...... | Tissu compact.

OSSIFICATION.........

- Cinq points d'ossification :
- 1. Sans formation primitive de cartilage comme pour le maxillaire inférieur.
- 2. L'os incisif se développe par un point spécial, loge les deux incisives médianes et s'unit au maxillaire.
- 3. Défaut de soudure de l'os intermaxillaire (bec-de-lièvre, gueule-de-loup).

11. MAXILLAIRE INFÉRIEUR

DÉFINITION .... Os impair, médian et symétrique, formant la mâchoire inférieure.

DESCRIPTION.

- **I. Corps** ....
  - **I. Faces** ....
    - 1° *Externe*..
      - 1. Ligne médiane.
        - 1. Crête verticale.
        - 2. Éminence mentonnière.
      - 2. Latéralement....
        - 1. Ligne oblique externe.
        - 2. Trou mentonnier, orifice du canal dentaire inférieur.
    - 2° *Interne* ..
      - 1. Ligne médiane : *apophyses géni* .....
        - 1. Supérieure (génio-glosses).
        - 2. Inférieure (génio-hyoïdiens).
      - 2. Latéralement.... Ligne oblique interne (insertion du mylo-hyoïdien).
      - 3. Au-dessus. Fossette sublinguale.
      - 4. Au-dessous
        - 1. Insertion du ventre antérieur du digastrique.
        - 2. Sillon pour les vaisseaux et nerfs mylo-hyoïdiens.
  - **II. Bords** ....
    - 1° Supérieur. Cavités alvéolaires qui reçoivent les dents.
    - 2° Inférieur.
      - 1. Arrondi.
      - 2. En rapport avec la peau.
- **II. Branches** ......
  - **I. Faces** ....
    - 1° Externe.. Où s'insère le masséter.
    - 2° Interne..
      - 1. Orifice du canal dentaire inférieur au centre.
      - 2. Épine de Spix le limitant en avant.
      - 3. Sillon mylo-hyoïdien au-dessous.
  - **II. Bords** ....
    - 1. Antérieur. Mince.
    - 2. Postérieur. Epais, arrondi.
    - 3. Inférieur. Contournant le bord inférieur.
    - 4. Supérieur
      - 1. Apophyse coronoïde.
        - 1. Triangulaire.
        - 2. Aplatie transversalement.
        - 3. Insertions : temporal.
      - 2. Condyle maxillaire.
        - 1. Ovoïde.
        - 2. A grand axe oblique en dedans et en arrière.
        - 3. Relié au corps par le col.
        - 4. Insertion en dedans : le ptérygoïdien externe.
      - 3. Échancrure sigmoïde ... Où passent les vaisseaux et nerfs massétérins.
- **III. Angle** ....
  - 1. C'est le *gonion* de Broca.
  - 2. S'y insère le ligament stylo-maxillaire.

ARCHITECTURE. « Structure d'un os long à canal médullaire comblé par un tissu aréolaire à trabécules épaisses. » (Poirier.)

OSSIFICATION ....

- Il y a deux os distincts, chacun d'eux se développant par six points d'ossification........
  - 1. P. inférieur.
  - 2. P. incisif.
  - 3. P. supplémentaire du trou mentonnier.
  - 4. P. condylien.
  - 5. P. coronoïdien.
  - 6. P. de l'épine de Spix.
- **Cartilage de Meckel** (1802). Qui apparaît dès le premier mois de la vie fœtale ; c'est l'ébauche du maxillaire inférieur qui se développe à sa face externe.

---

12. PALATIN

DÉFINITION....... Os plat, irrégulier, entre l'apophyse ptérygoïde et la tubérosité du maxillaire.

DESCRIPTION.

- **I. Lame horizontale**....
  - 1. Face supérieure.. — Concave.
  - 2. Face inférieure...
    - 1. Gouttière transversale.
    - 2. Crêtes saillantes en avant et en arrière.
  - 3. Bord antérieur...
    - 1. En biseau.
    - 2. Articulé avec le maxillaire (bord postérieur).
  - 4. Bord postérieur.. — Tranchant.
  - 5. Bord externe. — Uni à la lame verticale.
  - 6. Bord interne.
    - 1. Crête palatine.
    - 2. Crête nasale en haut.
    - 3. Epine nasale postérieure en arrière.
- **II. Lame verticale** rectangulaire.....
  - 1. **Face externe.**
    - 1. Libre en avant.
    - 2. Rugueuse (maxillaire supérieur).
    - 3. Répondant en arrière à la fosse ptérygo-maxillaire.
    - 4. Sillon en arrière pour le canal palatin postérieur.
  - 2. **Face interne avec crête..**
    - 1. Bord antérieur, en rapport avec la partie postérieure du sinus.
    - 2. Bord postérieur, soudé à l'aile interne de l'apophyse ptérygoïde.
    - 3. Bord inférieur, soudé à la lame horizontale.
    - 4. Bord supérieur, échancré.
- **III. Apophyse pyramidale**....
  - Oblique en bas, en arrière et en dehors et logeant, en s'écartant, les deux ailes de l'apophyse ptérygoïde.
  - 1. **Face supérieure** excavée....
    - 1. Portion moyenne : lisse, formant le fond de la fosse ptérygoïde.
    - 2. Portions latérales : articulées avec le bord inférieur des ailes ptérygoïdiennes.
  - 2. **Face inférieure**.. — Contournant la tubérosité maxillaire.
  - 3. **Face externe.**
    - 1. Dentelée en avant pour s'articuler avec la tubérosité maxillaire.
    - 2. Une portion est lisse pour le fond de la fosse ptérygo-maxillaire.
- **IV. Apophyse sphénoïdale**...
  - 1. Recourbée en dedans pour s'appliquer à la face inférieure du corps du sphénoïde.
  - 2. Va à la rencontre de l'apophyse vaginale pour former le conduit ptérygo-palatin.
- **V. Apophyse orbitaire**......
  - 1. Rattachée à la lame verticale par un pédicule étroit, avec, sur la face interne, une crête s'articulant avec l'extrémité postérieure du cornet moyen.
  - 2. Sommet dirigé en haut et en dehors.
  - 3. Facettes : cinq.
    - 1. Trois *rugueuses* pour........
      - 1. Le sphénoïde.
      - 2. L'ethmoïde.
      - 3. Le maxillaire.
    - 2. Deux *lisses* pour
      - 1. La cavité orbitaire.
      - 2. La fosse ptérygo-maxillaire.

ARCHITECTURE.. Tissu compact, sauf au niveau des apophyses, qui renferment un peu de tissu spongieux.

OSSIFICATION.... Quatre points...
- 1. Deux primitifs.
- 2. Deux complémentaires.

13. FOSSE PTÉRYGO-MAXILLAIRE

DESCRIPTION.

- **I. Faces**
  - **1° Supérieure**
    1. En dedans, sphéno-temporal.
    2. En dehors, trou zygomatique.
  - **2° Interne** — Face externe de l'apophyse ptérygoïde.
- **II. Angles**
  - **1° Supérieur** — Fente sphéno-maxillaire.
  - **2° Inférieur** — Union de la tubérosité maxillaire et de l'apophyse ptérygoïde avec la fente ptérygo-maxillaire.
  - **3° Postérieur** — Apophyse ptérygoïde.
- **III. Base**
  1. Branche montante du maxillaire inférieur.
  2. Face interne de l'arcade zygomatique.
- **IV. Communications :**
  1. En haut : avec la fosse temporale, par le trou zygomatique.
  2. En avant : avec l'orbite, par la fente sphéno-maxillaire.
  3. En arrière : avec l'étage moyen de la base du crâne, par les trous ovale et petit rond.
  4. En dedans : avec l'arrière-fond, par la fente ptérygo-maxillaire.
  5. En dehors : avec la région massétérine, par l'échancrure sigmoïde.

FENTE PTÉRYGO-MAXILLAIRE...

1. Triangulaire à sommet inférieur.
2. Il y passe, entre autres, l'artère et la veine maxillaire interne.
3. Arrière-fond : diverticule de la fosse ptérygo-maxillaire.
4. On y trouve les trous suivants :
   1. Trou sphéno-palatin.
   2. Canal grand rond.
   3. Canal vidien.
   4. Canal ptérygo-palatin.
   5. Canal sphéno-vomérien.
   6. Fente ptérygo-maxillaire.
   7. Canal palatin.

   Pour les organes qui y passent, voy. p. 14.

---

14. MALAIRE

DESCRIPTION.

- **I. Faces**
  - **1° Externe**
    1. Convexe.
    2. Ouverture des canaux malaires.
    3. Insertions : muscle zygomatique.
  - **2° Interne**
    1. Concave.
    2. En avant et en haut : apophyse orbitaire.
    3. En avant et en bas : sommet tronqué de la pyramide du maxillaire.
- **II. Bords**
  1. Supéro-postérieur ou temporal.
  2. Supéro-antérieur ou orbitaire.
  3. Inféro-postérieur ou massétérin.
  4. Inféro-antérieur ou maxillaire.
- **III. Angles**
  1. Antérieur — Aigu.
  2. Postérieur — Articulé avec l'apophyse zygomatique.
  3. Supérieur — Articulé avec l'apophyse orbitaire externe du frontal.
  4. Inférieur — Pyramidal.

ARCHITECTURE.. — Tissu spongieux, en plus du tissu compact, sans cellules aériennes.

OSSIFICATION.... — 3 points
1. Un pour la portion zygomatique.
2. Deux pour la portion orbitaire.

---

15. OS NASAL

DESCRIPTION.

- **I. Faces**
  - **1° Externe** — Convexe transversalement.
  - **2° Interne**
    1. Concave.
    2. Avec un fin sillon pour un filet nerveux ethmoïdal.
- **II. Bords**
  - **1° Interne** — *Crête* s'articulant
    1. En haut, avec l'épine nasale du frontal.
    2. En bas, avec la lame perpendiculaire de l'ethmoïde.
  - **2° Externe** — Taillé en biseau aux dépens de sa face externe.
  - **3° Supérieur** — Présentant de fines dentelures pour s'articuler avec le frontal.
  - **4° Inférieur** — Libre, tranchant, articulé avec les os nasaux.

ARCHITECTURE. — Tissu compact.

OSSIFICATION.... — Un seul point, primitif.

16. OS LACRYMAL

- **DESCRIPTION.**
  - **I. Faces**
    - 1° **Orbitaire**
      - *Crête* divisant cette face en 2 portions.
        - 1. Portion antérieure.
          - 1. Étroite.
          - 2. Excavée (gouttière continuée par le canal lacrymal).
        - 2. Portion postérieure.
          - 1. Lisse.
          - 2. Articulée avec l'os planum.
    - 2° **Ethmoïdale**
      - 1. Moitié supérieure : demi-cellules s'unissant à celles de l'ethmoïde.
      - 2. Moitié inférieure : libre.
  - **II. Bords**
    - Articulés avec
      - 1. Le frontal.
      - 2. L'ethmoïde.
      - 3. Le cornet inférieur.
      - 4. Le maxillaire inférieur.
- **ARCHITECTURE** : Tissu compact.
- **OSSIFICATION** : Un seul point d'ossification.

---

17. CORNET INFÉRIEUR

- **DESCRIPTION**
  - **I. Faces**
    - 1° **Interne**
      - 1. Convexe.
      - 2. Lisse dans la portion correspondant au méat moyen.
      - 3. Rugueuse dans le reste.
    - 2° **Externe** : Concave (méat inférieur).
  - **II. Bords**
    - 1° **Supérieur**
      - 1. Crête.
      - 2. Trois apophyses.
        - 1. Une supérieure.
        - 2. Deux inférieures.
    - 2° **Inférieur**
      - 1. Libre.
      - 2. Convexe d'avant en arrière.
  - **III. Extrémités.**
    - 1° **Antérieure** : Apophyse unguéale.
    - 2° **Postérieure**
      - 1. Apophyse auriculaire.
      - 2. Apophyse ethmoïdale.
- **ARCHITECTURE** : Tissu compact.
- **OSSIFICATION** : Un seul point d'ossification.

---

18. VOMER

- **DESCRIPTION**
  - **I. Faces**
    - 1. Verticales.
    - 2. Planes.
    - 3. Avec sillon pour le nerf naso-palatin.
  - **II. Bords**
    - 1° **Antérieur** : Oblique en bas et en avant, articulé avec la lame perpendiculaire de l'ethmoïde.
    - 2° **Postérieur**
      - 1. Mince.
      - 2. Oblique en arrière.
      - 3. Forme le bord postérieur de la cloison.
    - 3° **Inférieur**
      - 1. Horizontal.
      - 2. Articulé avec la crête du maxillaire et le palatin.
    - 4° **Postérieur** : Oblique en avant et en bas : *ailes du vomer*, avec entre elles une gouttière qui reçoit la crête sphénoïdale.
- **ARCHITECTURE** : Tissu compact.
- **OSSIFICATION** : Deux points d'ossification
  - 1. Un droit.
  - 2. Un gauche.

---

19. OS HYOÏDE

DÉFINITION....... Os impair, médian et symétrique de la région antérieure du cou.

DESCRIPTION.

- I. Corps.........
  - I. Faces......
    - 1° **Antérieure** ..
      - 1. Convexe.
      - 2. Avec crête transversale et médiane.
      - 3. Insertions.
        - 1. Sterno-hyoïdien.
        - 2. Thyro-hyoïdien.
        - 3. Omo-hyoïdien.
        - 4. Mylo-hyoïdien.
        - 5. Stylo-hyoïdien.
        - 6. Hyo-glosse.
        - 7. Génio-hyoïdien.
        - 8. Membrane hyo-glossienne.
    - 2° **Postérieure**..
      - 1. Concave.
      - 2. Insertions : membrane thyro-hyoïdienne.
  - II. Bords......
    - 1° **Supérieur** ...
      - 1. Mince.
      - 2. Insertions : membrane hyo-glossienne.
    - 2° **Inférieur**....
      - 1. Mince.
      - 2. Insertions : muscle thyro-hyoïdien.
  - III. **Extrémités.** Où s'insèrent les cornes.
- II. Grandes cornes ou thyroïdiennes.
  - 1° Faces........
    - 1. **Supérieure**...
      - 1. Muscle hyo-glosse.
      - 2. Constricteur moyen du pharynx.
    - 2. **Inférieure**.... Membrane thyro-hyoïdienne.
  - 2° Bords........
    - 1. **Interne** ...... Concave.
    - 2. **Externe**...... Convexe.
  - 3° Extrémités ..
    - 1. **Interne** ...... Soudée au corps.
    - 2. **Externe**...... Insertions : ligament thyro-hyoïdien latéral.
- III. Petites cornes ou styloïdiennes. C'est sur leur sommet que vient s'insérer le ligament stylo-hyoïdien.

ARCHITECTURE. Tissu compact.

OSSIFICATION.... 6 points d'ossification aux dépens des 2e et 3e arcs branchiaux.

---

20. APPAREIL HYOÏDIEN (Geoffroy Saint-Hilaire)

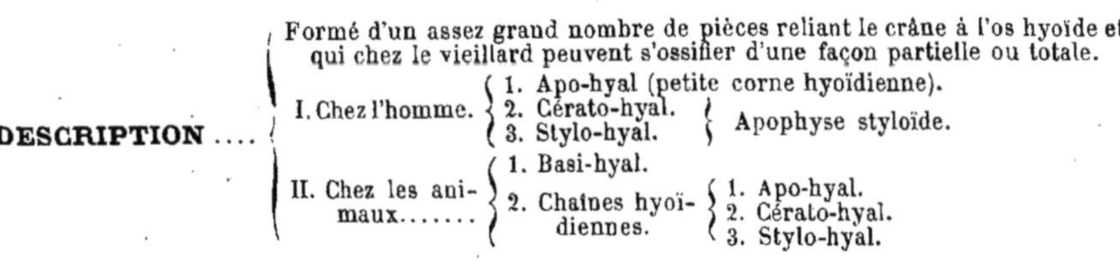

DESCRIPTION ....

Formé d'un assez grand nombre de pièces reliant le crâne à l'os hyoïde et qui chez le vieillard peuvent s'ossifier d'une façon partielle ou totale.

- I. Chez l'homme.
  - 1. Apo-hyal (petite corne hyoïdienne).
  - 2. Cérato-hyal. } Apophyse styloïde.
  - 3. Stylo-hyal. } Apophyse styloïde.
- II. Chez les animaux.......
  - 1. Basi-hyal.
  - 2. Chaînes hyoïdiennes.
    - 1. Apo-hyal.
    - 2. Cérato-hyal.
    - 3. Stylo-hyal.

---

21. VERTÈBRES CERVICALES

Nombre................ | Sept.

I. — CARACTÈRES COMMUNS AUX VERTÈBRES CERVICALES.

DESCRIPTION.

- **I. Corps.**
  - Allongé transversalement.
  - 1° **Face supérieure.** | 1. Excavée. | 2. Relevée latéralement en crochets.
  - 2° **Face inférieure..** 1. Concave. 2. Bourrelet échancré par l'apophyse semi-lunaire sous-jacente.
  - 3° **Circonférence...** 1. En avant..... | 1. Concave. | 2. Criblée de trous. 2. En arrière... | 1. Plane. | 2. Crête verticale.
  - 4° **Bord supérieur..** | 1. Tranchant. | 2. Relevé sur les côtés.
  - 5° **Bord inférieur...** | Echancré latéralement.
- **II. Pédicules**..........
  1. Obliques en arrière et en dehors.
  2. Continués en arrière avec les lames et apophyses articulaires.
  3. Face externe creusée par une gouttière verticale.
  4. Echancrure du bord supérieur, assez considérable.
- **III. Lames**.............
  1. Minces.
  2. Quadrilatères.
  3. Obliques en bas et en arrière.
  4. Plus longues que hautes.
  5. Face antérieure : insertion des ligaments jaunes.
  6. Face postérieure : rugueuse.
  7. Bord supérieur. | 1. Tranchant. | 2. Attache des ligaments jaunes.
  8. Bord inférieur.. | 1. Mousse. | 2. Sans insertion.
  9. Extrémité interne : apophyse épineuse.
  10. Extrémité externe : apophyse articulaire.
- **IV. Apophyses épineuses**............
  1. Prismatiques.
  2. Obliques en bas et en arrière.
  3. Face inférieure, excavée.
  4. Sommet : Deux tubercules pour insertions musculaires.
- **V. Apophyses transverses**..........
  1. Sur le prolongement de l'axe transversal du corps de la vertèbre.
  2. Gouttière transversale concave en haut.
  3. Trou transversaire pour l'artère vertébrale.
  4. Sommet : Deux tubercules.
- **VI. Apophyses articulaires**.........
  1. Situées entre les pédicules et les lames.
  2. Au-dessus et au-dessous : échancrures des trous de conjugaison.
- **VII. Canal vertébral....** | Triangulaire à base antérieure.

II. — CARACTÈRES PROPRES A CERTAINES VERTÈBRES CERVICALES.

I. — PREMIÈRE CERVICALE (ATLAS).

DÉFINITION............ | C'est le chapiteau qui soutient la tête.

DESCRIPTION.

- **I. Masses latérales.**
  - 1° **F. supérieure** ... 1. Concave (cavités glénoïdes). 2. Articulée avec les condyles occipitaux.
  - 2° **F. inférieure....** | Répondant aux apophyses articulaires supérieures de l'axis.
  - 3° **F. externe.......** | Donnant naissance aux apophyses transverses.
  - 4° **F. interne.......** Avec un gros tubercule saillant pour l'insertion du ligament transverse de l'articulation atloïdo-odontoïdienne.
  - 5° **F. antérieure....** | Arc antérieur.
  - 6° **F. postérieure...** | Arc postérieur.
- **II. Arc antérieur.**
  - Aplati d'avant en arrière.
  - 1° **F. antérieure....** 1. Convexe. 2. Tubercule antérieur (insertion du long du cou).
  - 2° **F. postérieure...** 1. Concave. 2. Surface articulaire pour l'apophyse odontoïde.
  - 3° **Bord supérieur..** | Ligament occipito-atloïdien antérieur.
  - 4° **Bord inférieur...** | Rugosités pour le ligament vertébral commun antérieur.
- **III. Arc postérieur**.....
  - 1° **F. supérieure.** Creusée d'une gouttière pour 1. L'artère vertébrale. 2. Le 1er nerf cervical.
  - 2° **F. inférieure..** | Lisse.
  - 3° **F. antérieure.** | Lisse et regardant le canal rachidien.
  - 4° **F. postérieure.** Rugueuse avec un tubercule postérieur divisé en deux versants par une crête verticale.
- **IV. Apophyses transverses**........
  1. Se détachant de la face externe des masses latérales avec....... 1. Une racine antérieure implantée sur le tiers antérieur. 2. Une racine postérieure implantée sur le tiers postérieur.
  2. Formant : le trou transversaire.
  3. En avant, un gros tubercule pour l'insertion du petit droit antérieur.
  4. En arrière, le petit oblique.
  5. Entre les deux, le droit latéral.
- **V. Trou vertébral......**
  1. Partie antérieure : rétrécie, logeant l'apophyse odontoïde.
  2. Partie postérieure, triangulaire : c'est le canal vertébral.

II. — DEUXIÈME CERVICALE (AXIS).

DESCRIPTION.

- **1. Corps**
  - **1° Face supérieure** : Il s'en détache l'*apophyse odontoïde* à grand diamètre vertical et sur laquelle s'insèrent les ligaments occipito-odontoïdiens. *Cette apophyse est véritablement le corps de l'atlas.*
  - **2° Face inférieure** : Oblique en bas et en avant.
  - **3° Face antérieure** :
    1. Saillie médiane triangulaire.
    2. Limitant deux fossettes pour l'insertion des faisceaux musculaires du long du cou.
  - **4° Face postérieure** : Médullaire.
- **II. Pédicules** : Echancrés sur les bords.
- **III. Lames** :
  1. Très épaisses.
  2. Insertions : grand oblique de la tête.
- **IV. Apophyses épineuses** : Bituberculeuses.
- **V. Apophyses transverses** : Dont la face inférieure est creusée en fossette par le coude que fait l'artère vertébrale.
- **VI. Apophyses articulaires** : De forme ovalaire.
- **VII. Canal vertébral** : Qui a la forme d'un cœur de carte à jouer.

III. — SIXIÈME CERVICALE.

1. Le sommet forme le tubercule dit *de Chassaignac* ou carotidien.
2. La racine antérieure de l'apophyse transverse a de grandes dimensions.

IV. — SEPTIÈME CERVICALE.

1. Très volumineuse.
2. C'est la *proéminente*, à apophyse épineuse très longue.
3. Les apophyses transverses sont *unituberculeuses*.
4. Canal transversaire petit et où ne passe pas l'artère vertébrale.

ARCHITECTURE.

1. Tissu spongieux presque exclusivement, avec de gros canaux veineux.
2. Mince lame de tissu compact sur :
   1. Les lames.
   2. Les apophyses épineuses.
   3. Les apophyses transverses.
   4. Les apophyses articulaires.

OSSIFICATION.

- **1° En général**
  1. Trois points primitifs :
     1. Un médian pour le corps.
     2. Deux latéraux.
  2. Deux complémentaires.
- **2° Atlas** : Deux points primitifs et un complémentaire.
- **3° Axis** : Cinq points primitifs et quatre complémentaires.

22. VERTÈBRES DORSALES

Nombre............... | Douze.

I. — CARACTÈRES COMMUNS AUX VERTÈBRES DORSALES.

DESCRIPTION ....

- **I. Corps**......
  - D'autant plus volumineux qu'on s'éloigne de la première.
  - 1° **Face supérieure** .
    1. Excavée au centre.
    2. Bourrelet à la périphérie.
    3. Formant avec les côtés supérieur et inférieur un angle rentrant pour la tête de la côte.
  - 2° **Face inférieure** .. | Regarde en bas et en dehors.
  - 3° **Circonférence** ......
    1. En avant : gouttière transversale.
    2. Latéralement : facettes costales.
- **II. Pédicules** ..
  1. Se détachent de la moitié supérieure des angles postérieurs.
  2. Bord supérieur : concave.
  3. Bord inférieur : plus concave.
- **III. Lames**.....
  - Épaisses.
  - 1. Face antérieure divisée en 2 portions.
    1. Supérieure, lisse.
    2. Inférieure, rugueuse.
  - 2. Bords supérieurs se réunissant en V.
- **IV. Apophyses épineuses** ..
  1. Prismatiques.
  2. Regardant en bas et en arrière.
  3. Bord supérieur tranchant.
  4. Bord inférieur excavé.
  5. Sommet : gros tubercule pour le ligament surépineux.
- **V. Apophyses transverses.** | Naissant des extrémités postérieures du pédicule et antérieures des lames.
- **VI. Apophyses articulaires.**
  1. Supérieures : continuant le bord supérieur des pédicules.
  2. Inférieures : simples facettes articulaires situées à la face antérieure des lames.
- **VII. Trou vertébral**... | Circulaire.

II. — CARACTÈRES PROPRES AUX VERTÈBRES DORSALES.

DESCRIPTION ....

- **1re dorsale**..... | Corps allongé dans le sens transversal.
- **10e dorsale**.....
  1. Sans facette costale inférieure.
  2. Avec apophyse transverse sans surface articulaire.
- **11e dorsale**.....
  1. Avec une seule facette articulaire pour la onzième côte.
  2. Apophyse épineuse aplatie transversalement, presque horizontale.
  3. Apophyses transverses courtes.
- **12e dorsale**.....
  1. Avec une facette articulaire pour la douzième côte.
  2. Apophyses transverses plus courtes.

ARCHITECTURE . | Voy. *Vertèbres cervicales*, p. 22.

OSSIFICATION....

1. Trois points primitifs....
   1. Un médian.
   2. Deux latéraux.
2. Cinq points complémentaires.......
   1. Épineux.
   2. Transversaires.
   3. Epiphysaires.

23. VERTÈBRES LOMBAIRES

Nombre .... Cinq.

I. — CARACTÈRES COMMUNS AUX VERTÈBRES LOMBAIRES.

DESCRIPTION.....

- **I. Corps......**
  1. Quatre fois plus considérable que celui des vertèbres cervicales.
  2. A diamètre transversal plus grand que le diamètre antéro-postérieur.
  3. A surface de section de forme *rénale*.
  4. Avec bourrelet très marqué.
- **II. Pédicules ..** Très épais.
- **III. Lames ....**
  1. Quadrilatères.
  2. Plus hautes que larges.
  3. Obliques en bas et en arrière.
- **IV. Apophyses épineuses ..**
  1. Quadrilatères.
  2. Horizontales.
  3. Faces latérales : rugueuses.
  4. Bords........
     1. Supérieur : horizontal.
     2. Inférieur : excavé.
- **V. Apophyses transverses.**
  - 1° **Apophyse antérieure..**
    1. Costiforme, aplatie d'avant en arrière.
    2. Face antérieure : rugueuse.
    3. Face postérieure : insertion des muscles de la masse commune.
  - 2° **Apophyse accessoire...** Semblant représenter seule l'apophyse transverse.
  - 3° **Tubercule mamillaire.** Se dessinant sur la face externe et le bord postérieur des apophyses articulaires supérieures.
- **VI. Apophyses articulaires.**
  1. Supérieures : situées en arrière et au-dessus des apophyses costiformes.
  2. Inférieures : naissant de l'angle inféro-externe des lames.
- **VII. Canal vertébral...** Équilatéral.

II. — CARACTÈRES PROPRES AUX VERTÈBRES LOMBAIRES.

DESCRIPTION ....

- **1re lombaire....** Apophyse costiforme moins large et plus courte.
- **5e lombaire ....**
  1. Corps cunéiforme.
  2. Apophyse costiforme moins longue.
  3. Grand écartement des apophyses articulaires inférieures.

ARCHITECTURE. Voy. *Vertèbres cervicales*, p. 22.

OSSIFICATION...

1. Trois points primitifs .....
   1. Un médian.
   2. Deux latéraux.
2. Sept points complémentaires ....
   1. Un pour l'épine.
   2. Un pour les apophyses transverses.
   3. Un épiphysaire.
   4. Un mamillaire.
3. La 5e lombaire a un point secondaire spécial pour le tubercule antérieur de l'apophyse transverse.

24. SACRUM

DÉFINITION...... Os impair, médian, symétrique, s'enfonçant comme un coin entre les deu os iliaques.

Nombre des vertèbres sacrées | Cinq.

DESCRIPTION.

- **I. Face antéro-inférieure,** concave, interne, triangulaire .....
  - **1° Ligne médiane** ... Crêtes transversales, lignes de soudure des différente vertèbres.
  - **2° Latéralement**
    - 1. Trous sacrés antérieurs, ovalaires....
      - 1. Branches antérieures des nerf sacrés.
      - 2. Vaisseaux.
    - 2. Canaux sacrés antérieurs.
    - 3. Gouttières sacrées antérieures (plexus sacré).
- **II. Face postéro-supérieure,** convexe, externe.
  - **1° Ligne médiane....**
    - 1. Échancrure supérieure en U.
    - 2. Crête sacrée postérieure.
    - 3. Hiatus ou orifice inférieur du canal sacré.
  - **2° Latéralement**
    - 1. Tubercules sacrés postéro-internes et *cornes sacré* au milieu de la 5e vertèbre.
    - 2. Trous sacrés postérieurs plus petits.
    - 3. Tubercules sacrés postéro-externes.
    - 4. Gouttière sacrée entre les 2 séries de tubercules.
- **III. Faces latérales,** triangulaires, à base supérieure ..
  - **1° En avant....** Surface auriculaire s'articulant avec une surface sem blable de l'os iliaque.
  - **2° En arrière...** Rugosités pour les ligaments sacro-iliaques postérieur et faisceaux de la masse sacro-lombaire.
- **IV. Base**...........
  - **1° Portion moyenne** ...
    - 1. Ovalaire.
    - 2. Répondant au détroit supérieur et à l'angle sacro vertébral.
    - 3. Ouverture du canal sacré en arrière.
  - **2° Portion latérale** ....
    - 1. Surface triangulaire lisse : ailerons du sacrum.
    - 2. Avec bord mousse en avant.
- **V. Sommet**......... | Facette elliptique à grand diamètre transversal.
- **VI. Canal sacré**.....
  - 1. Contenant la queue de cheval et le filum terminale.
  - 2. Triangulaire en haut, aplati en bas.
  - 3. Canaux sacrés primitifs (nerfs sacrés).
    - 1. Antérieur....
    - 2. Postérieur ...
    - Répondant aux trous de conjugaiso des autres vertèbres, et sépar verticalement par des ponts osseu

OSSIFICATION..... Chaque vertèbre sacrée a 8 points d'ossification : ....
- 1. Trois primitifs.
- 2. Cinq complémentaires.

---

25. COCCYX

DÉFINITION ......
1. Portion caudale de la colonne vertébrale, très atrophiée chez l'homme très développée au contraire chez les animaux, et constituée dan l'espèce humaine par quatre ou cinq vertèbres soudées.
2. Os impair, médian, symétrique et irrégulièrement triangulaire, form de deux pièces osseuses.

DESCRIPTION.

- **1re pièce.**
  - **1° Face antérieure.**
    - 1. Concave transversalement et d'avant en arrière.
    - 2. Criblée d'orifices.
  - **2° Face postérieure.**
    - 1. Convexe transversalement.
    - 2. Donnant insertion à des fibres du grand fessier.
  - **3° Angles latéraux....** D'où partent les *cornes latérales du coccyx*, limitant par leur bord une échancrure correspondant à un trou sacré, fermé à l'état frais par des ligaments et livrant passage au cinquième nerf sacré.
  - **4° Bords latéraux** ...
    - 1. Minces.
    - 2. Tranchants.
    - 3. Rugueux.
    - 4. Convergeant vers le sommet.
    - 5. Donnant insertion aux ligaments sacro-sciatiques.
  - **5° Base**......... Surface ovalaire à grand axe transversal articulaire avec une facette semblable du sacrum.
  - **6° Sommet**...... Présentant une petite facette ovalaire à grand axe transversal; légère ment convexe dans tous les sens.
- **2e pièce.**
  - 1. *Réunion* de trois ou quatre pièces osseuses très petites.
  - 2. *Forme*........ | Pyramide quadrangulaire.
  - 3. *Aspect*....... Étranglements sur les quatre faces représentant la soudure des pièce autrefois distinctes et autonomes.
  - 4. *Base*......... | Surface articulaire elliptique avec la première pièce.
  - 5. *Sommet*......
    - 1. Quelquefois bifurqué.
    - 2. Donnant attache à des fibres du releveur et quelquefois dévié de la ligne médiane.

OSSIFICATION...
1. Chaque vertèbre présente un point central primitif et deux points complémentaires formant les apophyses supérieures et inférieures.
2. Sur la première, deux autres points pour les petites cornes.
3. Le point primitif apparaît de quatre à cinq ans pour la première vertèbre, de six à neuf ans pour les autres.
4. Les points épiphysaires apparaissent de dix à douze ans.
5. La soudure des vertèbres entre elles se fait de bas en haut, la cinquième de douze à quatorze ans.
6. Très tard chez les vieillards, le coccyx se soude au sacrum.

---

26. STERNUM

SITUATION........
- Colonne osseuse aplatie d'avant en arrière, située à la région antéro-médiane de la poitrine.
- **Os primitifs....** Sternèbres.....
  1. Présternum : poignée.
  2. Mésosternum : lame.
  3. Xiphisternum : appendice xyphoïde.

DIRECTION........ Oblique en bas et en avant.

DESCRIPTION.

- **I. Face antérieure.**
  1. Convexe de haut en bas.
  2. Concave transversalement.
  3. Deux dépressions transversales....
     1. Une supérieure, entre la poignée et le corps.
     2. Une inférieure, entre le corps et l'appendice xiphoïde.
  4. Lignes de soudures des sternèbres.
  5. Latéralement : rugosités.
  6. Fossette xiphoïdienne.
  7. Trou xiphoïdien quelquefois.
- **II. Face postérieure....**
  1. Concave dans les deux sens.
  2. Lignes de soudure des sternèbres parallèles à celles de la face antérieure.
  3. Portion supérieure..
     1. *Insertions :...*
        1. Muscle sterno-cléido-hyoïdien.
        2. Muscle costo-thyroïdien.
     2. *Rapports.....*
        1. Thymus.
        2. Goitres plongeants rétro-sternaux.
        3. Crosse de l'aorte.
  4. Portion moyenne...
     1. *Insertions :...* Triangulaire du sternum.
     2. *Rapports.....* Péricarde.
  5. Portion inférieure... *Insertions :......* Faisceaux sterno-xiphoïdiens du diaphragme.
- **III. Bords latéraux.......**
  1. Sept échancrures costales.
  2. Echancrures intercostales.
  3. Apophyse sternale en haut.
- **IV. Bord supérieur**
  1.
     1. Convexe dans le sens antéro-postérieur.
     2. Concave transversalement.
  2. *Insertions* : Ligament interclaviculaire.
  3. Os suprasternaux; épisternum de certains animaux (baleine).

DÉVELOPPEMENT.......... Deux moitiés : *hémisternum*..
- 1° Poignée..... Un seul point d'ossification apparaissant du 5e au 6e mois.
- 2° Corps........
  1. Huit points d'ossification disposés par paires.
  2. Il y a d'abord soudure de 2 points latéraux (conjugaison latérale de Cruveilhier).
  3. Puis soudure des différentes pièces transversales (conjugaison verticale).
- 3° Appendice xiphoïde.... Un seul point, à la base, soudé au corps de 50 à 60 ans.
- 4° Soudure complète... Rare.

---

27. COTES

DÉFINITION....... Os plats et allongés, se détachant de la colonne dorsale et se dirigeant en avant du thorax.

I. — CARACTÈRES GÉNÉRAUX.

DIMENSIONS....... La longueur augmente de la 1re à la 7e, puis diminue de la 8e à la 12e.

DIRECTION......... D'autant plus oblique en bas et en avant qu'on descend dans la série.

COURBURE......... Il y en a de deux sortes.......
1. Courbure suivant les faces (*courbure d'enroulement*).
2. Courbure suivant l'axe (*courbure de torsion*).

DESCRIPTION.

- **I. Corps.**
  - **1° Face externe.** Angle postérieur (insertion de la masse sacro-lombaire).
  - **2° Face interne.**
    1. Portion supérieure, pleurale.
    2. Portion inférieure plus petite : *gouttière*..
       1. Costale, pour l'artère intercostale.
       2. Allant de l'angle costal postérieur au tiers antérieur de la côte.
       3. Présentant 2 lèvres :
          1. Une antérieure.
          2. Une postérieure.

          Pour l'insertion des 2 muscles intercostaux.
- **II. Bords.**
  - **1° Supérieur**....
    1. Incurvé.
    2. Donnant insertion aux 2 intercostaux.
    3. Deux tiers antérieurs, rugueux.
    4. Le tiers postérieur, épais.
    5. Crête quelquefois divisant le bord en 2 champs.
  - **2° Inférieur**.... Émoussé dans son tiers antérieur.
- **III. Extrémités.**
  - **1° Antérieure ou chondrale**.. Facette ovalaire en cupule, où se loge l'extrémité correspondante du cartilage.
  - **2° Postérieure ou vertébrale**.. Comprise entre le corps vertébral et le sommet des apophyses transverses.
    - **1° Tête**... 2 facettes articulaires se réunissant à une crête saillante antéro-postérieure répondant au disque intervertébral (ligament interosseux).
    - **2° Tubérosité**..
      1. Divisées en 2 parties par une gouttière oblique en bas et en dehors.
      2. Insertion du ligament transverso-costal supérieur.
    - **3° Col**....
      1. Entre la tête et la tubérosité.
      2. Aplati d'avant en arrière.
         1. Face antérieure, lisse.
         2. Face postérieure : insertion du ligament transverso-costal antérieur.
         3. Bord supérieur, tranchant.
         4. Bord inférieur, mousse.

II. — CARACTÈRES PROPRES A CERTAINES COTES.

I. — PREMIÈRE COTE.

DESCRIPTION.

- **1° Faces**........... Elles sont supérieure et inférieure.
- **2° Corps.**
  - 1. Face supérieure..
    1. Tubercule du scalène antérieur ou *tubercule de Lisfranc*.
    2. Deux gouttières dirigées en dehors..
       1. Une antérieure : gouttière de la veine sous-clavière.
       2. Une postérieure : gouttière de l'artère sous-clavière.
  - 2. Extrémité antérieure..
    1. En haut : insertion du ligament costo-claviculaire.
    2. En haut et en dedans : facette articulaire.
  - 3. Extrémité postérieure.
    1. Tête arrondie à une seule facette.
    2. Col mince, aplati verticalement.
    3. Tubérosité saillante.

II. — DEUXIÈME COTE.

DESCRIPTION.....
1. Faces obliques.
2. Pas de torsion.
3. Pas de gouttière costale.
4. Un peu en arrière de la partie moyenne de la face postéro-externe, *rugosités* pour l'insertion du scalène postérieur.

III. — ONZIÈME ET DOUZIÈME COTES.

DESCRIPTION.....
1. Articulation avec une seule vertèbre, portant une seule facette articulaire.
2. Pas de tubérosité.
3. Rectilignes, sans torsion.

DÉVELOPPEMENT...........
1. Un seul point d'ossification primitif, apparaissant du 40e au 50e jour de la vie fœtale.
2. Trois points complémentaires pour..
   1. La partie saillante de la tubérosité.
   2. La facette articulaire de la tubérosité.
   3. La facette articulaire de la tête.

28. CARTILAGES COSTAUX

DÉFINITION.......
1. Ils continuent l'extrémité antérieure des côtes.
2. Les sept premiers relient les côtes au sternum.
3. Les autres vont aux côtes inférieures.

LONGUEUR .... Croît de haut en bas pour les sept premiers ; diminue ensuite.

DIRECTION........
1. Oblique en bas pour les supérieurs.
2. Presque horizontal pour les moyens.
3. Oblique en haut pour les inférieurs.

I. — CARACTÈRES GÉNÉRAUX.

DESCRIPTION.....
- **1° Face antérieure .** Recouverte par :
  1. Muscle grand pectoral.
  2. Muscle grand droit.
  3. Muscle grand oblique.
- **2° Face postérieure.**
  1. Diaphragme.
  2. Transverse de l'abdomen.
- **3° Bords supérieur et inférieur ...** Insertion des intercostaux.
- **4° Extrémité interne.....** Pénètre dans une facette angulaire du sternum.
- **5° Extrémité externe ....** Facette articulaire elliptique.

II. — CARACTÈRES PARTICULIERS.

DESCRIPTION.....
1. **1er cartilage.**
   1. Faces........
      1. Supérieure.
      2. Inférieure..

      Insertions : Sous-clavier et ligament costo-claviculaire.
   2. Bord interne. Surface excavée.
2. **7e cartilage..** C'est le plus long.
   1. Bord supérieur. Concave.
   2. Bord inférieur.. En rapport avec le huitième cartilage.
3. **Derniers cartilages..** En rapport avec la partie interne de leurs bords par des facettes ovalaires.

STRUCTURE ......
1. Tissu cartilagineux entouré d'une membrane fibreuse.
2. Vaisseaux se continuant avec le périoste.

29. OMOPLATE

DÉFINITION....... | Os mince et plat, triangulaire.

SITUATION........ | Partie postéro-supérieure du thorax.

DESCRIPTION.

- **I. Faces.**
  - **Antérieure** (fosse sous-scapulaire), présentant des crêtes d'insertion tendino-musculaire.
    - *Insertions*....
      - 1. Muscle sous-scapulaire.
      - 2. Grand dentelé (aux deux angles supérieur et inférieur de cette face).
  - 2° **Postérieure,** d'où se détache vers le tiers supérieur l'*épine de l'omoplate*.
    - 1. *Insertions*.
      - 1. Au-dessus ... | Fosse sus-épineuse (insertion du muscle sus-épineux).
      - 2. Au-dessous... Fosse sous-épineuse. Insertions :
        - 1. Sous-épineux.
        - 2. Petit rond.
        - 3. Grand rond.
          - (2 et 3) En dehors et de haut en bas, séparés du sous-épineux par une gouttière.
    - 2. *Épine*..... Saillie triangulaire présentant :
      - 1. Une face supérieure (muscle sus-épineux).
      - 2. Une face inférieure (muscle sous-épineux).
      - 3. Un bord antérieur (adhérent au corps de l'omoplate).
      - 4. Un bord postérieur..
        - 1. Où s'insèrent.....
          - 1. En haut, le trapèze.
          - 2. En bas, le deltoïde.
        - 2. Continué en dehors par l'*acromion*.
    - 3. *Acromion*..
      - 1. Face supérieure..
        - 1. Rugueuse.
        - 2. Cutanée.
      - 2. Face inférieure..
        - 1. Lisse.
        - 2. En regard de l'articulation de l'épaule.
      - 3. Bord interne. | Articulaire avec la clavicule.
      - 4. Bord externe. | Deltoïdien.
      - 5. Angle antérieur (sommet) .... Où s'insèrent.
        - 1. En haut, le deltoïde.
        - 2. En bas, le ligament acromio-coracoïdien.
      - 6. Angle postérieur....... Où s'insèrent. | Les faisceaux deltoïdiens.
- **II. Bords.**
  - 1° **Interne ou spinal**...... Formant au niveau de son quart supérieur un angle très obtus au-dessus duquel s'insèrent.....
    - 1. En avant. | Le grand dentelé.
    - 2. En arrière.
      - 1. Au-dessus... | L'angulaire.
      - 2. Au-dessous.. | Le rhomboïde.
  - 2° **Externe ou axillaire**....
    - 1. Oblique en bas et en dedans.
    - 2. Mince dans ses quatre cinquièmes inférieurs.
    - 3. Très épais et triangulaire dans son cinquième supérieur : c'est l'empreinte sous-glénoïdienne de la longue portion du triceps brachial.
  - 3° **Supérieur ou cervical**....
    - 1. Mince et court.
    - 2. Avec l'échancrure ou le trou coracoïdien, suivant qu'il existe ou non un ligament au-dessous duquel passe le nerf sus-scapulaire et au-dessus les vaisseaux sus-scapulaires.
    - 3. Insertions : muscle omo-hyoïdien.
  - C'est de ce bord supérieur que se détache en dehors l'**apophyse coracoïde** avec ses deux portions.......
    - 1. Verticale ou ascendante (base des anciens auteurs).
    - 2. Horizontale ou externe présentant :
      - 1. Une face supérieure (claviculaire)..... | Rugueuse pour l'insertion des ligaments trapézo-conoïdes.
      - 2. Une face inférieure (humérale)...... | Lisse pour le glissement du muscle sous-scapulaire.
      - 3. Un bord externe. ... | Où s'insère le ligament acromio-coracoïdien.
      - 4. Un bord interne..... | Où s'insère le petit pectoral.
      - 5. Un sommet. Où s'insèrent.
        - 1. La courte portion du biceps.
        - 2. Le coraco-brachial.

DESCRIPTION (*Suite*).

- **III. Angles**........
  - 1° **Supérieur**.... Droit, où s'insère l'angulaire.
  - 2° **Inférieur**.... Aigu, où s'insèrent......
    1. Le grand dentelé en avant.
    2. Le grand dorsal en arrière (quelquefois).
    (Il répond au septième espace intercostal.)
  - 3° **Externe**, présentant..
    1. La *cavité glénoïde*.
       1. Articulaire avec l'humérus.
       2. Très épaisse.
       3. Dirigée....
          1. En avant.
          2. En dehors.
          3. En haut.
       4. Échancrée à la partie supérieure de son bord antérieur.
       5. *Insertions* :
          1. En haut : longue portion du biceps (empreinte sus-glénoïdienne).
          2. En bas : longue portion du triceps (empreinte sous-glénoïdienne).
    2. Le *col* reliant la cavité glénoïde au corps de l'os.

STRUCTURE......

- 1. **Tissu compact**.. .
  1. Fosse sus-épineuse.
  2. Fosse sous-épineuse.
- 2. **Tissu spongieux**..
  1. Angle inférieur.
  2. Bord externe.
  3. Angle externe.
  4. Epine et acromion.
  5. Apophyse coracoïde.

DÉVELOPPEMENT.......

- Neuf points d'ossification :....
  1. Un primitif (45e jour de la vie fœtale).
  2. Huit complémentaires.
     1. Un acromial..
     2. Un basilaire..
     3. Un angulaire..
     4. Deux glénoïdiens.....
     5. Trois coracoïdiens.......

     Apparaissant quinze mois après la naissance.

REMARQUES.....

1. Le tubercule glénoïdien, signalé par certains auteurs dans la zone inférieure de la glène, ne serait autre pour Poirier que la ligne de rencontre de deux parties situées sur des plans différents, sans importance particulière.
2. Indice scapulaire de Broca...... C'est le rapport centésimal de la largeur de l'omoplate à sa longueur.
3. Indice sous-épineux.... C'est le rapport centésimal de la longueur de la fosse sous-épineuse à la largeur de l'omoplate.

30. CLAVICULE

DÉFINITION....... Os allongé, aplati de haut en bas, presque horizontal.

SITUATION........ Partie antéro-supérieure du thorax.

DESCRIPTION.

- I. Corps.........
  - 1° **Face supérieure** ou cervicale.
    - *Insertions....*
      - 1. En avant..
        - 1. En dedans. — Grand pectoral.
        - 2. En dehors. — Deltoïde (tubercule deltoïdien).
      - 2. En arrière.
        - 1. En dedans.
          - 1. Faisceau cléido-mastoïdien.
          - 2. Faisceau cléido-occipital.
        - 2. En dehors. — Trapèze.
  - 2° **Face inférieure** ou costale.
    - *Insertions....*
      - 1. Muscles...
        - 1. En avant..
          - 1. Deltoïde.
          - 2. Grand pectoral.
        - 2. En arrière. — Trapèze.
        - 3. Au milieu. — Sous-clavier (gouttière).
      - 2. Ligaments.
        - 1. En dedans. — Ligament costo-claviculaire.
        - 2. En dehors. — Ligament coraco-claviculaire...
          - 1. *Conoïde* en dedans.
          - 2. *Trapézoïde* en dehors.
  - 3° **Bord antérieur..**
    - 1. Deux tiers internes. — Convexe, large : grand pectoral.
    - 2. Le tiers externe.... — Concave, mince : deltoïde.
  - 4° **Bord postérieur..**
    - 1. Moitié externe.. — Rugueux : trapèze.
    - 2. Moitié interne.. — Lisse : vaisseaux.
- II. **Extrémité interne ou sternale.....**
  - 1. Volumineuse.
  - 2. Triangulaire.
  - 3. Articulaire *seulement* dans sa partie antéro-inférieure.
- III. **Extrémité externe ou acromiale....**
  - 1. Aplatie de haut en bas.
  - 2. Avec une facette......
    - 1. Lisse.
    - 2. Elliptique.
    - 3. Dirigée...
      - 1. En bas.
      - 2. En dehors.
      - 3. En avant.

STRUCTURE......

- I. **Corps.......**
  - 1. Tissu compact en dehors.
  - 2. Tissu spongieux en dedans (canal médullaire quelquefois).
- II. **Extrémités..** — Tissu spongieux exclusivement.

DÉVELOPPEMENT........

Deux points d'ossification :

- 1. Un primitif... — Diaphysaire (30e jour de la vie fœtale) pour........
  - 1. Le corps.
  - 2. L'extrémité externe.
- 2. Un secondaire. — Épiphysaire (20 ans), pour l'extrémité sternale.

REMARQUES.....

1. La clavicule n'a pas, comme c'est de règle pour les autres os, de formation cartilagineuse primitive.
2. Son point primitif d'ossification est parmi tous les os le premier qui apparaît.
3. Son point secondaire, au contraire, est le dernier.

31. HUMÉRUS

DÉFINITION....... C'est l'os du bras : os long, articulé en haut avec le scapulum, en bas avec le radius et le cubitus.

SITUATION........ Il descend de haut en bas et en dehors sur les parties latérales du thorax.

DESCRIPTION.

- *I. Corps (cylindroïde en haut, prismatique en bas).*
  - **1° Face externe.**
    - 1. Tiers supérieur.
      - 1. Face interne du deltoïde.
      - 2. Passage des vaisseaux et nerfs circonflexes.
    - 2. Tiers moyen...
      - 1. V deltoïdien ou empreinte deltoïdienne pour l'insertion du muscle de ce nom.
      - 2. Dépression sous-deltoïdienne (ancienne gouttière de torsion).
      - 3. Gouttière du nerf radial et de l'artère humérale profonde (Poirier).
    - 3. Tiers inférieur. | Insertion du muscle brachial antérieur.
  - **2° Face interne.**
    - 1. Tiers inférieur. | Insertion du grand rond.
    - 2. Tiers moyen... | Insertion du coraco-brachial.
    - 3. Tiers inférieur. | Insertion du brachial antérieur.
  - **3° Face postérieure..**
    - 1. Quart supérieur. | Vaste externe du triceps.
    - 2. Quart moyen... | Gouttière du nerf radial.
    - 3. Quarts inférieurs. | Vaste interne.
  - **4° Bord antérieur..**
    - 1. Simple en haut (véritable ligne âpre).
    - 2. Bifurqué en deux lignes latéro-coronoïdiennes en bas.
  - **5° Bord externe.**
    - 1. Tiers supérieur. | Mousse.
    - 2. Tiers moyen.... | Passage de la gouttière sous-deltoïdienne.
    - 3. Tiers inférieur. | 1. Long supinateur. | 2. Premier radial externe.
    - Sur lui s'insère l'aponévrose intermusculaire externe.
  - **6° Bord interne.**
    - 1. En haut...... | Mousse.
    - 2. En bas......... | Crête linéaire.
    - Sur lui s'insère l'aponévrose intermusculaire interne.
- *II. Extrémités.*
  - *1° Extrémité supérieure.*
    - 1 Tête humérale.
      - 1. Sphéroïde ... / 2. Ovalaire ..... — Deux cinquièmes de sphère.
    - 2. Col anatomique reliant la tête aux masses tubérositaires.
    - 3. Trochin ou petite tubérosité ....
      - 1. Continuant la face interne.
      - 2. Insertions ... | Sous-scapulaire.
    - 4. Trochiter ou grosse tubérosité ......
      - Continuant la face externe et présentant trois facettes.
        - 1. Une facette antéro-supérieure où s'insère le sus épineux.
        - 2. Une facette moyenne où s'insère le sous-épineux.
        - 3. Une facette postéro-inférieure où s'insère le petit rond.
    - 5. Gouttière bicipitale entre les deux tubérosités précédentes.
    - 6. Col chirurgical reliant l'épiphyse supérieure à la diaphyse.
  - *2° Extrémité inférieure.*
    - 1. Aplatie dans le sens antéro-postérieur.
    - 2. Terminée en dehors et en dedans par deux saillies.
    - 3. Articulaire entre elles deux.
    - 1. Facette articulaire interne : *Trochlée*.....
      - 1. Formée de deux lames de cône, dont l'interne descend beaucoup plus bas que l'externe.
      - 2. Gorge décrivant un tour de spire.
      - 3. En avant d'elle.. | Cavité coronoïdienne.
      - 4. En arrière d'elle. | Cavité olécranienne.
    - 2. Facette articulaire externe : *Condyle*...... — Pour l'articulation avec le radius.
    - 3. *Épicondyle* où s'insèrent...
      - 1. Deuxième radial externe.
      - 2. Extenseur commun des doigts.
      - 3. Extenseur propre du cinquième.
      - 4. Court supinateur.
      - 5. Cubital postérieur.
    - 4. *Épitrochlée* où s'insèrent ..
      - 1. Rond pronateur.
      - 2. Grand palmaire.
      - 3. Petit palmaire.
      - 4. Cubital antérieur.
      - 5. Fléchisseur superficiel des doigts.

ARCHITECTURE.
- 1. Tissu compact, plus épais à la partie inférieure.
- 2. Chez les vieillards, le canal médullaire va jusque dans la grosse tubérosité.

OSSIFICATION.... Huit points d'ossification.
- 1. Un primitif diaphysaire apparaissant du trentième au quarantième jour de la vie fœtale.
- 2. Sept complémentaires...
  - 1. Trois pour l'épiphyse supérieure.
  - 2. Quatre pour l'épiphyse inférieure.

32. CUBITUS

DÉFINITION
1. C'est un des deux os longs de l'avant-bras, occupant la partie interne.
2. Il est prismatique, triangulaire, plus volumineux en haut qu'en bas.

DESCRIPTION.

- **I. Corps.**
  - **I. Faces.**
    - **1° Face antérieure**
      - 1. Moitié supérieure......
        - 1. Gouttière pour l'insertion du fléchisseur commun profond des doigts.
        - 2. Présence du trou nourricier.
      - 2. Tiers inférieur.. — Insertion du carré pronateur.
    - **2° Face postérieure, convexe.**
      - 1. Tiers supérieur....... — Ligne oblique en bas et en dedans limitant le triangle d'insertion de l'anconé.
      - 2. Deux tiers inférieurs.....
        - 1. En dedans... — Insertion du cubital postérieur.
        - 2. En dehors.... — Quatre champs d'insertion :
          - 1. Court supinateur et long abducteur du pouce
          - 2. Long extenseur du pouce et extenseur propre de l'index.
    - **3° Face interne.**
      - Plus large en haut.
      - 1. Deux tiers supérieurs.. — Insertion du fléchisseur commun profond des doigts.
      - 2. Tiers inférieur. — Sous-cutané, se prolongeant par l'*apophyse styloïde* où s'insère le muscle cubital.
  - **II. Bords.**
    - 1° Bord antérieur..... — Arrondi.
    - 2° Bord postérieur....
      - 1. En S.
      - 2. Bifurqué en haut.
      - 3. Disparaissant en bas.
    - 3° Bord externe... ...
      - 1. Bifurqué en haut.
      - 2. Donnant attache à la membrane interosseuse.
- **II. Extrémités.**
  - **1° Extrémité supérieure.**
    - **1° Saillie ou apophyse olécranienne.**
      - 1. Face antérieure. — Articulaire.
      - 2. Face postérieure. — Triangulaire, à sommet inférieur se continuant avec le bord postérieur.
      - 3. Bords..........
        - Très larges, surtout l'externe.
        - *Insertions :*
          - 1. En avant...
            - 1. Faisceaux postérieurs de l'appareil ligamenteux du coude.
            - 2. Expansions aponévrotiques du triceps brachial.
          - 2. En arrière.
            - 1. Bord interne : fléchisseur commun profond.
            - 2. Bord externe : anconé.
      - 4. Base............ — Se continuant avec le corps de l'os.
      - 5. Sommet.........
        - 1. Véritable facette.
        - 2. Libre dans le tiers antérieur (bec olécranien).
        - 3. *Insertions :* le triceps dans les deux tiers postérieurs.
    - **2° Apophyse coronoïde.**
      - Saillie osseuse, pyramidale, horizontale : c'est l'*apophyse console* de Poirier.
      - 1. Face supérieure. — Articulaire.
      - 2. Face inférieure..
        - 1. Brachial antérieur.
        - 2. Rond pronateur.
        - 3. Fléchisseur superficiel.
      - 3. Face interne.... — Tubercule osseux pour l'insertion du faisceau moyen du ligament latéral interne de l'articulation du coude.
      - 4. Face externe.... — Facette articulaire à grand axe antéro-postérieur : c'est la *petite cavité sigmoïde*, limitée en arrière par une crête descendant vers le bord interosseux et où s'insère le faisceau le plus fort de l'appareil ligamenteux externe.
      - 5. Sommet ou bec de l'apophyse coronoïde.
    - **3° Grande cavité sigmoïde.**
      - 1. Saillie médiane mousse allant du bec de l'olécrâne au bec coronoïdien.
      - 2. Rétrécissement à la jonction des deux portions.
  - **2° Extrémité inférieure.**
    - 1. *Tête cubitale* avec une surface plane...
      - 1. Demi-circulaire, s'articulant par l'intermédiaire du ligament triangulaire avec le pyramidal.
      - 2. Surface articulaire en croissant pour le radius.
    - 2. *Apophyse styloïde*..
      - 1. Répondant à la partie interne de la tête.
      - 2. Donnant attache au ligament latéral interne de l'articulation.
      - 3. Présentant en arrière une gouttière pour le tendon du cubital postérieur.
    - 3. *Dépression* entre les deux parties précédentes pour l'insertion du ligament triangulaire.

ARCHITECTURE. — Tissu compact emprisonnant du tissu spongieux, plus considérable au niveau des épiphyses.

OSSIFICATION.... — Trois points....
- 1. Un primitif, survenant au trentième ou quarantième jour de la vie fœtale et formant tout le corps et la plus grande partie des extrémités.
- 2. Deux complémentaires...
  - 1. Un pour la surface d'insertion du triceps.
  - 2. Un pour la tête du cubitus.

33. RADIUS

DÉFINITION.........
1. C'est un des deux os longs de l'avant-bras, occupant la partie externe.
2. Il est prismatique triangulaire, plus volumineux en bas qu'en haut.

DESCRIPTION.

- **I. Corps.**
  - **I. Faces.**
    - **1° Face antérieure.**
      1. Dépression longitudinale supérieurement.
      2. Présence du conduit nourricier.
      3. *Insertions musculaires :*
         1. Fléchisseur propre du pouce.
         2. Fléchisseur superficiel.
         3. Fléchisseur commun profond.
         4. Carré pronateur.
    - **2° Face postérieure.**
      - Terminée en pointe au-dessous de la tubérosité bicipitale.
      1. Tiers moyen...
         1. Excavé.
         2. Subdivisé par une crête oblique en deux gouttières où s'insèrent :............
            1. Le long abducteur du pouce.
            2. Le court extenseur du pouce.
      2. Quart inférieur. Gouttière où glisse le tendon du long extenseur du pouce.
    - **3° Face externe..**
      - Convexe de haut en bas et transversalement.
      1. Tiers supérieur. | Court supinateur.
      2. Tiers moyen... | Rond pronateur et son empreinte.
      3. Tiers inférieur. | Lisse où glissent les tendons des deux radiaux.
  - **II. Bords.**
    - Se détachant de la tubérosité bicipitale.
    - **1° Bord antérieur.** Oblique en bas et en dehors.
    - **2° Bord postérieur.** Plus accentué à la partie moyenne.
    - **3° Bord interne..** Interosseux et tranchant, s'élargissant en bas pour circonscrire la petite cavité sigmoïde du radius.
- **II. Extrémités.**
  - **1° Extrémité supérieure ...**
    1. C'est la *tête radiale* avec sa cupule radiale, excavée et articulaire entourée du bourrelet radial.
    2. Le *col* surmontant la tête qu'elle relie au corps.
    3. La *tubérosité bicipitale* qui donne insertion au biceps brachial.
  - **2° Extrémité inférieure, pyramidale quadrangulaire.**
    1. Face antérieure.
       1. Très excavée.
       2. Insertion du carré pronateur.
    2. Face postérieure.
       1. Séparée de l'externe par une crête très saillante, suite du bord postérieur.
       2. Une gouttière externe, étroite. — Long extenseur du pouce.
       3. Une gouttière interne, large. — Tendons des extenseurs communs des doigts.
    3. Face externe...
       1. Deux gouttières séparées par une crête se continuant par l'apophyse styloïde.
       2. Une gouttière antérieure....
          1. Insertion du long supinateur.
          2. Tendon du long abducteur du pouce.
          3. Tendon du court extenseur du pouce.
       3. Une gouttière postérieure... — Pour le passage des *tendons des radiaux.*
    4. Base.....
       1. Irrégulièrement triangulaire.
       2. A sommet externe.
       3. Lisse et concave en tous sens.
       4. Subdivisée en 2 facettes.....
          1. Externe : triangulaire.
          2. Interne : quadrangulaire.
          - Articulaires.
            1. L'une avec le scaphoïde.
            2. L'autre avec le semi-lunaire.
       5. Bord antérieur : descendant moins bas que le postérieur.
       6. Bord externe... — Faisceau d'insertion du ligament antéro-externe de l'articulation du poignet.

ARCHITECTURE.
1. Cylindre de tissu compact avec canal médullaire pour la diaphyse.
2. Tissu spongieux aux deux extrémités.

OSSIFICATION.... Trois points....
1. Un primitif... — Apparaissant du 30e au 40e jour de la vie fœtale, formant le corps et une grande partie de l'extrémité humérale.
2. Deux complémentaires.....
   1. Céphalique, apparaissant à cinq ou six ans.
   2. Carpien, de deux à trois ans.

34. OS DE LA MAIN

I. — CARPE.

I. — PREMIÈRE RANGÉE.

1. — *Scaphoïde* (le plus externe).

DESCRIPTION.....

- **1° Face supérieure....**
  - 1. Convexe.
  - 2. Articulaire avec le radius.
- **2° Face inférieure....** Divisée en deux facettes pour le trapèze et le trapézoïde.
- **3° Face interne.** Avec deux facettes pour le semi-lunaire et le grand os.
- **4° Face externe.** Répondant à la styloïde radiale.
- **5° Face antérieure....**
  - 1. Rugueuse.
  - 2. Triangulaire.
  - 3. Présentant le *tubercule du scaphoïde* (ligament latéral externe de l'articulation du poignet).
- **6° Face postérieure...**
  - 1. Étroite.
  - 2. Sillons.
  - 3. Crêtes.

2. — *Semi-lunaire.*

DESCRIPTION.....

- **1° Face supérieure....**
  - 1. Convexe.
  - 2. S'articulant avec le radius.
- **2° Face inférieure....**
  - 1. Concave.
  - 2. S'articulant avec le grand os et l'os crochu.
- **3° Face interne.** Articulaire avec le pyramidal.
- **4° Face externe.** Articulaire avec le scaphoïde.
- **5° Face antérieure....** Rugueuse.
- **6° Face postérieure...** Sillon vasculaire.

3. — *Pyramidal.*

DESCRIPTION.....

- **1° Face supérieure...**
  - 1. Convexe.
  - 2. En rapport avec le ligament triangulaire.
- **2° Face inférieure....**
  - 1. Concave.
  - 2. Articulaire avec l'os crochu.
- **3° Face interne.** Articulaire pour le pisiforme.
- **4° Face externe.**
  - 1. Plane.
  - 2. Articulaire avec le semi-lunaire.
- **5° Face antérieure....**
  - 1. Étroite.
  - 2. Rugueuse.
- **6° Face postérieure...**
  - 1. Crête du pyramidal.
  - 2. Sillons vasculaires.

4. — *Pisiforme.*

DESCRIPTION.....

- **1° Face interne.** Court adducteur du petit doigt.
- **2° Face externe.** Excavée pour l'artère cubitale.
- **3° Pourtour.....** Insertion du cubital antérieur.

II. — DEUXIÈME RANGÉE.

1. — *Trapèze.*

DESCRIPTION.....

- **1° Face supérieure....** Articulaire avec le scaphoïde.
- **2° Face inférieure....**
  - 1. En forme de selle.
  - 2. Articulaire avec le 1er métacarpien.
- **3° Face interne.** Articulaire avec le trapézoïde et le 2e métacarpien.
- **4° Face externe.**
  - 1. Rugueuse.
  - 2. Trous vasculaires.
  - 3. Abducteur du pouce.
- **5° Face antérieure....** *Apophyse du trapèze* (tendon du grand palmaire en dedans).
- **6° Face postérieure...**
  - 1. Rugueuse.
  - 2. Deux petits tubercules pour ligaments.

2. — *Trapézoïde.*

DESCRIPTION ...

- **1° Face supérieure....** Articulaire avec le scaphoïde.
- **2° Face inférieure....** Articulaire avec le 2e métacarpien.
- **3° Face externe.** Convexe avec le trapèze.
- **4° Face interne.** Articulaire avec le grand os.
- **5° Face antérieure....** Rugueuse.
- **6° Face** Plus large que la palmaire

3. — *Grand os.*

DESCRIPTION.....
- **1° Face supérieure...** 1. Tête arrondie. 2. Reliée au corps par le col.
- **2° Face inférieure....** Articulaire avec les 2ᵉ, 3ᵉ et 4ᵉ métacarpiens.
- **3° Face interne.** Articulaire avec l'os crochu.
- **4° Face externe.** Articulaire avec le trapézoïde.
- **5° Face antérieure....** Articulaire et présentant une dépression transversale (col).
- **6° Face postérieure...** 1. Plus large. 2. Rugueuse. 3. Avec une saillie osseuse : l'*apophyse du grand os.*

4. — *Os crochu.*

DESCRIPTION.....
- **1° Face supérieure....** Articulaire avec le pyramidal.
- **2° Face inférieure....** 1. En selle. 2. Articulaire avec les 4ᵉ et 5ᵉ métacarpiens.
- **3° Face interne.** Articulaire avec le pyramidal.
- **4° Face externe.** Articulaire avec le grand os.
- **5° Face antérieure....** D'où se détache l'*apophyse unciforme.*
- **6° Face postérieure...** Rugueuse.

ARCHITECTURE. Tissu spongieux enveloppé d'une lamelle de tissu compact.

OSSIFICATION..... Un seul point d'ossification arrondi pour chacun d'eux.

II. — MÉTACARPE.

I. — CARACTÈRES COMMUNS A TOUS LES MÉTACARPIENS.

DESCRIPTION.

I. Corps..........
- Prismatique triangulaire.
- 1. Face dorsale, convexe, triangulaire :
- 2. Faces latérales, répondant aux espaces interosseux.
- 3. Bord antérieur, en forme de crête.
- 4. Bords latéraux, peu marqués.

II. Extrémités....
- **1° Supérieure, carpienne avec..........**
  1. Une facette supérieure articulaire avec les os de la deuxième rangée du carpe.
  2. Deux facettes latérales articulaires avec les métacarpiens voisins.
  3. Face dorsale, large.
  4. Face palmaire, étroite.
- **2° Inférieure, digitale (tête métacarpienne).....**
  1. Articulaire avec les doigts.
  2. Renflée latéralement en tubercules.
  3. Tubercule saillant en haut et en arrière (insertion des ligaments latéraux).

II. — CARACTÈRES PROPRES A CHACUN DES MÉTACARPIENS.

1. — *Premier métacarpien.*

DESCRIPTION.....
1. Corps court, volumineux.
2. Très aplati d'avant en arrière.
3. Extrémité supérieure : *ensellure.*
4. Extrémité inférieure : carrée.

Ce premier métacarpien doit en réalité être considéré comme une *phalange.*

2. — *Deuxième métacarpien.*

DESCRIPTION.....
1. Le plus long.
2. Extrémité supérieure : *bituberculeuse et fourchue.*

3. — *Troisième métacarpien.*

DESCRIPTION.....
1. Extrémité supérieure aplatie transversalement.
2. *Apophyse styloïde* à l'angle postéro-externe.

4. — *Quatrième métacarpien.*

DESCRIPTION.....
1. Corps très grêle.
2. Extrémité supérieure carrée, sans tubercules.
3. Deux facettes articulaires latérales.

5. — *Cinquième métacarpien.*

DESCRIPTION.....
1. Extrémité supérieure aplatie d'avant en arrière.
2. Une seule facette articulaire latérale pour le 4ᵉ métacarpien.
3. Tubercule interne pour le cubital postérieur.

ARCHITECTURE.
1. Canal médullaire dans un cylindre de tissu compact.
2. Tissu spongieux aux extrémités.

OSSIFICATION....
1. Un point primitif.
2. Un point complémentaire.

III. — DOIGTS.

I. — PREMIÈRES PHALANGES (MÉTACARPIENNES)

DESCRIPTION....
- I. Corps........
  - 1. Moitié cylindrique.
  - 2. Courbe à concavité antérieure.
  - 3. Saillie des bords latéraux.
- II. Extrémités.
  - 1. Supérieure...
    - 1. En forme de chapiteau quadrangulaire.
    - 2. Avec cavité glénoïde et sillon circulaire.
    - 3. Deux tubercules palmaires *saillants*.
  - 2. Inférieure....
    - 1. Aplatie d'avant en arrière.
    - 2. Avec gorge ou poulie articulaire.

II. — DEUXIÈMES PHALANGES (PHALANGINES).

DESCRIPTION.....
1. Facette articulaire de l'extrémité supérieure : présente une configuration inverse de la trochlée.
2. Tubercules d'insertions ligamenteuses aux extrémités de cette surface elliptique.
3. Empreinte rugueuse d'insertion des tendons fléchisseurs à la partie moyenne de la face antérieure.
4. Extrémité inférieure : *poulie.*

III. — TROISIÈMES PHALANGES (PHALANGETTES).

DESCRIPTION.....
1. Tubercules latéraux plus saillants.
2. Extrémité inférieure : présente un bourrelet en forme de croissant.

ARCHITECTURE . | Voy. *Métacarpien.*

OSSIFICATION.... Deux points d'ossification .
1. Un primitif pour le corps et l'extrémité inférieure.
2. Un complémentaire pour l'extrémité supérieure.

---

35. OS ILIAQUE

DÉFINITION....... C'est l'os du bassin ; il est plat, volumineux, irrégulier, formé embryologiquement de trois pièces : ilion, ischion, pubis, et définitivement de deux pièces réunies par leur sommet : ce sont les *ailes* supérieure et inférieure.

I — FACE EXTERNE.

I. — FOSSE ILIAQUE EXTERNE OU RÉGION SUPÉRIEURE.

ORIENTATION.... | Oblique en arrière et en dehors.

FORME............. | Triangulaire.

ASPECT............ Deux lignes courbes demi-circulaires......
1. Antérieure (trou nourricier).
2. Postérieure.

INSERTIONS MUSCULAIRES...
1. Grand fessier (en arrière).
2. Moyen fessier (entre les deux lignes).
3. Petit fessier (en avant de la ligne courbe antérieure).
4. Tendon réfléchi du droit antérieur de la cuisse.

II. — RÉGION INFÉRIEURE OU FACE EXTERNE DE L'AILE INFÉRIEURE.

ORIENTATION.... Oblique........
- 1. En avant.
- 2. En bas.
- 3. En dehors.

DESCRIPTION.....

- 1° Pubis........
  - 1. Éminence ilio-pectinée.
  - 2. Crête pectinéale et surface pectinéale.
  - 3. Epine pubienne.
  - 4. *Insertions*.....
    - 1. Premier adducteur.
    - 2. Deuxième adducteur.
    - 3. Obturateur externe.
- 2° Branche ischio-pubienne. Où s'insère l'obturateur externe.
- 3° Tubérosité ischiatique .. Où s'insèrent...
  - 1. Demi-tendineux.
  - 2. Biceps.
  - 3. Demi-membraneux.
  - 4. Carré crural.
  - 5. Jumeau inférieur.
  - 6. Grand adducteur.
- 4° Trou obturateur ou ischio-pubien.
  - 1. Fermé par la membrane obturatrice sur les faces de laquelle s'insèrent les deux muscles obturateurs externe et interne.
  - 2. Canal sous-pubien en haut, compris dans un dédoublement de l'aponévrose pour laisser passer les vaisseaux et nerfs obturateurs.

III. — CAVITÉ COTYLOÏDE.

ORIENTATION.... Regarde. ......
- 1. En avant.
- 2. En dehors.
- 3. En bas.

PÉRIPHÉRIE ..... Bourrelet ou sourcil cotyloïdien.

DESCRIPTION.....

- 1° Portion externe ou croissant..... C'est la partie articulaire, lisse, se terminant en avant et en bas par deux cornes antérieure et postérieure.
- 2° Portion profonde ou arrière-fond.. Rugueuse, non articulaire, à peu près quadrilatère, et où vient s'insérer le *ligament rond*.
- 3° Dépressions.
  - 1. Une antérieure : ilio-pubienne.
  - 2. Une postérieure : ilio-ischiatique.

II. — FACE INTERNE.

DESCRIPTION ....

Concave, divisée en deux par la *ligne innominée*.

- 1° Au-dessus d'elle.........
  - 1. Fosse iliaque interne, oblique en haut, en avant et en dedans. Triangulaire, donnant insertion au muscle iliaque.
  - 2. En arrière, la facette auriculaire rugueuse, pour l'insertion des ligaments de l'articulation sacro iliaque.
- 2° Au-dessous d'elle.........
  - 1. Gouttière des vaisseaux.
  - 2. Insertion de l'obturateur interne.
  - 3. Pourtour osseux du trou obturateur.

III. — BORDS.

DESCRIPTION...

- **1° Bord supérieur....**
  - Épais, rugueux (crête et tubercule coxal).
  - *Insertions musculaires* (en allant de dehors en dedans).........
    - 1. En avant....
      - 1. Grand oblique.
      - 2. Petit oblique.
      - 3. Transverse.
    - 2. Partie moyenne.....
      - Bandelette de Maissiat.
    - 3. En arrière...
      - 1. Grand dorsal.
      - 2. Carré lombaire.
      - 3. Masse sacro-lombaire.
- **2° Bord inférieur. ...**
  - Épais, rugueux.
  - *Insertions musculaires...*
    - 1. Corps caverneux.
    - 2. Transverse du périnée.
    - 3. Droit interne.
    - 4. Grand adducteur.
    - 5. Ischio-caverneux.
- **3° Bord antérieur.....**
  - En allant de haut en bas :
  - 1. Épine iliaque antéro-supérieure.
  - 2. Echancrure innominée (passage du nerf fémoro-cutané).
  - 3. Épine iliaque antéro-inférieure (tendon direct du droit antérieur de la cuisse).
  - 4. Éminence ilio-pectinée (bandelette ilio-pectinée).
  - 5. Surface pectinéale (muscle pectiné).
  - 6. Épine pubienne : arcade de Fallope; un peu plus bas, sur la face antérieure du corps du pubis, s'insèrent :.............
    - 1. Les grands droits de l'abdomen.
    - 2. Le pyramidal.
- **4° Bord postérieur....**
  - 1. Épine iliaque postéro-supérieure.
  - 2. Epine iliaque postéro-inférieure.
  - 3. Grande échancrure sacro-sciatique par où passent :..
    - 1. En haut
      - Les vaisseaux et nerfs fessiers.
    - 2. En bas.
      - 1. En dehors...
        - 1. Le grand nerf sciatique.
        - 2. Le petit nerf sciatique.
        - 3. L'artère ischiatique.
      - 2. En dedans..
        - Les vaisseaux et nerfs honteux internes.
    - 3. Le muscle pyramidal.
    - 4. Petite épine sciatique (insertion du petit ligament sciatique, du releveur anal et du jumeau supérieur).
    - 5. Petite échancrure sciatique : poulie de réflexion du tendon de l'obturateur interne.

ARCHITECTURE.

- 1. C'est un os plat formé au niveau de l'ilion de tissu compact qui quelquefois peut être aminci et même perforé.
- 2. Tissu compact emprisonnant entre ses lames du tissu spongieux.........
  - 1. Au niveau de la crête.
  - 2. Au niveau du sourcil cotyloïdien.
  - 3. Au niveau du corps du pubis et de sa branche horizontale.
  - 4. Au niveau de l'ischion.

DÉVELOPPEMENT.........

- Douze points d'ossification :
  - 1. Trois primitifs pour :......
    - 1. L'ilion.
    - 2. Le pubis.
    - 3. L'ischion.
  - 2. Neuf secondaires :.......
    - 1. Trois complétant la cavité articulaire.
    - 2. Six tardifs.

36. FÉMUR

DÉFINITION ...... | Os de la cuisse, os long présentant à étudier un corps et deux extrémités.

DESCRIPTION.

- **I. Corps ou diaphyse** (prismatique à arête postér.)
  - **I. Faces.**
    - 1° Face antérieure .... | Convexe, donnant insertion au crural.
    - 2° Face externe.
      1. Excavée à sa partie moyenne.
      2. Plane à ses deux extrémités, donnant insertion au crural.
    - 3° Face interne. | Sans insertion musculaire.
  - **II. Bords.**
    - 1° Bords interne et externe .... | Arrondis, à peine appréciables.
    - 2° Bord postérieur .... *Ligne âpre* à deux lèvres ....
      1. Lèvre interne. | Vaste interne.
      2. Lèvre externe. | Vaste externe.
      3. Interstice ....
         1. Les trois adducteurs.
         2. Le biceps.
- **II. Extrémité supérieure.**
  - Elle forme avec la diaphyse un angle droit de 180° environ.
  - 1° **Tête fémorale.**
    1. Articulaire sur deux tiers de sphère.
    2. Orientée en haut, en dedans et en avant.
    3. Limitée par deux courbes à concavité externe.
    4. Présentant un peu au-dessous de son centre une petite fossette quadrilatère pour l'insertion du *ligament rond.*
  - **2° Col fémoral.**
    - Aplati d'avant en arrière, reliant la tête à la masse trochantérienne.
    - 1. Face antérieure..
      1. Limitée en dehors par la ligne intertrochantérienne antérieure.
      2. Insertion de la capsule articulaire coxo-fémorale.
    - 2. Face postérieure.
      1. Convexe de haut en bas.
      2. Concave transversalement.
      3. Limitée en dehors par la ligne intertrochantérienne postérieure.
      4. Insertion de la capsule, mais sur une moins grande étendue.
    - 3. Bord supér. | Presque horizontal.
    - 4. Bord inférieur. | Très oblique, allant de la tête au petit trochanter.
    - 5. Extrémité int. | Renflée.
    - 6. Extrémité ext. | Allongée.
  - **3° Grand trochanter.**
    - Quadrilatère :
    - 1. Face externe. | Séparée du corps par la crête d'insertion du vaste externe. Insertion du moyen fessier.
    - 2. Face interne.
      1. Excavée en haut (fossette digitale) pour l'insertion de l'obturateur externe.
      2. En avant, insertion de : | L'obturateur interne et des deux jumeaux.
    - 3. Bord antér. | Épais, donnant attache au petit fessier.
    - 4. Bord postér. | Ligne intertrochantérienne, où s'insère le carré crural.
    - 5. Bord supér. | Horizontal, donnant attache au pyramidal.
    - 6. Bord infér. | Où s'insère le vaste externe.
  - 4° **Petit trochanter.**
    1. Situé à la partie postérieure du col.
    2. Donnant attache au psoas iliaque.
    3. Fossette prétrochantérienne en avant.
    4. Insertion du ligament de Bertin (faisceau moyen).
  - 5° **Trifurcation de la ligne âpre** ....
    1. Branche externe .... | Grand fessier.
    2. Branche interne............... | Vaste interne.
    3. Interstice..................... | Pectiné.
- **III. Extrémité inférieure.**
  - Pyramide tronquée à quatre faces et aplatie d'avant en arrière.
  - 1° **En avant**.....
    1. Gorge de la trochlée, articulaire avec la rotule, présentant une fosse externe plus haute et plus saillante que l'interne.
    2. Rainure intercondylienne postérieure.
  - **2° Latéralement.**
    - Les condyles.
    - 1. Condyle externe..
      - 1. Face cutanée.
        - Tubercule du condyle externe.
        - 1. En arrière.. | Ligament latéral externe de l'articulation du genou.
        - 2. Au-dessous. | Fossette d'insertion du poplité.
        - 3. Au-dessus.. | Jumeau externe.
      - 2. Face intercondylienne : ligament croisé antérieur.
    - 2. Condyle interne...
      - 1. Face cutanée.
        - Tubercule du condyle interne.
        - 1. En avant.. | Ligament latéral interne.
        - 2. En arrière. | Tubercule du troisième adducteur.
      - 2. Face intercondylienne..
        1. Ligament croisé postérieur.
        2. Elle est plus haute et plus excavée que celle du condyle externe.
  - 3° **Au milieu**.... | Échancrure intercondylienne.

ARCHITECTURE.

1. Tissu spongieux entre lames de tissu compact.
2. Les travées osseuses de l'extrémité supérieure sont bien faites pour faire supporter aux membres inférieurs le poids du corps.
3. Raréfaction du tissu osseux dans certaines maladies.
4. Ostéoporose sénile.

OSSIFICATION....

1. Un point primitif (30e-40e jour de la vie fœtale).
2. Quatre complémentaires :
   1. Trois pour l'épiphyse supérieure.
   2. Un pour l'épiphyse inférieure.

37. ROTULE

DÉFINITION ...... Véritable os sésamoïde, développé à l'intérieur du tendon du quadriceps fémoral.

DESCRIPTION.

- **I. Faces** ....
  - **1° Face antérieure..**
    1. Convexe.
    2. Triangulaire.
    3. Striée verticalement.
    4. Percée de nombreux orifices vasculaires.
  - **2° Face postérieure.** Articulaire avec la trochlée fémorale et divisée en deux versants par une ligne mousse verticale :............
    1. Une facette externe concave.
    2. Une facette interne plane ou concave avec méplat sur son bord interne.
- **II. Bords** .... D'abord verticaux, puis convergeant vers le sommet, donnant insertion.
  1. Aux fibres tendineuses des vastes.
  2. Aux ailerons rotuliens.
- **III. Base** ....
  1. Triangulaire à sommet postérieur.
  2. Inclinée en bas et en avant.
  3. En avant..... | Insertion du quadriceps.
  4. En arrière.... | Rapport avec la synoviale articulaire.
- **IV. Sommet** .... Où s'insère le tendon rotulien empiétant sur la face antérieure, mais laissant libre la face postérieure.

ARCHITECTURE.. Disposition particulière des travées osseuses qui, verticales en avant, sont horizontales en arrière.

OSSIFICATION..... | Un seul point apparaissant vers trois ans dans le noyau cartilagineux.

38. TIBIA

DÉFINITION....... | C'est un des deux os longs de la jambe, occupant le côté antéro-interne.

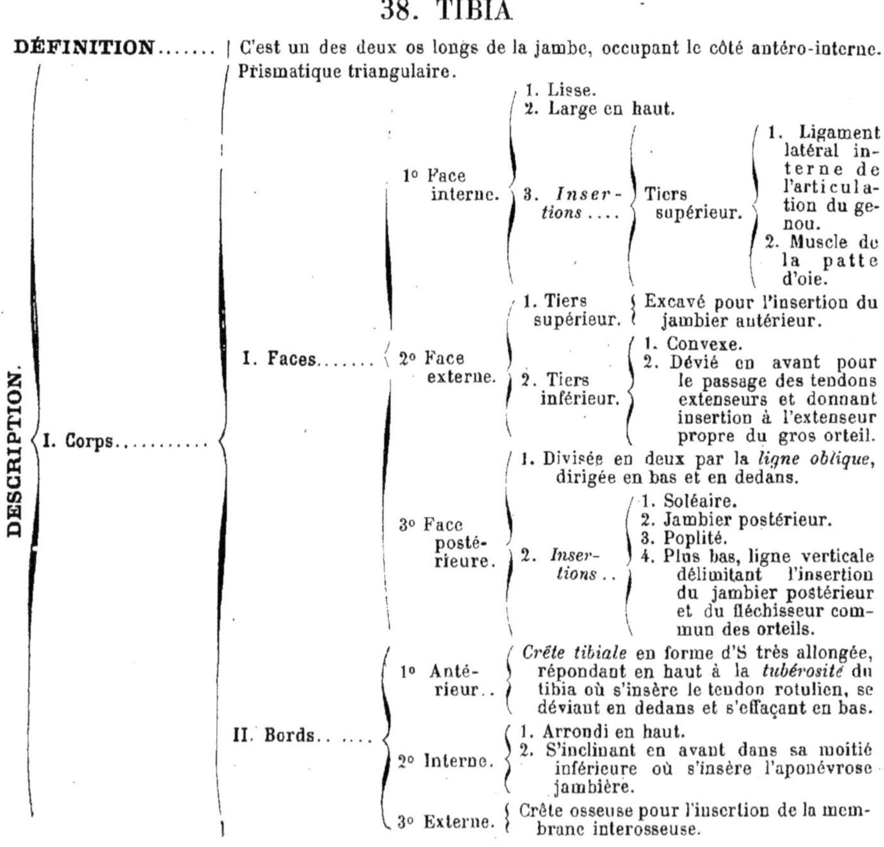

DESCRIPTION.

- **I. Corps.**.......... Prismatique triangulaire.
  - **I. Faces**.......
    - 1° Face interne.
      1. Lisse.
      2. Large en haut.
      3. *Insertions* .... Tiers supérieur.
         1. Ligament latéral interne de l'articulation du genou.
         2. Muscle de la patte d'oie.
    - 2° Face externe.
      1. Tiers supérieur. Excavé pour l'insertion du jambier antérieur.
      2. Tiers inférieur.
         1. Convexe.
         2. Dévié en avant pour le passage des tendons extenseurs et donnant insertion à l'extenseur propre du gros orteil.
    - 3° Face postérieure.
      1. Divisée en deux par la *ligne oblique*, dirigée en bas et en dedans.
      2. *Insertions* ..
         1. Soléaire.
         2. Jambier postérieur.
         3. Poplité.
         4. Plus bas, ligne verticale délimitant l'insertion du jambier postérieur et du fléchisseur commun des orteils.
  - **II. Bords**.. ....
    - 1° Antérieur.. *Crête tibiale* en forme d'S très allongée, répondant en haut à la *tubérosité* du tibia où s'insère le tendon rotulien, se déviant en dedans et s'effaçant en bas.
    - 2° Interne.
      1. Arrondi en haut.
      2. S'inclinant en avant dans sa moitié inférieure où s'insère l'aponévrose jambière.
    - 3° Externe. Crête osseuse pour l'insertion de la membrane interosseuse.

DESCRIPTION (*Suite*).

II. Extrémités.

- **I. Supérieure.**
  - **1° Face antérieure.**
    1. Surface triangulaire à sommet inférieur répondant à la tubérosité du tibia où s'insère le tendon rotulien.
    2. Nombreux trous vasculaires.
    3. Bords curvilignes limitant cette surface et où s'insèrent de fortes bandes aponévrotiques.
    4. En dehors est le *tubercule de Gerdy* ou *tubercule du jambier antérieur*, donnant également attache au fascia lata.
  - **2° Faces latérales.** — *Tubérosités du tibia*.......
    1. Interne........
       1. Insertion du tendon direct du demi-membraneux.
       2. Gouttière horizontale pour le tendon réfléchi.
    2. Externe........ — Facette articulaire, ovalaire, inclinée en bas, en arrière et en dehors pour l'articulation avec le péroné.
  - **3° Base**.... — *Cavités Glénoïdes*...
    1. L'interne ovalaire plus longue et plus concave que l'externe.
    2. Épines tibiales entre les deux cavités glénoïdes.
    3. Surfaces triangulaires rugueuses en avant et en arrière des épines pour l'insertion.
       1. Des ligaments croisés
       2. Des freins du ménisque articulaire.
- **II. Inférieure..** — Volumineuse et élargie dans le sens transversal.
  - 1° Face antérieure. — C'est la face externe de l'os élargie et déviée en avant.
  - 2° Face postérieure avec....
    1. Une gouttière interne pour le jambier postérieur.
    2. Une gouttière externe pour le fléchisseur propre du gros orteil.
  - 3° Face externe..
    1. Excavée pour l'articulation avec le péroné.
    2. Où s'insèrent sur les bords antérieur et postérieur les ligaments de l'articulation péronéo-tibiale inférieure.
  - 4° Face interne.. — Se prolongeant en bas en une forte saillie osseuse : l'*apophyse malléolaire interne*......
    1. Face interne, cutanée.
    2. Face externe, articulaire avec l'astragale.
    3. Bord antérieur, épais et arrondi.
    4. Bord postérieur, creusé en gouttière pour le jambier postérieur.
    5. Sommet échancré, et où s'insère le faisceau postérieur de l'appareil ligamenteux interne tibio-tarsien.
  - 5° Base....
    1. Articulaire avec la poulie astragalienne.
    2. Quadrilatère.

ARCHITECTURE. — Tissu compact emprisonnant du tissu spongieux.

OSSIFICATION....
1. Un point primitif pour la diaphyse apparaissant au 35ᵉ jour de la vie fœtale.
2. Trois points complémentaires.......
   1. Deux pour l'extrémité supérieure.
   2. Un pour l'extrémité inférieure.

39. PÉRONÉ

DÉFINITION....... C'est un des deux os longs de la jambe occupant la partie postéro-externe.

DESCRIPTION.

- I. Corps.
  - Prismatique triangulaire.
  - I. Faces.
    - 1° **Interne.**
      - Divisée en deux bandes par la crête d'insertion osseuse du ligament inter-osseux.
      - *Insertions*.........
        - 1. Portion antérieure......
          - 1. Extenseur commun des orteils.
          - 2. Extenseur propre du gros orteil.
        - 2. Portion postérieure......
          - 1. Jambier postérieur.
          - 2. Péronier antérieur.
    - 2° **Externe** ou **péronière.**
      - 1. Arrondie en haut.
      - 2. Creusée en gouttière à la partie moyenne.
      - 3. Convexe transversalement en bas, divisée en deux par une crête..........
        - 1. Portion antérieure : triangulaire à sommet supérieur répondant à la peau.
        - 2. Portion postérieure : en gouttière où passent les tendons des deux péroniers latéraux :
          - *a.* Le long s'insérant en haut.
          - *b.* Le court au-dessous.
    - 3° **Postérieure.**
      - 1. Tiers supérieur. | Convexe, insertion du soléaire.
      - 2. Tiers moyen... | Où est le conduit nourricier.
      - 3. Tiers inférieur.
        - 1. Aplati de dedans en dehors.
        - 2. La face postérieure se fusionnant avec la face interne.
  - II. Bords.
    - 1° **Antérieur..**
      - 1. Mince.
      - 2. Visible seulement à la partie moyenne.
      - 3. Où s'insère une aponévrose séparant les muscles de la région antérieure de la région externe.
    - 2° **Postérieur..**
      - 1. Mousse dans son tiers supérieur.
      - 2. Où s'attache la cloison intermusculaire externe.
      - 3. Forme la lèvre interne de la gouttière des péroniers.
    - 3° **Interne.** | Présentant une crête tranchante dans son tiers moyen.
- II. Extrémités.
  - 1° **Supérieure** (*Tête du péroné*).....
    - 1. En dedans, facette articulaire ovalaire avec le tibia.
    - 2. En dehors, apophyse styloïde où s'insère le biceps fémoral à la base de la saillie osseuse seulement, *cette dernière jouant dans un cône creux du biceps.*
    - 3. Dans la concavité s'attache le ligament latéral externe du genou, entouré par le tendon du biceps.
  - 2° **Inférieure** (*Malléole externe*, aplatie de dehors en dedans).....
    - 1. Face externe, cutanée.
    - 2. Face interne..
      - 1. Rugueuse en haut, répondant à la gouttière du tibia.
      - 2. Articulaire en bas, triangulaire à sommet inférieur.
      - 3. Au-dessous et en arrière est une fossette ovoïde dont la partie inférieure montre l'empreinte du faisceau postérieur du ligament latéral externe de l'articulation tibio-tarsienne.
    - 3. Bord antérieur..
      - 1. Épais.
      - 2. Rugueux.
      - 3. Où s'insèrent les ligaments péronéo-tibiaux antérieurs.
      - 4. Inférieurement, s'attachent les faisceaux antérieurs et moyens de l'appareil ligamenteux tibio-tarsien.
    - 4. Bord postérieur.
      - 1. Épais.
      - 2. Creusé d'une gouttière continuant celle des péroniers.
    - 5. Sommet.
      - 1. Dirigé en bas et en arrière.
      - 2. Mousse.
      - 3. Le ligament péronéo-calcanéen s'insère sur le bord antérieur de la malléole.

ARCHITECTURE.

- **I. Corps.......** | Tissu compact.
- **II. Extrémités.** | Tissu compact emprisonnant un peu de tissu spongieux.

OSSIFICATION....

- 1. Un point primitif apparaissant du 30e au 40e jour de la vie fœtale.
- 2. Deux points épiphysaires.
  - 1. Un supérieur apparaissant à deux ans.
  - 2. Un inférieur apparaissant à quatre ans.

40. OS DU PIED

I. — TARSE.

I. — PREMIÈRE RANGÉE.

1. — *Astragale.*

DESCRIPTION.

- **1° Face supérieure (tibiale)**.......
  1. Articulaire dans ses trois quarts postérieurs.
  2. Convexe d'avant en arrière.
  3. Biseau astragalien du bord externe.
  4. *Apophyse externe* au niveau de l'angle antéro-externe de la poulie.
- **2° Face inférieure (calcanéenne)**..
  1. Facette antérieure interne.
  2. Facette postéro-externe plus grande, de même direction.
  3. Gouttière entre les deux oblique en bas et en dedans.
- **3° Face externe (péronière)**....
  1. Facette triangulaire à base convexe, articulaire avec le péroné.
  2. En avant et en arrière, insertion des ligaments péronéo-astragaliens antérieur et postérieur.
  3. Col astragalien en avant.
- **4° Face interne (tibiale)**.......
  1. Facette malléolaire interne en forme de virgule à grosse extrémité antérieure.
  2. Empreinte ligamenteuse en arrière (ligament tibio-astragalien postérieur).
  3. Entre les deux : région vasculaire.
- **5° Face antérieure (tête de l'astragale)**..........
  - Avec trois champs :.....
    1. Scaphoïdien.
    2. Ligamenteux.
    3. Calcanéen.
- **6° Face postérieure**
  1. Gouttière en bas et en dedans (tendon du long fléchisseur propre du gros orteil).
  2. Tubercules...
     1. Externe (ligament péronéo-astragalien).
     2. Interne.

2. — *Calcanéum.*

DESCRIPTION.

- **1° Face supérieure (astragalienne)**.
  1. En avant.....
     - Excavation avec......
       1. Facette postéro-externe...
       2. Facette antéro-interne, plus petite.
       - Toutes deux répondant à des facettes similaires de l'astragale, et entre les deux est une gouttière oblique en dedans et en arrière, transformée en canal avec celle de l'astragale : c'est l'excavation calcanéo-astragalienne, le *sinus tarsi* (ligament interosseux).
  2. En arrière ... — Trous vasculaires.
- **2° Face inférieure (plantaire)**.....
  1. Tubérosité antérieure.. — Ligament calcanéo-cuboïdien.
  2. Tubérosité postérieure.
     1. Interne....... — Court fléchisseur commun des orteils.
     2. Externe...... — Abducteur du petit orteil.
     3. Sur les deux.. — Insertion de l'aponévrose plantaire.
  3. Entre les masses tubérositaires.
     1. Trous vasculaires.
     2. Ligament calcanéo-cuboïdien.
     3. Chair carré de Sylvius.
- **3° Face externe**...
  1. Tubercule externe (à peu près au centre) avec, au-dessus et au-dessous, la gouttière des péroniers.....
     1. Court péronier en haut.
     2. Long péronier en bas.
  2. Empreinte pour le ligament péronéo-calcanéen en arrière.
- **4° Face interne**....
  1. Gouttière calcanéenne avec, en haut, la petite apophyse du calcanéum, « apophyse console ou *sustentaculum tali* ».
  2. Organes qui y passent.....
     1. Muscle accessoire du long fléchisseur commun des orteils qui s'y insère.
     2. Vaisseaux et nerfs tibiaux postérieurs.
     3. Tendons des muscles de la couche profonde de la jambe.
- **5° Face antérieure.** — Articulaire avec le cuboïde.
- **6° Face postérieure.** — Où s'insère, en bas, le tendon d'Achille, surmonté d'une bourse séreuse rétro-calcanéenne.

II. — OS DE LA DEUXIÈME RANGÉE.

1. — *Scaphoïde* (Os naviculaire).

DESCRIPTION.....

- 1° Face antérieure. — Trois facettes.
  - 1. Interne.. — Pour l'articulation avec — 1. Le 1er cunéiforme.
  - 2. Moyenne — Pour l'articulation avec — 2. Le 2e cunéiforme.
  - 3. Externe. — Pour l'articulation avec — 3. Le 3e cunéiforme.
- 2° Face postérieure.
  - 1. Concave.
  - 2. Articulaire avec la tête de l'astragale.
- 3° Pourtour....
  - 1. Tubérosité du scaphoïde.
  - 2. Gouttière du tendon du jambier postérieur oblique en dedans, en arrière et en bas.

2. — *Cunéiformes* (Os prismatiques).

DESCRIPTION.

- 1° 1er cunéiforme.
  - 1° Face antérieure.
    - 1. En forme de haricot.
    - 2. Articulaire avec le 1er métatarsien.
  - 2° Face postérieure. — Articulaire avec le scaphoïde.
  - 3° Face interne.
    - 1. Rugueuse en avant et en arrière.
    - 2. Gouttière entre les deux pour le tendon du jambier postérieur.
  - 4° Face externe. — Surface cartilagineuse en équerre.
  - 5° Face plantaire... — Gros tubercule pour le jambier postérieur.
  - 6° Bord supérieur (arête)...... — Répondant......
    - 1. En avant : au 2e métatarsien.
    - 2. En arrière : au 2e cunéiforme.
- 2° 2e cunéiforme (le plus petit)..
  - 1° Face antérieure.. — Articulaire avec le 2e métatarsien.
  - 2° Face postérieure. — Articulaire avec la facette scaphoïdienne moyenne.
  - 3° Faces latérales... — Quadrilatères.
  - 4° Base.........
    - 1. Rugueuse.
    - 2. Quadrilatère.
  - 5° Arête........ — Rugueuse.
- 3° 3e cunéiforme..
  - 1. Crête plantaire et base dorsale.
  - 2. Faces latérales articulaires.
    - 1. L'interne, concave avec le 2e cunéiforme.
    - 2. L'externe, convexe avec le cuboïde.

3. — *Cuboïde*.

DESCRIPTION.....

- 1° Face antérieure.. — Articulaire en deux facettes pour les 4e et 5e métatarsiens.
- 2° Face postérieure. — Articulaire avec le calcanéum.
- 3° Face plantaire...
  - 1. Crête cuboïdienne pour le ligament calcanéo-cuboïdien.
  - 2. Gouttière du tendon du long péronier latéral.
- 4° Face dorsale. — Rugueuse.
- 5° Base... ..... — Articulaire avec le scaphoïde et le 3e cunéiforme.
- 6° Arête........ — Avec échancrure pour le tendon du long péronier latéral.

ARCHITECTURE DES OS DU TARSE......... — Tissu spongieux, à direction spéciale des travées, entouré de tissu compact.

OSSIFICATION.... — Un seul point d'ossification pour tous, sauf pour le calcanéum qui en a deux

II. — MÉTATARSE.

I. — CARACTÈRES COMMUNS A TOUS LES MÉTATARSIENS.

DESCRIPTION.....
- I. Corps........ Prismatique ....
  - 1. Face dorsale étroite, triangulaire.
  - 2. Faces interne et externe en rapport avec les espaces interosseux.
  - 3. Bords latéraux tranchants.
  - 4. Bord inférieur épais et mousse, courbe.
- II. Extrémités.
  - 1. Antérieure... | Tête aplatie transversalement.
  - 2. Postérieure.. | Cunéiforme.

II. — CARACTÈRES PROPRES A CHACUN DES MÉTATARSIENS.

1. — *Premier métatarsien* (le moins long et le plus gros).

DESCRIPTION.....
- 1. Corps et face dorsale inclinés en dedans.
- 2. Face interne, plantaire.
- 3. Extrémité tarsienne avec facettes articulaires et.
  - 1. Angle interne (tendon du jambier antérieur, tubercule du 1er métatarsien).
  - 2. Angle externe (tendon du long péronier).
- 4. Extrémité antérieure aplatie de haut en bas, et non latéralement.

2. — *Deuxième métatarsien* (le plus long).

DESCRIPTION.....
- 1. Extrémité postérieure articulaire avec le 2e métatarsien.
- 2. Facette latérale interne, articulaire avec le 1er cunéiforme.
- 3. Facette latérale externe, articulaire avec le 3e cunéiforme.

3. — *Troisième métatarsien.*

DESCRIPTION.....
- 1. Extrémité tarsienne articulaire avec le 3e cunéiforme.
- 2. Facette latérale externe articulaire avec le 1er métatarsien.
- 3. Facette latérale interne, articulaire avec le 2e métatarsien.

4. — *Quatrième métatarsien.*

DESCRIPTION ....
- 1. Extrémité tarsienne, articulaire avec le cuboïde.
- 2. Facette latérale interne, articulaire avec le 3e métatarsien.
- 3. Facette latérale externe, avec........
  - 1. Sillon semi-circulaire.
  - 2. Tubercule volumineux.

5. — *Cinquième métatarsien.*

DESCRIPTION.....
- 1. Extrémité tarsienne, aplatie de haut en bas et élargie de dedans en dehors.
- 2. Facette latérale interne, articulaire avec le 4e métatarsien.
- 3. Facette latérale externe, *tubercule du 5e métatarsien*, pour le court péronier latéral.

ARCHITECTURE. | (Voy. *Métacarpien.*)

OSSIFICATION.... Deux points ....
- 1. Un primitif.
- 2. Un complémentaire pour l'extrémité antérieure ou phalangienne.

III. — ORTEILS.

I. — PREMIÈRES PHALANGES.

DESCRIPTION ....
- I. Corps........ | Aplati transversalement.
- II. Extrémités .
  - 1. Antérieure... | En forme de trochlée.
  - 2. Postérieure .. | Volumineuse.

II. — DEUXIÈMES PHALANGES.

DESCRIPTION..... | D'une brièveté remarquable.

III. — TROISIÈMES PHALANGES.

DESCRIPTION.....
- Atrophiées pour les 4-5 orteils.
- Les phalanges du gros orteil ne continuent pas le plan du métatarsien.

ARCHITECTURE. | Celle de tous les os longs.

OSSIFICATION.... Deux points....
- 1. Un primitif.
- 2. Un complémentaire pour l'extrémité postérieure.

II

ARTICULATIONS

I. ARTICULATION DES MACHOIRES

ARTICULATION TEMPORO-MAXILLAIRE

DÉFINITION ...... C'est une double condylienne.

SURFACES ARTICULAIRES.

- **1° Temporal** ......
  - 1. Cavité glénoïde (ellipsoïdale) à grand axe oblique en dedans et en arrière..
    - 1. Segment antérieur préglasérien articulaire.
    - 2. Segment postérieur rétroglasérien.
    - 3. Gros tubercule zygomatique antérieur.
    - 4. Tubercule zygomatique postérieur.
  - 2. Condyle temporal (racine transverse de l'apophyse zygomatique).
- **2° Maxillaire inférieur**......
  - Condyle du maxillaire convexe dans les deux sens.
    - 1. Versant antérieur, convexe.
    - 2. Versant postérieur, aplati, se continuant avec le bord postérieur de la branche montante.
- **3° Cartilages**......
  - 1. Du côté du temporal......
    - Le condyle seulement.
  - 2. Du côté du maxillaire....
    - 1. Versant antérieur.
    - 2. Crête commune.
- **4° Ménisque inter-articulaire**
  - Il est destiné à rétablir l'harmonie entre les surfaces......
    - 1. Oblique de haut en bas et d'arrière en avant.
    - 2. Plus épais en arrière.
    - 3. Renforcé en avant et en arrière par des trousseaux fibreux (freins).
      - 1. Fibres temporo-méniscales antérieures.
      - 2. Fibres temporo-méniscales postérieures.

MOYENS D'UNION.

- **I. Capsule**.........
  - 1. Insertion maxillaire...
    - Tout autour du col, descendant plus bas en arrière.
  - 2. Insertion temporale ..
    - Bord antérieur du condyle temporal et lèvre antérieure de la scissure de Glaser.
- **II. Ligament latéral externe.**
  - Allant du bord inférieur du zygoma à la partie postéro-externe du col avec des fibres.........
    - 1. Antérieures, obliques.
    - 2. Postérieures, verticales.
- **III. Ligament latéral interne ..**
  - 1° Ligament latéral interne proprement dit..........
    - Allant du bord interne de la cavité glénoïde et de la base de l'épine sphénoïdale à la partie postéro-interne du col du condyle.
  - 2° Ligaments extrinsèques dits accessoires (Poirier) ... ...
    - 1. Ligament sphéno-maxillaire.........
      - Allant de la face externe de l'épine du sphénoïde.........
        - 1. A la face interne de la branche montante.
        - 2. A l'épine de Spix.
        - 3. Au pourtour du canal dentaire.
    - 2. Ligament stylo-maxillaire.... .
      - Allant du sommet de l'apophyse styloïde à la face interne de l'angle du maxillaire.
    - 3. Ligament ptérygo-maxillaire.. ......
      - Allant du crochet de l'aile externe de l'apophyse ptérygoïde à l'extrémité postérieure de la ligne mylo-hyoïdienne.

SYNOVIALES......
- Il y en a deux..
  - 1. Une ménisco-temporale.
  - 2. Une ménisco-maxillaire.

RAPPORTS........
- 1° *En dehors*.... Peau.
- 2° *En dedans*...
  - 1. Nerf maxillaire inférieur.
  - 2. Artère maxillaire interne.
- 3° *En avant*.... Muscle ptérygoïdien externe.
- 4° *En arrière*...
  - 1. Parotide.
  - 2. Graisse.
  - 3. Carotide externe.

ARTÈRES (Poirier).......
- Branches de :
- 1. La temporale superficielle (temporale moyenne).
- 2. La maxillaire interne......
  - 1. Tympanique.
  - 2. Méningée moyenne.
  - 3. Temporale profonde postérieure.
- 3. La faciale.... Palatine ascendante.
- 4. L'auriculaire postérieure.. Branches parotidiennes.
- 5. La pharyngienne ascendante.

NERF................ Nerf maxillaire inférieur.

PHYSIOLOGIE.....
- 1° Mouvements d'abaissement et d'élévation. — Dans lesquels le ménisque glisse, suivant les cas, d'arrière en avant ou réciproquement.
- 2° Mouvements d'avant en arrière.......... — Se passant autour d'un axe transversal passant par les condyles temporaux.
- 3° Mouvements de latéralité.. — Dans lesquels un des condyles avance et recule, tandis que l'autre tourne autour d'un axe vertical passant par son col.
- 4° Mouvements de circumduction.......... — Réalisant tous les autres successivement.

REMARQUE.......
- Il y a en réalité deux articulations.........
  - 1. Une ménisco-temporale.
  - 2. Une ménisco-maxillaire.
  - Toutes deux condyliennes.
- Toutes deux prennent part aux mouvements d'ensemble de la mâchoire (Poirier).

II. — ARTICULATIONS DE LA TÊTE AVEC LA COLONNE VERTÉBRALE

1. ARTICULATION OCCIPITO-ATLOÏDIENNE

- **DÉFINITION** : C'est une condylienne.
- **SURFACES ARTICULAIRES** :
  - **1° Condyles de l'occipital** :
    1. Convexes dans tous les sens.
    2. Obliques en bas et en dehors.
    3. A grand axe oblique en avant et en dedans.
  - **2° Cavités glénoïdes de l'atlas** :
    1. Concaves.
    2. A grand diamètre de même sens que les précédents.
  - **3° Cartilage** : Plus épais sur l'atlas.
- **MOYENS D'UNION** :
  - **I. Capsule** : Insérée sur le pourtour des surfaces articulaires.
  - **II. Ligaments** :
    - 1° Occipito-atloïdien antérieur : Allant du trou occipital au bord supérieur de l'arc antérieur de l'atlas.
    - 2° Occipito-atloïdien postérieur : Ou membrane obturatrice postérieure, allant du bord postérieur du trou occipital au bord supérieur de l'arc postérieur de l'atlas.
- **SYNOVIALE** : Elle envoie un prolongement recouvrant le bord supérieur du ligament transverse.
- **RAPPORTS** :
  - 1° En avant :
    1. Muscle petit droit antérieur de la tête.
    2. Muscle droit latéral.
  - 2° En arrière :
    1. Muscle petit droit.
    2. Grand droit.
    3. Petit oblique postérieur de la tête.
  - 3° En dedans :
    1. Ligament suspenseur de la dent.
    2. Ligaments occipito-odontoïdiens latéraux.
- **PHYSIOLOGIE** :
  1. Mouvements de flexion et d'extension peu étendus.
  2. Mouvements de glissement latéral.
  3. Mouvements de rotation et de circumduction dans une faible mesure.

2. ARTICULATION OCCIPITO-AXOÏDIENNE

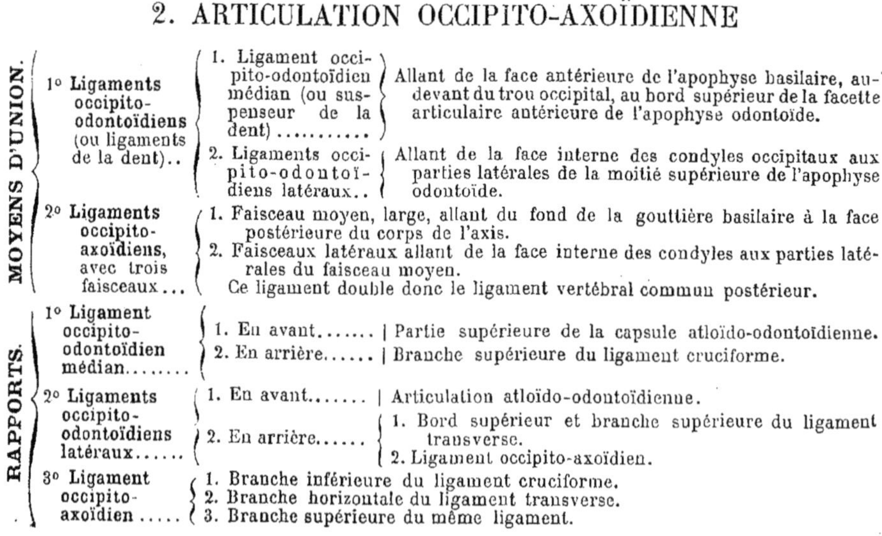

- **MOYENS D'UNION.**
  - **1° Ligaments occipito-odontoïdiens** (ou ligaments de la dent) :
    1. Ligament occipito-odontoïdien médian (ou suspenseur de la dent) : Allant de la face antérieure de l'apophyse basilaire, au-devant du trou occipital, au bord supérieur de la facette articulaire antérieure de l'apophyse odontoïde.
    2. Ligaments occipito-odontoïdiens latéraux : Allant de la face interne des condyles occipitaux aux parties latérales de la moitié supérieure de l'apophyse odontoïde.
  - **2° Ligaments occipito-axoïdiens,** avec trois faisceaux :
    1. Faisceau moyen, large, allant du fond de la gouttière basilaire à la face postérieure du corps de l'axis.
    2. Faisceaux latéraux allant de la face interne des condyles aux parties latérales du faisceau moyen.

    Ce ligament double donc le ligament vertébral commun postérieur.
- **RAPPORTS.**
  - **1° Ligament occipito-odontoïdien médian** :
    1. En avant : Partie supérieure de la capsule atloïdo-odontoïdienne.
    2. En arrière : Branche supérieure du ligament cruciforme.
  - **2° Ligaments occipito-odontoïdiens latéraux** :
    1. En avant : Articulation atloïdo-odontoïdienne.
    2. En arrière :
       1. Bord supérieur et branche supérieure du ligament transverse.
       2. Ligament occipito-axoïdien.
  - **3° Ligament occipito-axoïdien** :
    1. Branche inférieure du ligament cruciforme.
    2. Branche horizontale du ligament transverse.
    3. Branche supérieure du même ligament.

PHYSIOLOGIE.

1° Ligament occipito-odontoïdien médian.......	C'est l'homologue du disque intervertébral.
2° Ligaments occipito-odontoïdiens latéraux......	Ils limitent les mouvements de rotation de la tête et de l'atlas sur l'axis.
3° Ligaments occipito-axoïdiens.....	Limitateurs de la flexion.

---

3. ARTICULATIONS ATLOÏDO-AXOÏDIENNES

I. — ARTICULATION ATLOÏDO-ODONTOÏDIENNE.

DÉFINITION...... C'est une trochoïde.

SURFACES ARTICULAIRES..
1. Facette articulaire au niveau de la face postérieure de l'arc antérieur de l'atlas.
2. Facette semblable, à grand axe transversal, à la face antérieure de l'apophyse odontoïde.

MOYENS D'UNION......... Capsule périarticulaire.

SYNOVIALE...... S'insérant au pourtour des surfaces articulaires.

II. — ARTICULATION SYNDESMO-ODONTOÏDIENNE.

MOYENS D'UNION.........

- 1° Ligament transverse... — Allant d'un tubercule à l'autre des faces internes des masses latérales de l'atlas.
- 2° Ligaments accessoires, ou prolongements.
  - 1. Supérieurs... — Ligament occipito-transversaire...
  - 2. Inférieurs.... — Ligament transverso-axoïdien.......
  - Formant tous deux avec le transverse le *ligament cruciforme.*

SYNOVIALE....... Aplatie d'avant en arrière et pouvant déborder les faces latérales de l'apophyse odontoïde.

III. — ARTICULATION ATLOÏDO-AXOÏDIENNE.

DÉFINITION....... C'est une arthrodie.

SURFACES ARTICULAIRES..
1. Atlas........ — Surfaces articulaires convexes dans le sens antéro postérieur.
2. Axis........ — Surfaces articulaires convexes d'avant en arrière.

MOYENS D'UNION.........

- 1° Capsule.
- 2° Ligaments...
  - 1. Ligament latéral inférieur d'Arnold. .... — Allant de la partie postérieure de la face interne des masses latérales de l'atlas à la partie supérieure de la face postérieure de l'axis.
  - 2. Ligament atloïdo-axoïdien antérieur..... — Allant du bord inférieur de l'arc de l'atlas à la face antérieure du corps de l'axis.
  - 3° Ligament atloïdo-axoïdien postérieur.... — Allant du bord inférieur de l'arc postérieur aux lames et à la base des apophyses épineuses de l'axis.

SYNOVIALE....... Avec replis synoviaux entre les différents faisceaux.

PHYSIOLOGIE.....
1. Le mouvement principal est la *rotation* autour de l'odontoïde.
2. Mouvements légers d'avant en arrière.
3. L'équilibre de la tête sur les condyles a lieu sans l'intervention des muscles de la nuque (Frères Weber).

III. — ARTICULATIONS DES VERTÈBRES

1. ARTICULATION DES CORPS VERTÉBRAUX

DÉFINITION....... Ce sont des amphiarthroses.

SURFACES ARTICULAIRES.. Faces supérieure et inférieure des corps vertébraux, excavées à leur partie centrale et relevées en bourrelet à la périphérie.

MOYENS D'UNION.........
- **1° Disques intervertébraux ou ligament interosseux**..
  - Ayant la forme de lentilles biconvexes, adhérentes en avant et en arrière aux ligaments antérieur et postérieur et dont la hauteur varie de 4 à 20 millimètres.
  - Au point de vue architectural, ils comprennent :
    1. Une portion périphérique fibreuse.
    2. Une portion centrale gélatineuse.
- **2° Ligament vertébral commun antérieur**.....
  - Grand surtout ligamenteux antérieur, allant de l'apophyse basilaire et du tubercule antérieur de l'atlas au tiers antérieur de la face pelvienne du sacrum où il se termine en éventail.
  - Il y a des faisceaux :
    1. Superficiels, longs, allant d'une vertèbre aux deux et trois suivantes.
    2. Profonds, courts, allant d'une vertèbre à l'autre.
- **3° Ligament vertébral commun postérieur**... Allant de même verticalement de l'occipital au sacrum, à la face postérieure des corps et des ménisques vertébraux.

2. ARTICULATION DES APOPHYSES ARTICULAIRES

DÉFINITION....... Ce sont des arthrodies.

SURFACES ARTICULAIRES.. Facettes articulaires variant de forme et d'étendue avec les différents segments de la colonne vertébrale.

MOYENS D'UNION.........
1. Capsule fibreuse, mince et lâche.
2. Ligaments dépendant des ligaments jaunes.

SYNOVIALE.

RAPPORTS........
1. En avant..... Canal de conjugaison.
2. En arrière ... Muscles transversaires épineux.
3. En dedans... Bord externe des ligaments jaunes.

3. UNION DES APOPHYSES ÉPINEUSES

MOYENS D'UNION..........
- **1° Ligament surépineux.**
  1. Bande fibreuse courant sur le sommet des apophyses épineuses, solide surtout à la nuque.
  2. C'est le *ligament cervical postérieur* si développé chez certains animaux.
- **2° Ligaments interépineux.** Comblant de champ l'espace compris entre deux apophyses épineuses voisines.

4. UNION DES LAMES VERTÉBRALES (Ligaments jaunes)

DESCRIPTION..... Allant transversalement des apophyses articulaires à la base des apophyses épineuses, plus épais en dedans, formés de fibres élastiques anastomosées, et destinés à compléter en arrière la paroi du canal rachidien.

5. ARTICULATION SACRO-VERTÉBRALE

DESCRIPTION..... **Articulation**....
1. Avec le corps de la 5e lombaire : c'est une amphiarthrose.
2. Avec les apophyses articulaires : c'est une arthrodie.

6. ARTICULATION SACRO-COCCYGIENNE

DÉFINITION ...... C'est une amphiarthrose.

SURFACES ARTICULAIRES.. Facettes ovalaires transversales.

MOYENS D'UNION ....
- 1. Ligaments interosseux.
- 2. Ligaments sacro-coccygiens.
  - 1. Antérieurs.
  - 2. Postérieurs.
  - 3. Latéraux.

---

7. PHYSIOLOGIE DE LA COLONNE VERTÉBRALE

VARIÉTÉS DE MOUVEMENTS..
- 1. Mouvements de flexion et d'extension.
- 2. Mouvements de rotation et de torsion.
- 3. Mouvements d'inclinaison latérale.
- 4. Mouvements de circumduction.
- Les mouvements d'ensemble des différents segments ne sont que la résultante des mouvements limités à chaque articulation vertébro-vertébrale.

IV. — ARTICULATIONS DU THORAX

I. — ARTICULATIONS ANTÉRIEURES

1. ARTICULATIONS STERNALES

I. — ARTICULATION STERNALE SUPÉRIEURE.

DÉFINITION....... C'est une diarthro-amphiarthrose.

SURFACES ARTICULAIRES.. Facettes à grand diamètre transversal.

MOYENS D'UNION .... Capsule (prolongement du périoste).

PHYSIOLOGIE .... Mouvements d'inflexion en avant et en arrière modifiant l'angle de Louis des deux premières pièces sternales.

II. — ARTICULATION STERNALE INFÉRIEURE.

N'existant que chez l'adulte, car elle est ossifiée chez le vieillard.

---

2. ARTICULATIONS CHONDRO-STERNALES

DÉFINITION....... Ce sont des diarthro-amphiarthroses.

SURFACES ARTICULAIRES..
- 1° **Échancrures costales**....
  - 1. Nombre : Sept.
  - 2. Forme : Anguleuse.
- 2° **Cartilages costaux**.... Tête anguleuse.
- 3° **Fibro-cartilage.**

MOYENS D'UNION ....
- 1° **Capsule**..... **Manchon fibreux allant du périchondre au périoste.**
- 2° **Ligaments**...
  - **1. Ligament rayonné antérieur à grande base sternale.**
  - **2. Ligament rayonné postérieur.**
  - **3. Ligament interosseux ou intra-articulaire divisant l'articulation en deux loges.**

REMARQUES.....
- **1. La première articulation chondro-sternale est formée par la continuité directe du cartilage costal avec le sternum.**
- **2. Les 5e, 6e et 7e n'ont plus la forme anguleuse.**
- **3. Ligaments costo-xiphoïdiens, annexés à la septième.**

---

3. ARTICULATIONS COSTO-CHONDRALES

Elles se font par simple continuité.

---

4. ARTICULATIONS CHONDRO-CHONDRALES

1. Pour les 6e et 7e, 7e et 8e, 8e et 9e espaces interchondraux, par aplatissement des bords cartilagineux.
2. Elles jouent un certain rôle dans les mouvements respiratoires.

II. — ARTICULATIONS POSTÉRIEURES

1. ARTICULATIONS COSTO-VERTÉBRALES

DÉFINITION....... Ce sont des diarthro-amphiarthroses.

SURFACES ARTICULAIRES..
- 1° **Tête des côtes**....... Deux facettes articulaires, supérieure et inférieure, séparées par une crête antéro-postérieure.
- 2° **Corps des vertèbres**.. Facette articulaire supéro-latérale du corps de la vertèbre sus-jacente formant un dièdre complet avec la facette semblable de la côte sous-jacente.
- 3° **Cartilage**....
  1. Une couche superficielle, fibro-cartilagineuse.
  2. Une couche profonde, hyaline.

MOYENS D'UNION.........
- 1° **Capsule.**
- 2° **Ligaments.** .
  - 1° **Antérieur ou rayonné**.... Éventail fibreux à grande base vertébrale avec trois faisceaux : ......
    1. Supérieur, ascendant.
    2. Moyen, transversal.
    3. Inférieur, descendant.

    Ils vont de la tête aux parties antéro-latérales des vertèbres.
  - 2° **Interosseux**.. Divisant l'articulation en deux étages et allant de la crête de la tête au fond du dièdre vertébral.

SYNOVIALE....... Simple ou double.

VAISSEAUX....... Artères intercostales.

NERFS.............. Branches antérieures des nerfs spinaux.

PHYSIOLOGIE.....
1. Mouvements d'abaissement et d'élévation : ce sont les principaux.
2. Mouvements de glissement en avant et en arrière avec léger mouvement de rotation.

---

2. ARTICULATIONS COSTO-TRANSVERSAIRES

DÉFINITION....... C'est une arthrodie.

SURFACES ARTICULAIRES..
- 1° **Facette costale**..... Au niveau de la tubérosité.
- 2° **Facette transversaire.** Au niveau des apophyses transverses.
- 3° **Cartilage d'encroûtement.** Ou fibro-cartilage.

MOYENS D'UNION.........
- 1° **Capsule.**
- 2° **Ligaments**...
  - 1° **Transverso-costal postérieur.** Allant de la partie postérieure du sommet de l'apophyse transverse à la partie supéro-externe rugueuse de la tubérosité costale.
  - 2° **Transverso-costal inférieur**.. Allant du bord inférieur de l'apophyse transverse au bord inférieur de la côte.

SYNOVIALE....... Sans particularité.

ARTÈRES.......... Intercostales.

NERFS.............. Branches postérieures des nerfs spinaux.

PHYSIOLOGIE..... Mouvements de glissement.

---

3. LIGAMENTS ALLANT DU COL DES COTES A LA COLONNE VERTÉBRALE

- **1° Ligament cervico-transversaire interosseux.....** — Ou transverso-costal antérieur.
- **2° Ligament cervico-transversaire intercostal.....** — Ou transverso-costal supérieur.
- **3° Ligament lamello-costal de Trolard.** — Ou lamello-transversaire.
- **4° Ligament ménisco-costal.**
- **5° Ligament intertransversaire...** — Ou articulo-transversaire de Bourgery.

V. — ARTICULATION STERNO-CLAVICULAIRE

DÉFINITION....... C'est une articulation par emboîtement réciproque.

SURFACES ARTICULAIRES..
- **1° Extrémité interne de la clavicule.....**
  1. A convexité frontale.
  2. Débordant la facette sternale.
- **2° Encoche sternale......**
  1. A concavité frontale.
  2. Moins large que la facette claviculaire.
- **3° Fibro-cartilage.....** Revêtant les os.

FIBRO-CARTILAGE INTERARTICULAIRE
- *Description.......* **Fibro-cartilage.**
  1. Épais en haut.
  2. Mince en bas.

  } le plus souvent.
- *Structure........* Tissu fibro-cartilagineux à faisceaux....
  1. Superficiels, parallèles aux faces..........
  2. Profonds, obliques............

  S'insérant :
  1. Au pourtour osseux articulaire.
  2. Aux ligaments de l'articulation.
- *Rôle.............*
  - **1° Théorie ancienne** (Sappey)... Il serait destiné à rétablir la correspondance qui n'existe pas entre les surfaces articulaires.
  - **2° Théorie nouvelle** (Poirier)... Les surfaces articulaires se correspondent parfaitement et point n'est besoin d'un ménisque interarticulaire pour rétablir une non-concordance qui n'existe pas.

MOYENS D'UNION.........
- **1° Capsule périarticulaire.** Renforcée par des ligaments.
- **2° Ligaments...**
  - **1° Antérieur** avec trois ordres de faisceaux.....
    1. Supérieurs, horizontaux.
    2. Moyens, cervicaux.
    3. Inférieurs, obliques en dehors.
  - **2° Postérieur...** Empêchant la clavicule de se luxer en arrière.
  - **3° Supérieur et interclaviculaire, sus-sternal...** Homologue de l'épisternum des vertébrés; allant d'une articulation à l'autre.

SYNOVIALES.....
1. Une externe, ménisco-claviculaire..........
2. Une interne (plus petite), ménisco-sternale.

} Toutes deux séparées par le fibro-cartilage.

RAPPORTS........
- **1° En avant....** Sterno-cléido-mastoïdien.
- **2° En arrière...**
  1. Sterno-hyoïdien.
  2. Sterno-costo-thyroïdien.
  3. Pressoir veineux de Farabeuf.
  4. Pneumogastrique et phrénique.
  5. Carotide primitive (à gauche).
  6. Tronc artériel brachio-céphalique (à droite).

VAISSEAUX....... Ils naissent de la mammaire interne.

NERFS............. Ils naissent de la branche sus-claviculaire du plexus cervical superficiel.

PHYSIOLOGIE....
1. Mouvements d'élévation et d'abaissement.
2. Mouvements en avant et en arrière.
3. Pas de mouvements de rotation.
4. Les deux articulations interviennent dans les mouvements, mais surtout l'externe.

VI. — ARTICULATIONS OMO-CLAVICULAIRES

1. ARTICULATION ACROMIO-CLAVICULAIRE

DÉFINITION.......	C'est une arthrodie.	
SURFACES ARTICULAIRES.	**1° Facette acromiale..**	Oblique en dedans et en haut. — La clavicule repose donc sur l'acromion.
	2° Facette claviculaire.	Oblique en dehors et en bas. — La clavicule repose donc sur l'acromion.
	3° Fibro-cartilage.	
FIBRO-CARTILAGE INTER-ARTICULAIRE DE WINSLOW.....	**1° Complet**.....	Divisant l'articulation en deux compartiments.
	2° Incomplet...	1. Descendant assez bas en s'amincissant. 2. Faisant seulement saillie dans l'articulation.
MOYENS D'UNION..........	**1° Capsule périarticulaire.**	Renforcée par des ligaments.
	2° Ligaments...	1. Ligament acromio-claviculaire supérieur : très résistant. 2. Ligament acromio-claviculaire inférieur : bien moins épais.
SYNOVIALE.......	Simple ou double.	
RAPPORTS........	1. En avant..	Deltoïde.
	2. En arrière.	Trapèze.
	3. En haut...	Peau.
	4. En bas....	Ligament acromio-coracoïdien.
VAISSEAUX.......	Ils naissent....	1. De l'acromio-thoracique. 2. De la cervicale transverse.
NERFS.............	Ils viennent....	1. De la branche sus-acromiale. 2. Du plexus cervical superficiel.
PHYSIOLOGIE....	Mouvements de *glissement* surtout marqués d'avant en arrière.	

2. LIGAMENTS CORACO-CLAVICULAIRES

DESCRIPTION.....	Ils sont au nombre de deux ou trois :	
	1° Ligament trapézoïde (Boyer).....	1. Allant de la face supérieure de la coracoïde à la face inférieure de la clavicule. 2. *Direction :* oblique de bas en haut et en dehors.
	2° Ligament conoïde....	1. Allant de la base de la coracoïde au bord postérieur de la clavicule. 2. *Direction :* presque vertical.
	3° Ligament coraco-claviculaire interne, de Bourgery..	1. Allant de la face supérieure du coracoïde au bord antérieur de la gouttière du sous-clavier. 2. *Direction :* oblique en haut et en dedans.
PHYSIOLOGIE....	Ils sont destinés à régler les mouvements d'ouverture et de fermeture de l'angle omo-claviculaire.	

VII. — ARTICULATIONS DE L'ÉPAULE

1. PETITS LIGAMENTS DE L'ÉPAULE

I. — LIGAMENTS SCAPULAIRES PROPRES.

I. — LIGAMENT ACROMIO-CORACOÏDIEN.

FORME............ Triangulaire avec trois faisceaux :
- 1. Externe.
- 2. Moyen, postérieur.
- 3. Interne.

DIRECTION........
- Allant de la face inférieure de l'acromion au bord externe de la coracoïde.
- C'est la partie interne, fibreuse, de l'auvent sus-scapulo-huméral.

II. — LIGAMENT CORACOIDIEN.

Au-dessus de l'échancrure coracoïdienne.

III. — LIGAMENT TRANSVERSE INFÉRIEUR DE HENLE.

II. — LIGAMENT COSTO-CLAVICULAIRE.

DIRECTION........
- 1. Allant de la clavicule au premier cartilage costal.
- 2. Oblique en bas et en dedans avec deux plans de fibres.
  - 1. Antérieures..
  - 2. Postérieures.

  Entre lesquelles est une bourse séreuse.

2. ARTICULATION SCAPULO-HUMÉRALE

DÉFINITION....... C'est une énarthrose.

SURFACES ARTICULAIRES..
- 1° **Tête humérale**.....
  - 1. Tiers de sphère.
  - 2. A grand diamètre transversal.
- 2° **Cavité glénoïde** ...
  - 1. Ovalaire, à grosse extrémité inférieure.
  - 2. Échancrée au niveau de son bord antérieur.
  - 3. Surélevé en son centre (tubercule glénoïdien).
- 3° **Cartilages**...
  - 1. **Sur l'humérus**..
    - 1. Limité au col anatomique.
    - 2. A grand axe transversal.
    - 3. Aminci à la périphérie.
    - 4. Échancré au niveau de l'encoche.
  - 2. **Sur l'omoplate**..
    - 1. Plus mince au centre.
    - 2. Augmenté au niveau du tiers inférieur.
    - 3. Minimum d'épaisseur au niveau du tubercule glénoïdien.

BOURRELET GLÉNOÏDIEN....
- 1. Destiné à rétablir la concordance entre la tête et la glène.
- 2. Prismatique triangulaire, à base glénoïdienne.
- 3. Séparé de la glène à sa partie supérieure.
- 4. Passant comme un pont au-dessus de l'échancrure (homologie avec l'échancrure coxale ischio-pubienne).
- 5. Adhérent en bas au tendon tricipital (coussinet élastique du bras de Poirier).
- 6. Structure ....
  - 1. Fibres propres.
  - 2. Fibres émanant......
    - 1. Des vastes.
    - 2. De la longue portion du triceps.
  - 3. Fibres élastiques.
  - 4. Cellules cartilagineuses.

MOYENS D'UNION.

- **I. Capsule**........
  - 1° **Forme**....... Cône tronqué.
  - 2° **Insertions**...
    - 1. Insertion humérale..... Col anatomique, sauf en arrière et en bas, où elle se fait assez loin du revêtement cartilagineux.
    - 2. Insertion glénoïdienne..
      - 1. Sur la face externe du bourrelet.
      - 2. Sur la circonférence osseuse.
      - 3. En haut, à la base de l'apophyse coracoïde.
  - 3. **Structure**....
    - 1. Fibres superficielles omo-humérales obliques.
    - 2. Fibres profondes circulaires.
- **II. Cône musculo-tendineux**......
  - Il est formé par :
  - 1. En avant..... Le tendon du sous-scapulaire.
  - 2. En arrière... Le tendon du petit rond.
  - 3. En haut.....
    - 1. Le tendon du sus-épineux.
    - 2. Le tendon du sous-épineux.
  - Mince là où sont les tendons précédents, la capsule est épaisse et forte là où il n'y a aucun soutien.
- **III. Faisceaux de renforcement : ligaments**.....
  - 1° **Ligament coraco-huméral, supérieur**.... Allant du bord acromial et de la bande de la coracoïde à la grosse tubérosité de l'humérus.
  - 2° **Ligaments gléno-huméraux de Barkow-Schlemm**...
    - 1. *Préparation*..
      - Elle est indispensable à connaître pour bien étudier les ligaments sur le cadavre......
        - 1. Section quadrilatère de la capsule en arrière de l'articulation.
        - 2. Saillie de la tête humérale par la brèche ainsi formée.
        - 3. Section de la tête à la scie.
        - 4. Rentrée du moignon de tête et écartement des surfaces articulaires.
        - 5. On distingue alors nettement, surtout par transparence, les différents faisceaux gléno-huméraux.
    - 2. *Description*...
      - 1. Faisceau gléno-huméral supérieur, *sus-gléno-sus-huméral*, allant de l'angle supérieur de la cavité glénoïde au col anatomique, au-dessus du trochiter.
      - (D'abord extra-articulaire, au cours du développement ontogénique, il devient ensuite véritablement intra-articulaire.)
      - 2. Faisceau gléno-huméral moyen, *sus-gléno-pré-huméral*, allant de l'angle supérieur (partie interne) du bourrelet au trochiter.
      - (Entre lui et le pédicule est un espace triangulaire à base externe, dépourvu de ligaments : c'est la *fosse ovale de Weitbrecht*.)
      - 3. Faisceau gléno-huméral inférieur, *pré-gléno-sous-huméral*, allant de la partie antéro-inférieure du bourrelet à la partie interne du col chirurgical de l'humérus.
      - (C'est le principal faisceau de renforcement, le *ligament large de Schlemm*.)

SYNOVIALE....... | Elle est à la face interne de la capsule.

PROLONGEMENTS..........
- 1° **Constants**....
  - 1. Prolongement bicipital en bas et en dehors.
  - 2. Prolongement sous-scapulaire en dedans.
- 2° **Inconstants**.
  - 1. Prolongement coracoïdien, en haut.
  - 2. Prolongement glénoïdien, au niveau de l'échancrure.

BOURSES SÉREUSES.....
- 1. Sous-deltoïdienne.
- 2. Sous-scapulaire.
- 3. Sous-coracoïdienne.

RAPPORTS........
- 1. En avant.....
  - 1. Coracoïde.
  - 2. Petite portion du biceps.
- 2. En dehors....
- 3. En haut.......
- 4. En arrière ...
  - 1. Acromion.... } Et leurs ligaments.
  - 2. Coracoïde .... } Et leurs ligaments.
  - 3. Deltoïde.
- 5. En dedans... | Creux de l'aisselle avec les organes contenus.

VAISSEAUX.......
- 1. Circonflexes antérieure et postérieure.
- 2. Scapulaire inférieure.
- 3. Sus-scapulaire.

NERFS..............
- 1. Circonflexe.
- 2. Sus-scapulaire.
- 3. Sous-scapulaire.

PHYSIOLOGIE.....
- 1° **Mouvements de l'articulation elle-même**....
  - 1. Mouvements de flexion et d'extension autour d'un axe transversal passant par le centre de la tête et de la glène.
  - 2. Mouvements d'abduction et d'adduction autour d'un axe antéro-postérieur passant par la tête humérale.
  - 3. Mouvements de circumduction.
  - 4. Mouvements de rotation en dedans et en dehors autour d'un axe vertical, qui est à peu près celui de la diaphyse humérale.
- 2° **Mouvements de l'omoplate.**
  - Division de Duchenne.....
    - 1. Mouvements partiels.
    - 2. Mouvements en masse.
  - Ce sont des mouvements d'*orientation* de la cavité glénoïde.
- 3° **Théorie du contact**....
  - 1. Théorie ancienne du contact général. — Il n'y a point de différence entre les différents points de pression de la tête humérale et de la glène.
  - 2. Théorie du contact polaire central d'Assaky-Farabeuf......... — Le point de pression maximum se trouve au centre de la glène au niveau du tubercule.
  - 3. Théorie récente de M. Poirier. — Non seulement la théorie ancienne du contact général est vrai, mais encore « c'est au centre de la cavité que la pression s'exerce avec moins de perfection et de force », et il faut chercher la raison de ce contact dans la pression atmosphérique.

VIII. — ARTICULATIONS DU COUDE

1. ARTICULATIONS HUMÉRO-CUBITALE ET HUMÉRO-RADIALE

DÉFINITION.......
- 1. L'articulation huméro-cubitale est une articulation en pas de vis.
- 2. L'articulation huméro-radiale est une condylienne.
  - 1. La première est l'articulation des mouvements de flexion et d'extension.
  - 2. La seconde, celle des mouvements de pronation et de supination.

SURFACES ARTICULAIRES.
- I. **Humérus** (extrémité inférieure)..
  - 1. Aplati d'avant en arrière.
  - 2. Déjeté en avant.
  - 3. Non transversal.
  - 4. Présentant de dedans en dehors..........
    - 1. La *poulie ou trochlée* dont le bord externe petit est représenté par une crête fibro-cartilagineuse tranchante. Cette trochlée décrit autour de l'humérus une sorte de spirale.
    - 2. Le *condyle* externe, articulaire avec la capsule radiale et en « rapport seulement avec la moitié antérieure de la cupule dans l'extension complète ».
    - 3. Le *biseau radial* réuni à la trochlée par un plan incliné.
- II. **Cubitus** (extrémité supérieure).
  - 1. Saillie olécranienne en arrière.
  - 2. Saillie coronoïdienne en avant.
  - 3. Cavité sigmoïde entre les deux avec :
    - 1. Une saillie médiane.
    - 2. Un sillon transversal.
    - 3. Une facette excavée en dehors (petite cavité sigmoïde du cubitus).
- III. **Radius** (extrémité supérieure).
  - C'est la cupule radiale......
    - Rebord épais circulaire taillé en biseau dans sa moitié interne à grand diamètre transversal.
- IV. **Revêtement cartilagineux.**
  - 1° **Sur l'humérus**..
    - 1. Trochlée.
      - Le cartilage est pariétal, le fond de la trochlée n'en ayant pas.
    - 2. Condyle..
      - Cartilage de 1 millimètre.
  - 2° **Sur le cubitus.**
    - 1. Absence de cartilage entre les deux apophyses.
    - 2. Entre la grande et petite cavité sigmoïde, fibro-cartilage *souple*.
  - 3° **Sur le radius.**
    - Sur la circonférence de la tête, 2 à 3 millimètres de cartilage.

MOYENS D'UNION.

- **I. Capsule.**
  - Insertions......
    - 1. Humérale....
      - 1. En avant, au-dessus des cavités.
      - 2. En arrière, sur les bords de la cavité olécranienne.
      - 3. En dedans, sur le bord de l'épitrochlée.
      - 4. En dehors, sur la partie inférieure de l'épicondyle.
    - 2. Antibrachiale. | Elle est surtout *cubitale* (bords de la grande sigmoïde).
- **II. Faisceaux de renforcement.**
  - 1° **Ligament antérieur...**
    - Allant du pourtour des fossettes coronoïdienne et sus-condylienne à la face externe de l'apophyse coronoïde, en avant de la petite sigmoïde.
    - Fibres particulières..
      - 1. Fibres radiales allant à la coque de la cupule.
      - 2. Fibres obliques antérieures allant de la face antérieure de l'épitrochlée à la coque fibreuse du radius.
  - 2° **Ligament postérieur..**
    - 1. Faisceaux....
      - 1. Transversaux, *huméro-huméraux*, reliant les bords de la cavité olécranienne.
      - 2. Obliques, *huméro-olécraniens*, allant de ces mêmes bords aux bords latéraux de l'olécrâne.
    - 2. Faisceaux verticaux ou antérieurs, entre lesquels la synoviale fait hernie.
  - 3° **Ligament latéral interne.....**
    - 1. Faisceau antérieur, triangulaire, à sommet tronqué, allant de la partie antérieure de l'épitrochlée à la partie antéro-interne de la coronoïde : c'est le faisceau de l'extension.
    - 2. Faisceau moyen, presque quadrilatère, allongé, allant du bord inférieur de l'épitrochlée au tubercule coronoïdien et au bord interne du cubitus : c'est le faisceau limitateur des mouvements d'abduction.
    - 3. Faisceau postérieur ou *ligament de Bardinet*, en éventail, allant de la partie postéro-inférieure de l'épitrochlée au bord interne de l'olécrâne.
    - 4. Ligament de Cooper ou ligament arciforme (à concavité supérieure), allant de l'olécrâne à l'apophyse coronoïde.
  - 4° **Ligament latéral externe :...**
    - 1. Faisceau antérieur, triangulaire, à sommet tronqué, résistant, allant de la partie antéro-inférieure de l'épicondyle à l'apophyse coronoïde, en avant de la petite sigmoïde.
    - 2. Faisceau moyen, allongé, allant du bord inférieur de l'épicondylé à la crête postérieure de la petite sigmoïde : c'est, comme son homologue en dedans, le faisceau principal de l'articulation.
    - 3. Faisceau postérieur, quadrilatère, allant de la partie postérieure du condyle au bord externe de l'olécrâne.

SYNOVIALE.......

- Elle tapisse la face interne de la capsule.....
  - 1. Cul-de-sac antérieur...
    - 1. Coronoïdien.
    - 2. Sus-condylien.
  - 2. Cul-de-sac postérieur sous-tricipital. — C'est le plus grand de l'articulation.
  - 3. Cul-de-sac périradial annulaire.

RAPPORTS.

- 1° **En avant.......**
  - 1. Brachial antérieur.
  - 2. Muscles épicondyliens en dehors.
  - 3. Muscles épitrochléens en dedans.
  - 4. En dedans...
    - 1. Artère humérale.
    - 2. Nerf médian.
    - 3. Veines.
  - 5. En dehors....
    - 1. Nerf radial.
    - 2. Récurrente radiale antérieure.
  - 6. Plus en avant.
    - 1. Expansion aponévrotique du biceps.
    - 2. Veines du pli du coude.
- 2° **En arrière......** | Triceps brachial.
- 3° **En dedans......** — Gouttière épitrochléo-olécranienne pour le nerf cubital et la récurrente cubitale postérieure (ligament de Zuckerkandl fermant la gouttière, et empêchant ainsi la luxation du nerf cubital).

VAISSEAUX.......

- Réseau artériel périarticulaire (comme au genou) formé par :
  - 1. **En haut.....** — Les collatérales externe et interne de l'humérale.
  - 2. **En bas.......**
    - 1. Les récurrentes radiales.
    - 2. Les récurrentes cubitales.

NERFS.............

- 1° **Antérieurs...**
  - 1. Médian.
  - 2. Radial.
  - 3. Musculo-cutané.
- 2° **Postérieurs..**
  - 1. Cubital.
  - 2. Rameau radial.

PHYSIOLOGIE....

- 1° **Mouvements de flexion et d'extension.** — Autour d'un arc transversal passant par l'extrémité inférieure de l'humérus (140°).
- 2° **Mouvements de latéralité.** — Ordinairement limités par les faisceaux moyens des deux appareils ligamenteux, externe et interne.

2. ARTICULATIONS RADIO-CUBITALES

I. — ARTICULATION RADIO-CUBITALE SUPÉRIEURE.

DÉFINITION....... C'est une trochoïde.

SURFACES ARTICULAIRES.
- 1. Petite cavité sigmoïde du cubitus, segment de cylindre, revêtu de cartilage.
- 2. Moitié interne du pourtour de la tête radiale, bien plus grande que la facette cubitale correspondante.

MOYENS D'UNION.........
- 1° **Capsule fibreuse**.... Empruntant ses faisceaux au ligament latéral externe de l'articulation du coude : ce sont eux qui forment le classique *ligament annulaire*.
- 2° **Ligament carré de Dénucé**..... Quadrilatère, allant du bord inférieur de la petite sigmoïde à la moitié interne du col radial.

SYNOVIALE....... C'est le cul-de-sac annulaire périradial de la grande synoviale huméro-radio-cubitale.

RAPPORTS........
- 1° **En avant**....
  - 1. Huméro-stylo-radial.
  - 2. Muscles épicondyliens.
  - 3. Bourse séreuse sous-épicondylienne profonde.
- 2° **En dehors**...
  - 1. Court supinateur.
  - 2. Branche postérieure du nerf radial.
- 3° **En arrière**...
  - 1. Anconé.
  - 2. Artère récurrente radiale postérieure.

VAISSEAUX.......
- 1° **En avant**....
  - 1. Récurrente radiale antérieure.
  - 2. Récurrente cubitale antérieure.
- 2° **En arrière**...
  - 1. Récurrente radiale postérieure.
  - 2. Humérale profonde.

NERFS..............
- 1. Médian.
- 2. Radial.
- 3. Cubital.
- 4. Musculo-cutané.

II. — ARTICULATION RADIO-CUBITALE INFÉRIEURE.

DÉFINITION....... C'est une articulation trochoïde, pivotante.

SURFACES ARTICULAIRES.
- 1° **Cubitus**......
  - 1. Facette inférieure aplatie, articulaire avec la face supérieure du ligament triangulaire.
  - 2. Facette latérale externe *en croissant*.
- 2° **Radius**.......
  - 1. **Petite cavité sigmoïde du radius**.. Segment de cylindre à grand diamètre antéro-postérieur.
  - 2. **Ligament triangulaire**, qui est à la fois.
    - 1. Un ligament d'union.
    - 2. Une surface articulaire.
  - C'est un ligament triangulaire dont le sommet répond au fond de la petite cavité digitale, situé à la base de l'apophyse styloïde cubitale, et dont la base s'insère au bord inférieur de la petite cavité sigmoïde du radius.
- 3° **Cartilage**.... Couche de cartilage hyalin, avec, au-dessus, une couche de fibro-cartilage.

MOYENS D'UNION..........
- 1° **Capsule fibreuse périarticulaire.**
- 2° **Ligaments**...
  - 1. Antérieurs...
  - 2. Postérieurs..
  - Formés de fibres allant du radius au cubitus, et réciproquement.

SYNOVIALE....... Simple ou double.

RAPPORTS........
- 1° **En avant**.... Carré pronateur.
- 2° **En arrière**...
  - 1. Tendon de l'extenseur propre du petit doigt.
  - 2. Tendon du cubital postérieur.
  - 3. Ligament annulaire postérieur.

VAISSEAUX....... Interosseux antérieurs et postérieurs.

NERFS.............. Nerfs interosseux antérieur et postérieur.

III. — LIGAMENT INTEROSSEUX.

DÉFINITION ...... C'est le ligament comblant l'espace elliptique à grand axe vertical limité entre les deux os de l'avant-bras.

STRUCTURE....... Il est formé de fibres allant pour les uns du radius au cubitus et réciproquement, pour les autres du radius au cubitus seulement.

ROLE .... Ces fibres limitent entre elles des espaces arrondis ou irréguliers, par où passent des vaisseaux et des nerfs. Un de ces orifices, constant, inférieur, livre passage à la branche postérieure de l'artère interosseuse antérieure.

IV. — LIGAMENT OU CORDE DE WEITBRECHT.

DÉFINITION...... C'est un petit faisceau oblique, allant de la partie inféro-externe de la coronoïde à la partie antéro-interne sous-bicipitale du radius. C'est le *ligament rond* de Weitbrecht.

V. — PHYSIOLOGIE DES ARTICULATIONS RADIO-CUBITALES.

I. ARTICULATIONS RADIO-CUBITALES.....

Les deux articulations radio-cubitales supérieure et inférieure sont physiologiquement autonomes.

Leur mouvement principal, c'est la *rotation*.
- 1. En dedans : Pronation.
- 2. En dehors : Supination.

1. Théorie classique ... Dans tous ces mouvements, le cubitus resterait *fixe* et ce serait le radius seul qui décrirait des mouvements autour du cubitus.

2. Théorie de Winslow ... Acceptée par Poirier et, comme l'ont bien vu Gerdy et plus tard Duchenne (de Boulogne), *les deux os sont mobiles*, « décrivant des arcs de cercle en sens contraire et d'égale étendue autour d'un axe fictif passant par le 3e métacarpien ».

En outre, l'*humérus* prend part à ces mouvements et le plus grand arc décrit par le radius est de 120° environ (Poirier).

II. LIGAMENT INTEROSSEUX....

1. Théorie ancienne (Cruveilher). Le ligament interosseux est une aponévrose destinée à des insertions musculaires.

2. Théorie de Sappey..... Moyen d'union s'opposant à l'écartement des deux os, quand une pression s'exerce sur un des os de l'avant-bras.

3. Théorie récente de Poirier. Le ligament interosseux est le trait d'union par lequel sont transmises du radius au cubitus et réciproquement les forces cheminant dans le membre supérieur.

IX. — ARTICULATION DU POIGNET (ARTICULATION RADIO-CARPIENNE)

DÉFINITION....... C'est une condylienne.

SURFACES ARTICULAIRES..
- 1° **Avant-bras**..
  - 1. Cavité glénoïde ovale à grand axe transversal formée par.
    - 1. La face inférieure de l'extrémité inférieure du radius.
    - 2. La face inférieure du ligament triangulaire.
  - 2. Apophyses styloïdes aux extrémités avec crête antéro-postérieure et deux facettes.
    - 1. Externe, scaphoïdienne.
    - 2. Interne, semi-lunaire.
- 2° **Carpe**........ *Condyle* formé des deux ou trois premiers os du carpe..
  - 1. Scaphoïde.
  - 2. Semi-lunaire.
  - 3. Pyramidal (?)

MOYENS D'UNION.........
- 1° **Capsule** ..... Allant d'un pourtour articulaire à l'autre.
- 2° **Ligaments**....
  - 1° **Antérieur**....
    - 1. Antéro-externe ou radial (supinateur), allant du bord antérieur de l'extrémité inférieure du radius et de l'apophyse styloïde au semi-lunaire, pyramidal et grand os.
    - 2. Antéro-interne ou cubital, allant du bord antérieur du ligament triangulaire et de la fossette digitale au pyramidal, au grand os et au semi-lunaire.
    - 3. La réunion de ces deux ligaments forme en avant le *ligamentum arcuatum*.
  - 2° **Postérieur** (pronateur). Allant du bord postérieur de l'extrémité inférieure du radius à la face dorsale du pyramidal.
  - 3° **Latéral externe** .... Allant du sommet de l'apophyse styloïde radiale au scaphoïde (tubercule).
  - 4° **Latéral interne**..... Allant du sommet de l'apophyse styloïde cubitale (*qui joue librement dans ce ligament*) au pyramidal et au pisiforme.

SYNOVIALE.......
- Elle fait hernie entre les différents faisceaux antérieurs et postérieurs. Ce sont les *bourgeons synoviaux*.
- En outre ....
  - 1. Prolongement préstyloïdien (cubital).
  - 2. Communication avec l'articulation radio-cubitale inférieure.

RAPPORTS........
- 1° En avant.... Tendons des muscles fléchisseurs.
- 2° En arrière... Tendons des muscles extenseurs.
- 3° En dehors... L'artère radiale contourne l'apophyse styloïde du radius.
- 4° Tout autour. Ligament annulaire du carpe.

VAISSEAUX.......
- Artères ....
  - 1. Radiale.
  - 2. Cubitale.

NERFS.............
- 1° En avant....
  - 1. Médian.
  - 2. Cubital.
- 2° En arrière...
  - 1. Radial.
  - 2. Branche postérieure du cubital.

PHYSIOLOGIE.....
- 1° Mouvements de flexion et d'extension.
- 2° Mouvements d'adduction ou d'abduction — Ou d'inclinaison latérale.
- 3° Circumduction.
- 4° Rotation..... Très limitée.

X. — ARTICULATIONS DE LA MAIN

I. — ARTICULATIONS CARPIENNES

1. ARTICULATIONS DES OS DE LA PREMIÈRE RANGÉE ENTRE EUX

I. — ARTICULATIONS SCAPHO-LUNAIRE ET PYRAMIDO-LUNAIRE.

MOYENS D'UNION.........
- 1. Ligaments interosseux.
- 2. Ligaments palmaires et dorsaux.....
  - 1. Courts.
  - 2. Transversaux.

SYNOVIALE....... | Prolongement de la synoviale médio-carpienne.

II. — ARTICULATION PISO-PYRAMIDALE.

MOYENS D'UNION.........
- 1° **Capsule fibreuse.**
- 2° **Ligaments.**
  - 1. Supérieurs... — 1. Pisi-unciformien.
  - 2. Inférieurs.... — 2. Pisi-métacarpien.

SYNOVIALE....... | Communique avec celle de la radio-carpienne.

2. ARTICULATIONS DES OS DE LA DEUXIÈME RANGÉE ENTRE EUX

MOYENS D'UNION.........
- 1. Ligaments palmaires, transversaux.
- 2. Ligaments dorsaux, très résistants.
- 3. Ligaments interosseux.

SYNOVIALE....... | Prolongement de la synoviale médio-carpienne.

3. ARTICULATIONS DES DEUX RANGÉES ENTRE ELLES (Articulation médio-carpienne)

DÉFINITION...... | C'est une énarthrose double à surfaces continues.

SURFACES ARTICULAIRES..
- 1° **Rangée antibrachiale.**
  - 1. Grande cavité (pyramidal, semi-lunaire, scaphoïde).
  - 2. Petite tête (scaphoïde).
- 2° **Rangée métacarpienne.**
  - 1. Condyle (os crochu, grand os).
  - 2. Petite cavité..
    - 1. Trapèze.
    - 2. Trapézoïde.

LIGAMENTS.......
- 1° **Antérieur** ou ligament en V.
  - 1. Scapho-grand os ; externe.
  - 2. Pyramido-grand os ; interne.
- 2° **Dorsal**....... | Scapho-pyramidal.
- 3° **Latéral**...... | Interne.
- 4° **Latéral**...... | Externe.

SYNOVIALE....... | Son rôle dans la production des ganglions synoviaux (Poirier).

II. — ARTICULATIONS CARPO-MÉTACARPIENNES

DÉFINITION........ | Ce sont des articulations par emboîtement réciproque.

I. — COMMUNES AUX TROIS MÉTACARPIENS MOYENS.

MOYENS D'UNION
- 1° **Capsule.**
- 2° **Ligaments**...
  - 1. Palmaires.
  - 2. Dorsaux.
  - 3. Interosseux.

II. — PROPRES A L'ARTICULATION TRAPÉZO-MÉTACARPIENNE (Pouce).

MOYENS D'UNION
- 1. Ligament capsulaire.
- 2. Ligament postéro-externe.

PHYSIOLOGIE .... | Mouvements d'adduction, d'abduction, d'opposition, de circumduction.

III. — PROPRES A L'ARTICULATION DU CINQUIÈME.

MOYENS D'UNION
- 1° Capsule.
- 2° Ligament métacarpo-os crochu.

SYNOVIALE....... | Commune avec la grande synoviale carpo-métacarpienne.

PHYSIOLOGIE..... | Voy. *Pouce* (sauf les mouvements d'opposition).

III. — ARTICULATIONS DES MÉTACARPIENS ENTRE EUX

MOYENS D'UNION — Ligaments .....
- 1. Palmaires....
- 2. Dorsaux .....
- 3. Interosseux..

} Reliant entre elles les extrémités des métacarpiens.

IV. — ARTICULATIONS MÉTACARPO-PHALANGIENNES

DÉFINITION....... | Ce sont des énarthroses.

FIBRO-CARTILAGE OU LIGAMENT ANTÉRIEUR DE BICHAT....... — Avec..........
- 1. Des fibres glénoïdiennes,
- 2. Des fibres en X.

MOYENS D'UNION
- 1° **Capsule.**
- 2° **Ligaments**...
  - 1. Antérieurs : ligament transverse intermétacarpien.
  - 2. Latéraux.

SYNOVIALE ...... | Très lâche.

POUCE (Particularités).

SQUELETTE.......
- 1. Champ articulaire phalangien.
- 2. Champ sésamoïdien (os sésamoïde).

LIGAMENTS.......
- 1. Ligament métacarpo-phalangien.
- 2. Ligament métacarpo-sésamoïdien.

PHYSIOLOGIE .... | Mouvements de flexion, extension, rotation, circumduction, adduction et abduction.

V. — ARTICULATIONS PHALANGIENNES

DÉFINITION....... | Ce sont des trochléennes.

MOYENS D'UNION
- 1. Capsule fibreuse.
- 2. Ligaments latéraux.

SYNOVIALE....... | Caractérisée par un cul-de-sac latéral.

PHYSIOLOGIE ....
- 1° **Mouvements de flexion et d'extension** .. — Normaux.
- 2° **Mouvements de latéralité.** — Limités.

XI. — ARTICULATIONS DU BASSIN

1. ARTICULATION SACRO-ILIAQUE

DÉFINITION ...... C'est une arthrodie.

SURFACES ARTICULAIRES.
- 1° Os coxal..... 2° Sacrum...... — Par leur *facette auriculaire*...
  - 1. *Direction.* — Oblique en haut et en arrière (coin sacré).
  - 2. *Cartilage.*
    - 1. Plus épais sur le sacrum.
    - 2. Structure.... — C'est du fibro-cartilage.

MOYENS D'UNION.
- **I. Capsule**......... Péri-articulaire.
- **II. Ligaments**.....
  - **1° Ligaments sacro-iliaque antérieur et inférieur** ... — Allant en rayonnant de la base et des côtés du sacrum à la face postéro-interne et moyenne de l'os iliaque. (Sa rupture dans la symphyséotomie avec grand écartement.)
  - **2° Ligament sacro-iliaque postérieur.**
    - 1. Faisceau superficiel (sacro-spinosum de Bichat) .... — Allant de l'épine iliaque postéro-supérieure au gros tubercule du bord latéral du sacrum (près du troisième trou sacré).
    - 2. Faisceau profond .... — Allant des deux épines iliaques postérieures aux tubercules sacrés postéro-externes.
  - **3° Ligament interosseux** . — Allant de la face interne de la tubérosité à la face postéro-supérieure du sacrum (courts faisceaux fibreux).
  - **4° Ligament ilio-lombaire** (lombo-iliaque de Poirier)... — Allant des apophyses transverses des deux dernières vertèbres lombaires à la lèvre interne de la crête iliaque et à la face interne de l'os.
    - Il comprend deux faisceaux.
      - **1. Un faisceau supérieur**.. — Allant de l'apophyse transverse de la quatrième vertèbre lombaire à la crête iliaque.
      - **2. Un faisceau inférieur.** — Allant de la cinquième vertèbre lombaire (coiffant son apophyse) à la partie interne et supérieure de l'ilion (forme de cône fibreux.)
  - **5° Aponévrose lombo-costo-iliaque**...... — Qui n'est pas un ligament au sens propre, du mot, mais une lamelle aponévrotique tendue entre.
    - 1. La dernière côte.
    - 2. Les apophyses transverses lombaires.
    - 3. La crête iliaque.

ARTÈRES ....
- 1. Artère fessière
- 2. Ilio-lombaire.
- 3. Sacro-latérales

— Branches de l'hypogastrique.

NERFS ....
- 1. Branches postérieures des premiers et deuxièmes nerfs sacrés.
- 2. Nerf obturateur (plexus lombaire).
- 3. Plexus sacré.
- 4. Grand nerf lombo-sacré.

RAPPORTS.......
- **1° En avant** ....
  - 1. Psoas iliaque.
  - 2. Pyramidal.
  - 3. Plexus lombaire.
  - 4. Plexus sacré.
- **2° En arrière**... Masse sacro-lombaire.
- **3° En haut**..... Carré des lombes.

PHYSIOLOGIE ....
- 1. Mouvements peu étendus, mouvements de *glissement*, ou mieux de bascule (Poirier).
- 2. Ils sont en rapport avec la fonction de transmission du poids du tronc aux membres inférieurs par l'intermédiaire de la ceinture pelvienne.

2. LIGAMENTS ANNEXES DE L'ARTICULATION SACRO-ILIAQUE (LIGAMENTS SACRO-SCIATIQUES)

I. — GRAND LIGAMENT SACRO-SCIATIQUE (Sacro-tuberosum).

DÉFINITION..... Éventail fibreux allant de la tubérosité ischiatique, à la partie postérieure de l'os iliaque, aux bords du sacrum et du coccyx.

INSERTIONS..... L'insertion du fort faisceau postéro-supérieur se fait de la façon suivante ....
- **1° En haut.** ....
  1. Extrémité postérieure de la lèvre externe de la crête iliaque.
  2. Épine iliaque postéro-supérieure.
- **2° A la partie moyenne** . . Bord libre du sacrum.
- **3° En bas.......** Bord des deux premières vertèbres coccygiennes.

II. — PETIT LIGAMENT SACRO-SCIATIQUE (sacro-spinosum).

DÉFINITION..... Éventail fibreux, plus petit que le précédent, allant du sommet de l'épine sciatique aux parties latérales du sacrum et du coccyx, et à la face antérieure du grand ligament sacro-sciatique.

RAPPORTS. Les deux ligaments sacro-sciatiques qui ferment le bassin en arrière, entre le sacrum et l'os iliaque, délimitent en se croisant deux orifices, un supérieur et un inférieur, qui livrent tous deux passage à des organes importants.
- **1° Orifice supérieur..**
  1. Muscle pyramidal.
  2. Vaisseaux fessiers.
  3. Nerfs fessiers.
  4. Grand nerf sciatique.
  5. Petit nerf sciatique.
  6. Vaisseaux ischiatiques.
  7. Nerf ischiatique.
  8. Vaisseaux honteux internes.
  9. Nerf honteux interne.
- **2° Orifice inférieur...**
  1. Obturateur interne.
  2. Vaisseaux et nerfs honteux internes qui rentrent dans le bassin après en être sortis par la grande ouverture.

---

3. SYMPHYSE PUBIENNE

DÉFINITION....... C'est une articulation qui va suivant les degrés de la symphyse parfaite à l'arthrodie parfaite (Tenon).

SURFACES ARTICULAIRES..
1. Facettes ovalaires obliques en bas et en arrière.
2. Zone osseuse, rugueuse, périphérique.

FIBRO-CARTILAGE.......
- **1° Arthrodie....**
  1. Fibro-cartilage inter pubien d'encroûtement, hyalin.
  2. Cavité articulaire interposée.
  3. Travées fibro-cartilagineuses intra-articulaires.
- **2° Symphyse...** Envahissement du fibro-cartilage et disparition progressive du cartilage.

MOYENS D'UNION.
- **I. Gaine fibreuse.**
- **II. Ligaments..**
  - 1° Antéro-inférieur (épais de près de 1 centimètre). } Tous deux formés de fibres transversales.
  - 2° Postéro-supérieur. }
  - 3° Supérieur, renforcé par le périoste.
  - 4° Inférieur, sous-pubien, arqué ou triangulaire.

RAPPORTS.
- **1° Face antéro-inférieure......**
  1. Muscles grands droits.
  2. Muscles pyramidaux.
  3. Muscles grands obliques.
  4. Muscles moyen adducteur.
  5. Muscle droit interne.
  6. Racines des corps caverneux et du clitoris.
  7. Ligament suspenseur de la verge.
- **2° Face postéro-supérieure.....**
  1. Vessie et ligaments pubo-vésicaux.
  2. Loge prévésicale.
  3. Veines et plexus de Santorini.
- **3° Supérieurement..........** Attache de la ligne blanche.
- **4° Inférieurement.** Bord supérieur de l'urètre, là où cet organe perfore le ligament de Carcassonne.

ARTÈRES..........
1. Honteuses externes.
2. Obturatrice... } Formant les arcades artérielles rétro- et sus-pubiennes
3. Épigastrique. }

LA SYMPHYSE PENDANT LA GROSSESSE..... Il se produit, dans les derniers temps de la grossesse, un assouplissement et un relâchement dans les articulations du bassin.

XII. — ARTICULATIONS DU MEMBRE INFÉRIEUR

1. ARTICULATION COXO-FÉMORALE.

DÉFINITION ...... | C'est une énarthrose.

SURFACES ARTICULAIRES.

- **1° Tête fémorale.**
  - 1. Arrondie.
  - 2. Lisse.
  - 3. Creusée d'une fossette dans sa partie postéro-inférieure (insertion pour le ligament rond).
- **2° Cavité cotyloïde** (cotyle).......
  - 1. Épaississement périphérique (sourcil cotyloïdien).
  - 2. Dépressions .. | 1. Ilio-ischiatique. | 2. Ilio-pubienne.
  - 3. Cornes....... | 1. Supérieure. | 2. Inférieure.
  - 4. Arrière-fond du cotyle (loge iliaque du ligament rond de Poirier).
- **3° Cartilages** ...
  - 1. Tête fémorale. | Le plus épais à la partie supérieure de la tête.
  - 2. Cotyle (sur les cornes)....... | Le plus épais en dehors.
  - 3. Il n'y en a pas sur l'arrière-fond.
- **4° Bourrelet cotyloïdien** (8 millimètres).
  - 1. Augmentant la profondeur du cotyle.
  - 2. Prismatique sur une coupe triangulaire.
  - 3. Sautant par-dessus les dépressions (ligament transverse de l'acetabulum au-dessus de l'échancrure ischio-pubienne).
  - 4. Structure..... | 1. Fibres obliques. | 2. Fibres circulaires.

MOYENS D'UNION.

- **I. Capsule.**
  - **1° Insertion iliaque**........ | Face externe du bourrelet.
  - **2° Insertion fémorale**.....
    - 1. En avant..... | Ligne intertrochantérienne antérieure.
    - 2. En arrière...
      - 1. A un travers de doigt en dedans de la ligne intertrochantérienne postérieure (Poirier).
      - 2. Pour d'autres auteurs, il n'y aurait pas d'insertion postérieure.
  - 3° Structure.....
    - 1. Fibres longitudinales superficielles.
    - 2. Fibres circulaires profondes.
  - 4° *Remarque*....
    - 1. L'insertion fémorale se fait donc un peu au delà du cartilage de la tête.
    - 2. Présence de faisceaux récurrents au niveau du col..... | Ce sont les *frenula capsulæ des anciens* (repli pectinéo-fovéal de Poirier).
- **II. Zone orbiculaire.** Avec deux faisceaux principaux allant.....
  - 1. L'un en avant. | 2. L'autre en arrière.
  - Et partant tous deux du sourcil cotyloïdien (portion supérieure, sous-ilio-fémorale) pour y revenir, après avoir bridé le col.
- **III. Ligaments.**
  - **1° Ligament de Bertin ou ilio-fémoral** : c'est le plus important, avec ses 2 faisceaux principaux ...
    - 1. Faisceau supérieur ou ilio-prétrochantérien............. | Allant de la partie postéro-inférieure de l'épine iliaque antéro-inférieure au tubercule osseux prétrochantérien.
    - 2. Faisceau inférieur ou ilio-prétrochantinien............. | Allant d'une surface osseuse un peu plus interne de la précédente à la partie inférieure de la ligne intertrochantérienne antérieure, immédiatement en avant du petit trochanter.
    - 3. Faisceau moyen.. | C'est le moins fort; il complète l'éventail fibreux de l'ilio-fémoral.
  - **2° Ligament pubo-fémoral** (transformant en N le V de l'ilio-fémoral).
    - Va..................
      - 1. De la partie interne du rebord cotyloïdien...............
      - 2. De l'éminence iliopectinée..............
      - 3. Du bord inférieur de la branche horizontale............
      - A la partie antérieure de la fossette prétrochantérienne.
  - **3° Ligament ischio-fémoral.**
    - Va..................
      - 1. De la partie supéro-externe de l'ischion.............
      - 2. De la partie postérieure de la gouttière sous-cotyloïdienne..............
      - A la partie supéro-antérieure de la fossette digitale.
    - C'est l'*ischio-sus-cervical* de Poirier.
- **IV. Ligament rond, inter-articulaire de Poirier.**
  - Allant de la portion antéro-supérieure de la fossette fémorale..............
    - 1. Pour les uns.. | A l'arrière-fond de la cavité cotyloïde.
    - 2. Pour Poirier. Aux extrémités des deux cornes........
      - 1. Branche supérieure ou pubienne.
      - 2. Branche inférieure ou ischienne.
    - Il est extra-articulaire.
  - 1° Forme............ | Triangulaire.
  - 2° Force............ | Le plus souvent très résistant.
  - 3° Structure......... | Quoi qu'on ait dit, elle ne présente rien de particulier.

SYNOVIALE
1. Grande synoviale s'insérant à la limite du cartilage.
2. Culs-de-sac synoviaux péri-articulaires.
3. Tente synoviale, produite par le ligament rond.

RAPPORTS
- 1° **Face antérieure**
  1. Psoas au milieu.
  2. Pectiné en dedans.
  3. Tendon du droit antérieur en dehors.
  4. Paquet vasculo-nerveux du pli de l'aine.
- 2° **Face postérieure**
  1. Pyramidal.
  2. Obturateur externe.
  3. Jumeaux.
  4. Carré crural.
  5. Nombreux organes du creux ischio-trochantérien.
- 3° **Face supérieure** — Petit fessier.
- 4° **Face inférieure** — Obturateur externe.

ARTÈRES
1. Circonflexe antérieure.
2. Circonflexe postérieure.
3. Obturatrice.
4. Fessière.
5. Ischiatique.

NERFS
1. Nerf crural.
2. Nerf obturateur (discuté).

PHYSIOLOGIE.

I. Mouvements
- 1° **Flexion**, 2° **Extension** — Suivant les cas, la capsule se tend en avant ou en arrière.
- 3° **Abduction**, 4° **Adduction** — Suivant les cas, la tête fémorale glisse de haut en bas ou de bas en haut.
- 5° **Rotation** — En dedans ou en dehors.
- 6° **Circumduction** — Succession des mouvements précédents.

II. Action du ligament rond

Très controversée. On a émis un grand nombre d'hypothèses :
- 1° Théorie ancienne — Suspenseur et limitateur de l'adduction.
- 2° Théorie de Sappey — Porte-vaisseau.
- 3° Théorie de Wecker — Pinceau destiné à étendre la synovie.
- 4° Théorie de Tillaux — Ligament d'arrêt.
- 5° Théorie de Morris, c'est la théorie actuelle adoptée par Poirier
  1. Le ligament rond, allongé dans la station debout, se tend dans la flexion.
  2. Dans la flexion seulement, il limite es mouvements d'adduction et de rotation en dehors.

2. ARTICULATION DU GENOU

DÉFINITION....... Il y a en réalité trois articulations.........
1. Une fémoro-rotulienne : trochléenne.
2. Deux fémoro-tibiales : condyliennes avec ménisques.

SURFACES ARTICULAIRES.

- 1° Fémoro-rotuliennes.
  - 1. **Fémur**.. 1. Gorge ou trochlée. | 3. Échancrures intercondyliennes. 2. Condyles.
  - 2. **Rotule**.. 1. Crête médiane verticale postérieure. 2. Facette externe. | 1. La plus grande. | 2. La plus concave.
- 2° Fémoro-tibiales.
  - 1. **Fémur**..
    1. Surfaces condyliennes continuant la trochlée et à forme de courbe spirale à rayons décroissants d'avant en arrière.
    2. Le condyle interne est le plus long et est plus déjeté en dedans.
    3. Crêtes et rainures intertrochléo-condyliennes (Poirier).
    4. Répondant à la pression du fémur sur le bord antérieur du fibro-cartilage dans l'extension de l'articulation.
  - 2. **Tibia**... | 1. Cavités glénoïdes. | 2. Épines du tibia.
  - « L'épine tibiale interne et le condyle interne entrent en contact par une surface verticale, sorte de heurtoir.
  - « L'épine tibiale externe et le condyle externe entrent en contact par une surface convexe appartenant à une section de cône. » (Poirier.)

CARTILAGES......

- 1° **Fémur**..
  - 1. **Trochlée**.. | Cartilage plus épais au fond que sur les faces.
  - 2. **Condyles**.. | Cartilage à maximum d'épaisseur au point le plus saillant.
- 2° **Tibia**... Cartilage très épais sur la face articulaire des épines, diminuant vers la périphérie.

FIBRO-CARTILAGES SEMI-LUNAIRES.

- 1° **Forme**.. Ce sont des lamelles triangulaires sur coupe verticale à arête centrale interne avec deux faces, une base externe et un sommet.
  Fibro-cartilage interne : croissant très ouvert (C).
  Fibro-cartilage externe : très fermé (O).
  Insertions : ..
  1. En avant et en arrière des épines tibiales.
  2. En avant, reliant les deux ménisques : le *ligament transverse*.
- 2° **Rôle**.... Destinés à corriger le défaut d'harmonie entre les surfaces articulaires tibiale et fémorale.

MOYENS D'UNION.

- I. Capsule.
  - 1° Insertions.
    - 1. **Insertion fémorale**.
      1. En avant, à plus de 1 centimètre au-dessus des surfaces cartilagineuses.
      2. Sur les côtés, se rapproche du cartilage.
      3. En arrière, à 1 centimètre du bord postérieur de chaque condyle, se continuant dans l'échancrure avec la partie externe de chacun des ligaments croisés.
    - 2. **Insertion tibiale**...
      1. En avant, s'avance sur la surface triangulaire du plateau.
      2. En arrière, suit le bord cartilagineux.
      3. Sur les côtés, un peu au-dessous du revêtement cartilagineux.
    - 3. **Insertion rotulienne.** Se fait au pourtour de la lame cartilagineuse.
  - 2° Constitution.
    - Fibres allant du fémur au tibia.
    - 1. **En avant**.
      1. Capsule lâche.
      2. Cul-de-sac sous-quadricipital perforé.
      3. Muscle sous-crural, tenseur de la synoviale.
    - 2. **En arrière.** Deux coques épaisses recouvertes par les jumeaux et coiffant les condyles (perforation au niveau de la coque condylienne externe).
    - 3. **Sur les côtés**.... Fibres verticales interrompues au niveau des ménisques.
- II. Ligaments.
  - 1° **Ligament antérieur ou tendon rotulien**... Large cordon triangulaire à sommet tronqué inférieur s'insérant sur le tubercule antérieur du tibia.
  - 2° **Ligament latéral externe** ..
    1. Cordon arrondi, solide, allant du tubercule du condyle externe entre les empreintes d'insertion du jumeau externe et du poplité à l'extrémité supérieure (apophyse styloïde du péroné).
    2. Le biceps fémoral l'entoure et est séparé de lui par une bourse séreuse.
    3. L'artère articulaire externe passe à la face profonde du ligament.
  - 3° **Ligament latéral interne**...
    1. Longue bandelette allant du tubercule du condyle interne à la face interne du tibia, en arrière de l'insertion des tendons de la patte d'oie.
    2. L'artère articulaire interne passe à la face profonde de ce ligament.
  - 4° **Ligament postérieur.**
    1. C'est le ligament qui ferme l'espace intercondylien au milieu et qui, sur les côtés, coiffe les deux condyles sous forme de *coques*.
    2. Il présente en outre le *ligament poplité oblique*, ou *tendon récurrent* du *demi-membraneux*, et le *ligament poplité arqué*, plus externe, qui bride le tendon d'insertion du poplité.
  - 5° **Ligaments croisés**... Ils sont au nombre de deux (antérieur et postérieur) et leur mode d'insertion est assez facile à se rappeler mnémoniquement par les quatre lettres AE PI.
    - **AE.** L'antérieur (A) s'insère à la partie postérieure de la face interne du condyle externe (E).
    - **PI.** Le postérieur (P) s'insère à la partie postérieure de la face externe du condyle interne (I).

BANDES APONÉVROTIQUES SURAJOUTÉES...
- 1° Aponévrose fémorale.
- 2° Expansions tendineuses des vastes du muscle quadriceps fémoral (fibres antérieures prérotuliennes entre-croisées).
- 3° Ailerons rotuliens...
  - 1. Externe.
  - 2. Interne.

SYNOVIALE.

Elle revêt la face profonde de la capsule s'arrêtant au revêtement cartilagineux.

- 1° Prolongements ou culs-de-sac.
  - 1. Un, peu important..... C'est le cul-de-sac poplité ou inférieur.
  - 2. Un, principal. C'est le cul-de-sac supérieur ou sous-quadricipital communiquant par un orifice avec la grande articulation et aussi quelquefois avec une bourse séreuse sous-quadricipitale (Poirier).
- 2° Particularités de la synoviale...
  - 1. Procès synoviaux sous-condyliens qui jouent un rôle important dans la pathogénie des kystes poplités (Poirier).
  - 2. Franges synoviales.

ARTÈRES..........
- 1. Grande anastomotique, branche de la fémorale.
- 2. Poplitée avec ses cinq artères articulaires.

NERFS..............
- 1. Sciatique poplité interne.
- 2. Sciatique poplité externe.
- 3. Filet du crural.
- 4. Nerf du vaste externe.

RAPPORTS.

Les plus importants sont ceux du creux poplité.

- 1° Losange musculaire....
  - En haut.
    - 1. Biceps.
    - 2. Couturier.
    - 3. Droit interne.
  - En bas.
    - 4. Demi-membraneux.
    - 5. Jumeaux.
- 2° Dans le losange poplité........
  - 1. Muscle poplité.
  - 2. Artère poplitée.
  - 3. Veine poplitée.
  - 4. Nerf sciatique poplité interne.
  - 5. Ganglions lymphatiques.
  - 6. Bourses séreuses (celle du demi-membraneux est la plus développée).
  - 7. En arrière...
    - 1. Veine saphène externe.
    - 2. Nerf saphène tibial.
- 3° En dehors et du côté externe...
  - 1. Sciatique poplité externe.
  - 2. Veine saphène interne.
  - 3. Nerf saphène interne.

PHYSIOLOGIE.

- 1° Rôle des cartilages semi-lunaires.....
  - 1. Ils agrandissent la cavité.
  - 2. Ils rétablissent la concordance entre les surfaces articulaires.
  - 3. Ils « calent les roues condyliennes » (Poirier.)
- 2° Rôle des ligaments croisés.......
  - « Ils sont le pivot et les agents du mouvement de glissement qui permet la reprise du mouvement de roulement. » (Poirier).
- 3° Mouvements proprement dits.
  - 1. **Mouvements de flexion et d'extension..**
    - 1. Se faisant autour d'un axe horizontal passant par les tubérosités condyliennes.
    - 2. Ces mouvements se font par roulement et glissement simultanés des surfaces articulaires l'une sur l'autre, le mouvement de glissement l'emportant sur le mouvement de roulement et ces deux mouvements se passant dans deux articulations différentes..............
      - 1. Fémoro-méniscales.
      - 2. Ménisco-tibiales.
    - 3. Ces mouvements sont d'ailleurs sous la dépendance de la *tension successive* des fibres des ligaments croisés....
      - 1. Rôle du ligament latéral externe..... Relâché dans la flexion.
      - 2. Rôle du ligament latéral interne..... Tendu au contraire, assurant les contacts. Ce contact d'ailleurs est toujours *très limité*.
  - 2. **Mouvements de rotation** : Possibles seulement dans la flexion.
  - 3. **Mouvements de latéralité** : Qui n'existent que dans la demi-flexion.

3. ARTICULATION TIBIO-TARSIENNE

DÉFINITION .... C'est une trochléenne.

SURFACES ARTICULAIRES.

- 1° Du côté de la jambe .... *Mortaise tibio-péronière.*
  - **1° Face supérieure.**
    1. Concave d'avant en arrière.
    2. Légèrement convexe transversalement.
  - **2° Face interne ou** *tibiale.*
    1. Triangulaire.
    2. Plane.
    3. Continuant la paroi supérieure.
  - **3° Face externe ou** *péronière.*
    1. Triangulaire.
    2. Convexe de haut en bas.
    3. Articulaire en haut : ligament de l'articulation tibio péronière inférieure.
  - **4° Cartilage.** Il est plus épais à la face supérieure.
- 2° Du côté du pied .... *Tenon astragalien.*
  - **1° Face supérieure.**
    1. Gorge trochléenne..
       1. Convexe d'avant en arrière, légèrement concave transversalement.
       2. Quadrilatère.
    2. Biseau astragalien en arrière.
  - **2° Face interne...** Triangulaire comme la facette tibiale à laquelle elle répond.
  - **3° Face externe ..** Triangulaire comme la facette péronière à laquelle elle répond.
  - **4° Cartilage.** Il existe sur les trois facettes astragaliennes.

MOYENS D'UNION.

- I. Capsule .... C'est un manchon fibreux qui va du pourtour de la mortaise au pourtour de la poulie astragalienne.
- II. Ligaments.
  - **1° Ligament antérieur..**
  - **2° Ligament postérieur.**
    Ce ne serait en réalité que des épaississements de la capsule allant de la partie tibio-péronière à l'astragale.
  - **3° Ligament latéral externe ...** Il comprend trois faisceaux :
    1. Faisceau antérieur péronéo-astragalien antérieur ....
       1. Quadrilatère.
       2. Allant de la partie moyenne du bord antérieur de la malléolo péronière sur l'astragale, immédiatement en avant de l'articulation avec le péroné.
    2. Faisceau moyen, péronéo-calcanéen.
       1. Aplati et en forme de cordon.
       2. Allant obliquement en arrière du bord antérieur et de la face externe de la malléole près du sommet à la face externe du calcanéum, en arrière du tubercule.
    3. Faisceau postérieur, péronéo-astragalien postérieur....
       1. Trapézoïde.
       2. Allant de la partie inférieure de la fossette rétro-articulaire de la facette articulaire à l'os trigone de la face postérieure de l'astragale.
  - **4° Ligament latéral interne....** Il comprend également trois faisceaux (c'est le ligament en Δ).
    1. Faisceau antérieur, tibio-astragalien antérieur ....
       1. Mince et quadrilatère.
       2. Allant du bord antérieur de la malléole interne ....
          1. A la face supérieure du scaphoïde par ses fibres superficielles.
          2. A la face externe de l'astragale par ses fibres profondes.
    2. Faisceau moyen, tibio-calcanéen .....
       1. Triangulaire.
       2. Allant de la partie inférieure de la face externe de la malléole tibiale à la petite apophyse du calcanéum.
    3. Faisceau postérieur, tibio-astragalien postérieur....
       1. Trapézoïde.
       2. Allant du sommet bifurqué de la malléole tibiale à l'empreinte elliptique rétro-articulaire de la face interne de l'astragale.

SYNOVIALE ....

1. Avec deux prolongements ou culs-de-sac antérieur et postérieur faisant plus ou moins hernie entre les faisceaux de la capsule.
2. Elle est au contraire bridée sur les parties latérales.

RAPPORTS ....

- **1° En avant ....**
  1. Tendons des muscles extenseurs.
  2. Ligaments annulaires antérieurs du tarse.
  3. Artère et nerf tibiaux antérieurs.
- **2° En arrière...**
  1. Tendon des fléchisseurs.
  2. Ligament annulaire postérieur du tarse.
  3. Artère et nerf tibiaux postérieurs.
- **3° En dedans...** Jambier postérieur.
- **4° En dehors ...** Péroniers latéraux.

ARTÈRES ....

- **1° Malléolaires.** 1. Antérieure. 2. Postérieure.
- **2° Péronières...** 1. Antérieure. 2. Postérieure.

NERFS .... 1. Saphène interne. 2. Tibial antérieur.

PHYSIOLOGIE ....

1. Mouvements de flexion et d'extension dans lesquels la poulie astragalienne glisse dans des sens opposés autour d'un axe transversal passant par le corps de l'astragale.
2. La station verticale résulte de la distension passive des muscles fléchisseurs qui s'opposent à la chute du corps en avant.

4. ARTICULATION DES DEUX OS DE LA JAMBE

I. ARTICULATION PÉRONÉO-TIBIALE SUPÉRIEURE.

DÉFINITION....... | C'est une arthrodie.

SURFACES ARTICULAIRES..
- 1° **Tibia........** Facette articulaire située à la partie postérieure de la tubérosité externe du tibia, regardant en bas et en arrière.
- 2° **Péroné......** La facette articulaire répond à l'apophyse styloïde et regarde en haut et en avant.

MOYENS D'UNION.........
- I. **Capsule.**
- II. **Ligaments..**
  - 1° **Antérieur, péronéo-tibial externe,** de Poirier........
    1. Allant du péroné à la tubérosité externe du tibia.
    2. C'est un ligament remarquable par sa force.
  - 2° **Postérieur, péronéo-tibial interne,** de Poirier....... Allant en arrière du pourtour des deux facettes tibiale et péronière.

SYNOVIALE....... | Avec cul-de-sac antérieur sous le ligament péronéo-tibial externe.

RAPPORTS.........
- 1° **En avant.....** | 1. Jambier antérieur. | 2. Long péronier latéral.
- 2° **En arrière ..** | 1. Muscle poplité. | 2. Soléaire.
- 3° **Latéralement.** | Biceps qui entoure la tête du péroné.

VAISSEAUX ....
1. Articulaire inférieure externe.
2. Récurrente tibiale antérieure.

NERFS.............. | Nerf sciatique poplité externe.

PHYSIOLOGIE..... | Mouvements de glissement transversal, liés aux mouvements d'écartement et de rapprochement de l'articulation péronéo-tibiale supérieure.

II. — ARTICULATION PÉRONÉO-TIBIALE INFÉRIEURE.

DÉFINITION....... | C'est une pseudo-amphiarthrose.

SURFACES ARTICULAIRES..
1. Pour les classiques, les deux facettes sont allongées d'avant en arrière se répondant mutuellement.
2. Pour Poirier, cette articulation est un simple diverticule de l'articulation tibio-tarsienne.

MOYENS D'UNION ....
- 1° **Ligament antérieur ...** Allant du bord antérieur de la gouttière péronière à la face antérieure de la malléole externe.
- 2° **Ligament postérieur** (plus épais).. Allant du bord postérieur de la gouttière tibiale à toute la face postérieure de la malléole péronière.
- 3° **Ligament interosseux .** Avec faisceaux allant obliquement du tibia à la malléole péronière.

SYNOVIALE....... | C'est un diverticule de la synoviale tibio-tarsienne.

RAPPORTS........
- 1° **En avant....** | Tendon du péronier antérieur.
- 2° **En arrière...** | Tendon des péroniers latéraux.

VAISSEAUX.......
1. Péronière antérieure.
2. Péronière antérieure.
3. Tibiale postérieure.

NERFS.............
1. Tibial antérieur.
2. Nerf saphène externe.

PHYSIOLOGIE ....
1. Dans la flexion du pied, il y a tension des ligaments péronéo-tibiaux inférieurs.
2. Dans l'extension forcée, il y a au contraire rétrécissement de la mortaise.

III. — LIGAMENT INTEROSSEUX.

DÉFINITION....... | Formé de faisceaux obliques allant du tibia vers le péroné, et percés d'orifices dont deux importants.
1. Un supérieur pour les vaisseaux tibiaux antérieurs.
2. Un inférieur pour les vaisseaux péroniers antérieurs.

PHYSIOLOGIE .... | Elle ne répond pas à celle de l'interosseux de l'avant-bras, mais joue simplement ici le rôle de surface d'insertion aux muscles des deux régions antérieure et postérieure.

XIII. — ARTICULATIONS DU PIED

I. — ARTICULATIONS TARSIENNES

1. ARTICULATION SOUS-ASTRAGALIENNE

I. — ARTICULATION ASTRAGALO-CALCANÉENNE POSTÉRIEURE.

DÉFINITION....... C'est une arthrodie.

MOYENS D'UNION..........
- 1° **Capsule.**
- 2° **Ligaments**...
  1. Astragalo-calcanéen externe.
  2. Astragalo-calcanéen postérieur.
  3. Astragalo-calcanéen interosseux.

SYNOVIALE....... Elle forme un grand cul-de-sac.

II. — ARTICULATION ASTRAGALO-CALCANÉENNE ANTÉRIEURE.

MOYENS D'UNION
- 1° **Capsule.**
- 2° **Ligaments**...
  1. Internes.
  2. Externes.
  3. Postérieurs.

PHYSIOLOGIE.....
1. Mouvements de latéralité.
2. Mouvements de rotation.
3. Mouvements de torsion.

---

2. ARTICULATION MÉDIO-TARSIENNE
(Articulation de Chopart)

I. — ARTICULATION ASTRAGALO-SCAPHOÏDIENNE.

SURFACES ARTICULAIRES
- 1° **Du côté de la tête de l'astragale.** Trois champs : .
  1. Champ scaphoïdien.
  2. Champ ligamenteux.
  3. Champ calcanéen.
- 2° **Scaphoïde.**

MOYENS D'UNION..........
- 1° **Capsule.**
- 2° **Ligaments**...
  1. Calcanéo-scaphoïdien postérieur.
  2. Astragalo-scaphoïdien dorsal.
  3. Calcanéo-scaphoïdien inférieur.
  4. Calcanéo-scaphoïdien externe...
     1. Ou ligament en Y.
     2. Ou mieux ligament en V, avec.
        1. Un ligament calcanéo-cuboïdien, interne.
        2. Un ligament calcanéo-scaphoïdien, externe.

SYNOVIALE....... Grosses franges synoviales.

II. — ARTICULATION CALCANÉO-CUBOÏDIENNE.

MOYENS D'UNION..........
- 1° **Capsule.**
- 2° **Ligaments**...
  1. Calcanéo-cuboïdien dorsal.
  2. Calcanéo-cuboïdien interne.
  3. Calcanéo-cuboïdien inférieur, ou grand ligament de la plante, avec.......
     1. Une couche superficielle.
     2. Une couche profonde.

PHYSIOLOGIE..... Les trois articulations..
1. Astragalo-scaphoïdienne.
2. Astragalo-calcanéenne postérieure.
3. Calcanéo-cuboïdienne.

Forment l'articulation de l'entorse de Poirier (mouvement de torsion en dedans et en dehors).

II. — ARTICULATIONS DU TARSE ANTÉRIEUR

1. ARTICULATION SCAPHO-CUBOÏDIENNE

MOYENS D'UNION.. — Ligaments.
- 1. Scapho-cuboïdien dorsal.
- 2. Scapho-cuboïdien plantaire.
- 3. Scapho-cuboïdien interosseux.
- 4. Des ligaments dorsaux.
- 5. Des ligaments plantaires.
- 6. Un ligament scapho-cunéen interne.

2. ARTICULATIONS INTERCUNÉENNES ET CUNÉO-CUBOÏDIENNE

MOYENS D'UNION .... — Ligaments plantaires dorsaux, et interosseux.

3. ARTICULATIONS SCAPHO-CUNÉENNES

SYNOVIALE....... — Culs-de-sac de la synoviale scapho-cunéenne.

PHYSIOLOGIE..... — Mouvements de glissement.

III. — ARTICULATION TARSO-MÉTATARSIENNE

(Articulation de Lisfranc).

SURFACES ARTICULAIRES
- 1° Surface tarsienne...
  - 1. Face antérieure des trois cunéiformes.
  - 2. Face antérieure du cuboïde.
- 2° Surface métatarsienne. — Face postérieure des bases des métatarsiens.

MOYENS D'UNION..........
- 1° Capsule fibreuse.
- 2° Ligaments...
  - 1. Dorsaux (?).
  - 2. Plantaires.
  - 3. Interosseux
    - 1. *Ligament de Lisfranc*, allant du 1er cunéiforme au 2e métatarsien.
    - 2. Ligament allant des 2e et 3e cunéiformes aux 2e et 3e métatarsiens.
    - 3. Ligament allant du 3e cunéiforme du cuboïde aux 3e et 4e métatarsiens.

SYNOVIALES ..... — Il y en a trois...
- 1. Interne.
- 2. Moyenne.
- 3. Externe.

PHYSIOLOGIE .... — Mouvements de flexion et d'extension.

IV. — ARTICULATION DES MÉTATARSIENS ENTRE EUX

I. Extrémités postérieures (tarsiennes). — Avec ligaments dorsaux, plantaires et interosseux.

II. Extrémités antérieures. — Ligament transverse du métatarse.

V. — ARTICULATIONS MÉTATARSO-PHALANGIENNES

MOYENS D'UNION..........
- 1° Capsule.
- 2° Ligaments latéraux....
  - 1. Faisceau glénoïdien.
  - 2. Ligament transverse intermétatarsien.

PARTICULARITÉS : Gros orteil.
- 1. Étendue plus grande des surfaces.
- 2. Présence de deux os sésamoïdes dans le fibro-cartilage.
- 3. Modifications de la tête métatarsienne et de l'appareil ligamenteux sésamoïdien.

PHYSIOLOGIE .... — Mouvements....
- 1. De flexion.
- 2. D'extension.
- 3. De latéralité.

VI. — ARTICULATIONS PHALANGIENNES

DÉFINITION....... — Ce sont des trochléennes.

MOYENS D'UNION.........
- 1. Capsule.
- 2. Ligaments latéraux, très forts.

PHYSIOLOGIE .... — Mouvements de flexion et d'extension

III

MUSCLES

I. MUSCLES DE LA TÊTE

I. — MUSCLES PEAUCIERS DU CRÂNE

1. FRONTAL

SITUATION........ Partie antérieure du crâne.

FORME............. Quadrilatère.

DIRECTION........ Vertical.

INSERTIONS......
- **1° Supérieure** .. Bord antérieur de l'aponévrose épicranienne.
- **2° Inférieure**... Face profonde de la peau..
  - 1. Faisceaux moyens .. — Région intersourcilière.
  - 2. Faisceaux latéraux .. — Arcade sourcilière supérieure.

RAPPORTS........
- **1 En dehors**.... Peau.
- **2° En dedans** ... Péricrâne.
- **3° En bas**.......
  - 1. Pyramidal.
  - 2. Sourcilier.

PHYSIOLOGIE .... C'est le muscle de l'attention.
1. Attire l'aponévrose épicranienne en avant.
2. Elévateur de la peau des sourcils.

2. OCCIPITAL

SITUATION........ Partie postérieure de la tête.

FORME............. Quadrilatère.

DIRECTION........ Suit la courbe de l'occipital.

INSERTIONS......
- **1° Supérieure**..
  1. Deux tiers externes de la ligne occipitale supérieure.
  2. Partie supérieure de l'apophyse mastoïde.
- **2° Inférieure**...
  - 1. Faisceaux moyens .... — Bord postérieur de l'aponévrose épicranienne.
  - 2. Faisceaux latéraux.... — Pavillon de l'oreille.

RAPPORTS.... ...
- **1° En dehors** ... Peau.
- **2° En dedans**... Péricrâne.

PHYSIOLOGIE....
1. Tenseur de l'aponévrose épicranienne.
2. Tracteur en dedans et en arrière du pavillon de l'oreille.

3. APONÉVROSE ÉPICRANIENNE

DÉFINITION....... Lame fibreuse formée de trois ordres de faisceaux.....
1. Longitudinaux.
2. Obliques.
3. Transversaux.

SITUATION........ Allant du frontal à l'occipital dans le sens antéro-postérieur, et latéralement d'une aponévrose temporale à l'autre.

II. — MUSCLES PEAUCIERS DE LA FACE

1. ORBICULAIRE DES PAUPIÈRES

SITUATION........ | Pourtour de l'orifice palpébral.

FORME............ | Annulaire.

INSERTIONS......
- 1° **En dedans**..
  - 1. Les deux portions directe et réfléchie du tendon de l'orbiculaire.
  - 2. Côté externe de l'apophyse orbitaire interne du frontal.
  - 3. Bord antérieur du canal nasal.
  - 4. Paroi du sac lacrymal.
- 2° **En dehors**... Face profonde de la peau après entre-croisement des faisceaux supérieurs et inférieurs des deux zones : ....
  - 1. Orbitaire.
  - 2. Palpébrale.

RAPPORTS........
- 1° **En dehors** ... | Peau.
- 2° **En dedans**...
  - 1. *Portion palpébrale* ....
    - 1. Ligaments larges.
    - 2. Bandelettes tarses.
  - 2. *Portion orbitaire*....
    - 1. Pourtour de l'orbite.
    - 2. Sourcilier.
    - 3. Artère et nerf sus-orbitaires.
  - 3. *Plus en dedans.* | *Muscles de Horner.*

INNERVATION.... | Nerf facial.

PHYSIOLOGIE.....
- 1. Sphincter des paupières.
- 2. Progresseur des larmes.

2. SOURCILIER

SITUATION........ | Partie interne de l'arcade sourcilière.

FORME............
- 1. Long et plat.
- 2. Oblique en haut et en dehors.

INSERTIONS...... | 1° **En dedans**... | Partie la plus interne de l'arcade sourcilière.

DIRECTION........ | 2° **En dehors**... | Face profonde de la peau des sourcils.

RAPPORTS........
- 1° **En dehors**...
  - 1. Orbiculaire.
  - 2. Frontal.
  - 3. Pyramidal.
- 2° **En dedans**...
  - 1. Os frontal.
  - 2. Nerf sus-orbitaire.
  - 3. Artère sus-orbitaire.

PHYSIOLOGIE.... | Il produit les rides *verticales* de la région intersourcilière.

3. PYRAMIDAL

SITUATION....... | Dos du nez.

FORME............ | Aplati et long.

DIRECTION........ | Vertical.

INSERTIONS......
- 1° **En haut**...... | Région intersourcilière (face profonde de la peau).
- 2° **En bas**.......
  - 1. Bords inféro-internes des os propres du nez.
  - 2. Cartilages latéraux du nez.

RAPPORTS........ | Les deux pyramidaux sont séparés l'un de l'autre par un espace triangulaire à sinus supérieur.

PHYSIOLOGIE..... | Il produit les rides transversales de la région sourcilière : ils sont donc abaisseurs de la peau de cette région.

4. DILATATEUR PROPRE DES NARINES DE SANTORINI

SITUATION........ | Partie inférieure de l'aile du nez.

FORME............ | Lame musculaire mince quadrilatère.

INSERTIONS.......
- 1° **En avant**.... | Face profonde de la peau du bord externe de la narine.
- 2° **En arrière**...
  - 1. Bord postérieur du cartilage de l'aile du nez.
  - 2. Bord postérieur du maxillaire supérieur.

RAPPORTS........
- 1° **En dehors**... | Peau.
- 2° **En dedans**... | Cartilage de l'aile du nez.

PHYSIOLOGIE.... | Il élargit les narines.

5. TRANSVERSE DU NEZ

SITUATION......... En avant de la portion cartilagineuse de l'aile du nez.

FORME............. Triangulaire.

DIRECTION........ Oblique en dehors, en bas et en arrière.

INSERTIONS......
- 1° **Supérieure**... Dos du nez.
- 2° **Inférieure**...
  - 1. Faisceaux antérieurs.. — Face profonde de la peau.
  - 2. Faisceaux postérieurs. — Continuation avec les fibres du myrtiforme.

RAPPORTS........
- 1° **En dehors**...
  - 1. Peau.
  - 2. Muscles élévateurs de l'aile du nez et de la lèvre supérieure.
- 2° **En dedans**... Aile du nez.

PHYSIOLOGIE.....
1. Produit les rides verticales de l'aile du nez.
2. Aplatit l'aile du nez et diminue l'orifice des narines.

---

6. MYRTIFORME

SITUATION........ Au-dessus des narines.

FORME............. Quadrilatère.

DIRECTION........ Verticale.

INSERTIONS......
- 1° **En haut**.....
  - 1. Faisceaux internes.... — Sous-cloison.
  - 2. Faisceaux moyens. ... — Bord postérieur du cartilage de l'aile du nez.
  - 3. Faisceaux externes.... — Se continuent avec les faisceaux postérieurs du muscle précédent.
- 2° **En bas**...... Maxillaire supérieur près de la fossette myrtiforme.

RAPPORTS........
- 1° **En dehors**... Demi-orbiculaire supérieur.
- 2° **En dedans**.. Squelette du maxillaire (saillie canine).

PHYSIOLOGIE. ...
1. Rétrécit l'orifice du nez.
2. Abaisse l'aile du nez.
3. Diminue le diamètre transversal de la narine.

---

7. ORBICULAIRE DES LÈVRES

SITUATION........ Pourtour de l'orifice buccal.

FORME............. Elliptique.

INSERTIONS......
- **I. Demi-orbiculaire supérieur de Winslow**... — Formant la charpente de la lèvre supérieure. — Faisceaux ansiformes allant d'une commissure à l'autre où ils se terminent sur la peau et la muqueuse.
- **II. Demi-orbiculaire inférieur de Winslow**... — Formant la charpente de la lèvre inférieure. — Faisceaux ansiformes allant également d'une commissure à l'autre et se terminant à la face profonde de la muqueuse labiale.
- **III. Portions accessoires.** — Languettes musculaires renforçant le muscle sur la ligne médiane.

RAPPORTS........
- **I. Orbiculaire supérieur**...
  - 1° **En dehors**...
    - 1. Peau.
    - 2. Élévateur de la lèvre supérieure.
    - 3. Petit zygomatique.
  - 2° **En dedans**...
    - 1. Myrtiforme.
    - 2. Muqueuse labiale (glandes).
- **II. Orbiculaire inférieur**...
  - 1° **En dehors**.... 1. Peau. | 2. Carré du menton.
  - 2° **En dedans**... Muqueuse buccale.

PHYSIOLOGIE.....
1. Sphincter de l'orifice buccal.
2. La zone externe projette les lèvres en avant.
3. La zone interne les ramène en arrière.
4. Rôle dans la succion, le sifflement, la préhension des aliments, etc.

---

8. BUCCINATEUR

SITUATION........ Au niveau des joues.

FORME............ Plat, plus ou moins quadrilatère.

INSERTIONS......
- 1° **En avant**....
  - 1. Faisceaux moyens : horizontaux....... / 2. Faisceaux supérieurs et inférieurs : obliques.......... — Tous convergent à la commissure labiale.. — 1. Pour les uns, se continue avec les fibres de l'orbiculaire. 2. Pour les autres, se termine à la face profonde de la muqueuse labiale.
- 2° **En arrière**...
  - 1. Bord alvéolaire du maxillaire supérieur (près des trois dernières molaires).
  - 2. Bord alvéolaire du maxillaire inférieur.
  - 3. Sommet de l'aile externe de l'apophyse ptérygoïde.
  - 4. Bandelette ptérygo-maxillaire ou aponévrose buccinato-pharyngienne.

RAPPORTS........
- 1° **Face superficielle.**
  - 1. Boule graisseuse de Bichat.
  - 2. Faisceaux du masséter.
  - 3. Canal de Sténon qui la perfore.
  - 4. Nerf buccal.
  - 5. Artère et veine faciales.
  - 6. Nerf facial.
  - 7. Aponévrose buccinatrice.
- 2° **Face profonde**.... Muqueuse buccale.
- 3° **En arrière**... Constricteur supérieur du pharynx.
- 4° **En avant**...
  - 1. Orbiculaire des lèvres.
  - 2. Grand zygomatique.
  - 3. Triangulaire des lèvres.

PHYSIOLOGIE....
1. Augmente le diamètre transversal de la bouche.
2. Rôle important dans le jeu des instruments à vent.

---

9. ÉLÉVATEUR COMMUN DE L'AILE DU NEZ ET DE LA LÈVRE SUPÉRIEURE

SITUATION........ Va de l'angle interne de l'œil à la lèvre supérieure.

INSERTIONS......
- 1° **Supérieure**...
  - 1. Face externe de l'apophyse orbitaire du maxillaire supérieur.
  - 2. Os propres du nez.
- 2° **Inférieure**...
  - 1. Faisceaux internes.... Peau de la partie postérieure de l'aile du nez.
  - 2. Faisceaux externes.... Peau de la lèvre supérieure.

RAPPORTS........
- 1° **En dehors**... Peau.
- 2° **En dedans**...
  - 1. Apophyse montante du maxillaire.
  - 2. Transverse du nez.
  - 3. Myrtiforme.
  - 4. Élévateur propre de la lèvre supérieure et de l'orbiculaire.

PHYSIOLOGIE .... Élève l'aile du nez et la lèvre supérieure.

---

10. ÉLÉVATEUR PROPRE DE LA LÈVRE SUPÉRIEURE

SITUATION........ Va du rebord orbitaire à la lèvre supérieure.

FORME............ Muscle rubané.

DIRECTION........ Oblique en bas et en dedans.

INSERTIONS.......
- 1° **Supérieure**.. Entre le trou sous-orbitaire et le rebord inférieur de l'orbite.
- 2° **Inférieure**... Face profonde de la peau de la lèvre supérieure.

RAPPORTS........
- 1° **En dehors**... Orbiculaire des paupières.
- 2° **En dedans**...
  - 1. Orbiculaire des lèvres.
  - 2. Canin.
- 3° **Bord externe.** Petit zygomatique.

PHYSIOLOGIE.... Attire en haut la partie moyenne de la lèvre supérieure.

11. CANIN

SITUATION	Fosse canine.	
FORME	Quadrilatère.	
DIRECTION	Oblique en bas et en dehors.	
INSERTIONS	1° **Supérieure**	Partie la plus supérieure de la fosse canine.
	2° **Inférieure**	Face profonde de la peau et de la muqueuse de la région des commissures.
RAPPORTS	**En dehors**	1. Muscle élévateur propre de la lèvre supérieure. 2. Vaisseaux et nerfs sous-orbitaires. 3. Peau.
PHYSIOLOGIE	Attire en haut et en dedans la commissure labiale.	

12. PETIT ZYGOMATIQUE

SITUATION	Va de la pommette à la peau de la lèvre supérieure.	
DIRECTION	Oblique en bas et en avant.	
INSERTIONS	1° **Supérieure**	Partie inférieure de la face externe de l'os malaire.
	2° **Inférieure**	Face profonde de la peau de la lèvre supérieure.
RAPPORTS	**En dehors**	1. Peau. 2. Orbiculaire des paupières.
PHYSIOLOGIE	Attire en haut et en dehors la portion moyenne de la lèvre	

13. GRAND ZYGOMATIQUE

SITUATION	Va de la pommette à la commissure des lèvres.	
FORME	Muscle rubané.	
DIRECTION	Oblique en bas et en avant.	
INSERTIONS	1° **Supérieure**	Face externe de l'os malaire.
	2° **Inférieure**	Face profonde de la peau de la commissure des lèvres.
RAPPORTS	1° **En dehors**	Peau.
	2° **En dedans**	1. Masséter. 2. Buccinateur. 3. Veine faciale.
PHYSIOLOGIE	Attire en haut et en dehors la commissure des lèvres.	

14. RISORIUS DE SANTORINI

SITUATION	Côtés de la face.	
FORME	Triangulaire.	
DIRECTION	Oblique en bas et en dedans.	
INSERTIONS	1° **En avant**	Face profonde de la peau et de la muqueuse de la commissure.
	2° **En arrière**	Tissu cellulaire de la région parotidienne.
RAPPORTS	1° **En dehors**	Peau.
	2° **En dedans**	1. Parotide. 2. Masséter. 3. Buccinateur.
PHYSIOLOGIE	1. Rétractent en arrière la commissure labiale. 2. Agrandissent le diamètre transversal de la bouche, quand tous les deux se contractent.	

15. TRIANGULAIRE DES LÈVRES

SITUATION	Va du maxillaire inférieur aux commissures labiales.	
FORME	Large et mince.	
DIRECTION	Oblique en haut, en arrière et en dehors.	
INSERTIONS	1° **En haut**	Commissures, à la face profonde des téguments.
	2° **En bas**	Tiers interne de la ligne oblique externe du maxillaire inférieur.
RAPPORTS	1° **En dehors**	Peau.
	2° **En dedans**	1. Paroi du menton. 2. Buccinateur. 3. Orbiculaire des lèvres.
PHYSIOLOGIE	Muscle abaisseur de la commissure d'*Albinus*.	

16. CARRÉ DU MENTON

SITUATION	Va de la lèvre inférieure au maxillaire inférieur.	
FORME	Quadrangulaire.	
DIRECTION	Oblique en haut et en dedans.	
INSERTIONS	1° **Supérieure**	Face profonde de la peau de la lèvre inférieure.
	2° **Inférieure**	Tiers interne de la ligne oblique externe du maxillaire.
RAPPORTS	1° **En dehors**	1. Peau. | 2. Muscle triangulaire.
	2° **En dedans**	Muscles de la houppe du menton.
PHYSIOLOGIE	Abaisse et renverse la lèvre inférieure.	

17. MUSCLES DE LA HOUPPE DU MENTON

SITUATION	Entre la partie supérieure de la symphyse du menton et la saillie du menton.	
FORME	Conoïde.	
DIRECTION	Oblique en bas et en dehors.	
INSERTIONS	1° **Supérieure**	Maxillaire inférieur sous la muqueuse des gencives.
	2° **Inférieure**	Face profonde du menton.
RAPPORTS	1° **En dehors**	1. Peau. | 2. Faisceaux inférieurs de l'orbiculaire.
	2° **En dedans**	Os maxillaire inférieur.
	3° **Entre eux deux**	Lamelle fibro-élastique (fossette médiane du menton).
PHYSIOLOGIE	1. Tirent en haut la symphyse mentonnière. 2. Soulèvent et renversent la lèvre inférieure.	

III. — MUSCLES MASTICATEURS

1. TEMPORAL

SITUATION	Fosse temporale.		
FORME	Éventail.		
DIRECTION	Verticale pour ses faisceaux moyens et oblique pour ses faisceaux latéraux.		
INSERTIONS	1° Supérieure	1. Ligne temporale inférieure. 2. Fosse temporale au-dessous de cette ligne. 3. Face profonde de la partie supérieure de l'aponévrose. 4. Face interne de l'arc zygomatique.	
	2° Inférieure	Apophyse coronoïde	1. A son sommet. 2. A ses deux bords antérieur et postérieur. 3. A sa face interne.
RAPPORTS	1° En dehors	1. Aponévrose temporale avec ses deux feuillets	1. Superficiel, s'insérant au bord supérieur de l'arc zygomatique. 2. Profond, s'insérant à la face interne du même arc.
		2. Expansion de l'aponévrose épicranienne. 3. Nerf auriculo-temporal. 4. Artère temporale superficielle.	
	2° En dedans	1. Paroi osseuse. | 2. Vaisseaux et nerfs temporaux profonds.	
INNERVATION	Les trois branches temporales profondes du nerf maxillaire inférieur.		
PHYSIOLOGIE	1. Élève la mâchoire inférieure. 2. Amène le condyle en arrière quand les deux ptérygoïdiens l'ont porté en avant.		

2. MASSÉTER

SITUATION	Face externe de la branche montante du maxillaire inférieur.		
FORME	Quadrilatère.		
DIRECTION	Oblique en bas et en arrière pour le faisceau superficiel, en bas et en avant pour le faisceau profond.		
INSERTIONS	1° Supérieure	1. **Faisceau superficiel.**	Deux tiers antérieurs du bord inférieur de l'arcade.
		2. **Faisceau profond**	Bord inférieur et face interne de l'arcade.
	2° Inférieure	1. **Faisceau superficiel.**	Face externe de l'angle du maxillaire.
		2. **Faisceau profond**	Partie inférieure du bord antérieur de la branche montante.

RAPPORTS
- 1° **En dehors**
  - 1. *Aponévrose massétérine* engainant le masséter.
  - 2. Artère transverse de la face.
  - 3. Canal de Sténon.
  - 4. Nerf facial.
- 2° **En dedans**
  - 1. Maxillaire inférieur.
  - 2. Muscle buccinateur.
  - 3. Boule graisseuse de Bichat.

INNERVATION ... Nerf maxillaire inférieur.

PHYSIOLOGIE .... Muscle élévateur du maxillaire inférieur.

---

3. PTÉRYGOÏDIEN INTERNE OU MASSÉTER INTERNE

SITUATION........ En dedans de la branche montante du maxillaire inférieur.

FORME............. Quadrilatère.

DIRECTION........ Oblique en bas, en arrière et en dehors.

INSERTIONS
- 1° **Supérieure**
  - 1. Toute l'étendue de la fosse ptérygoïde.
  - 2. Bord postérieur de l'aile externe de l'apophyse ptérygoïde et son crochet.
- 2° **Inférieure**... Face interne de l'angle du maxillaire.

RAPPORTS
- 1° **En dehors**
  - 1. Ptérygoïdien externe.
  - 2. Nerf lingual.
  - 3. Nerf dentaire inférieur.
  - 4. Nerf mylo-hyoïdien.
  - 5. Artère maxillaire interne.
- 2° **En dedans**... Organes contenus dans l'espace maxillo-pharyngien....
  - 1. Les carotides.
  - 2. La jugulaire interne.
  - 3. Le pneumogastrique.
  - 4. Le spinal.
  - 5. Le glosso-pharyngien.
  - 6. Le grand hypoglosse.
  - 7. La paroi externe du pharynx.

INNERVATION.... Nerf maxillaire inférieur.

PHYSIOLOGIE ....
- 1. Élève le maxillaire inférieur.
- 2. Imprime au maxillaire de légers mouvements latéraux.

---

4. PTÉRYGOÏDIEN EXTERNE

SITUATION........ Fosse zygomatique.

FORME............. Éventail.

DIRECTION........ Oblique en dehors et en arrière.

INSERTIONS
- 1° **Supérieure**
  - 1. Faisceau supérieur ou sphénoïdal... — Sur la grande aile du sphénoïde dans la fosse zygomatique.
  - 2. Faisceau inférieur ou ptérygoïdien ... — Face externe de l'apophyse ptérygoïde.
- 2° **Inférieure** ... Côté interne du col du condyle du maxillaire.

RAPPORTS
- 1° **En dehors**... Tendon du temporal.
- 2° **En dedans**...
  - 1. Nerf dentaire inférieur.
  - 2. Nerf lingual.
  - 3. Artère maxillaire interne.
  - 4. Muscle ptérygoïdien interne.

INNERVATION ...
- 1. Nerf buccal.
- 2. Nerf ptérygoïdien interne.

PHYSIOLOGIE ....
- 1° **Contraction des deux muscles** . . . — Projettent en avant le maxillaire inférieur.
- 2° **Contraction simple** ..... — Déterminent des mouvements de latéralité ou de diduction.

IV. — MUSCLES DU COU

I. — MUSCLES DE LA RÉGION ANTÉRIEURE DU COU.

I. — MUSCLES SUS-HYOÏDIENS.

1. DIGASTRIQUE

- **SITUATION** : Va de l'apophyse mastoïde au menton.
- **FORME** : Courbe à concavité supérieure.
- **DIRECTION** : Oblique en bas, en dedans et en avant.
- **INSERTIONS** :
  - **1° Supérieure** :
    - **1° Ventre postérieur** : Mastoïdien... : Rainure digastrique de l'apophyse mastoïde.
    - **2° Ventre antérieur** : Maxillaire.... : Fossette digastrique près de la fossette mentonnière.
  - **2° Inférieure** : Tendon intermédiaire au milieu du digastrique par lequel les deux ventres se continuent et situé au-dessus de l'os hyoïde.
- **RAPPORTS** :
  - **1° Ventre antérieur** :
    - **1. En dehors** : 1. Peau. 2. Peaucier.
    - **2. En dedans** : Mylo-hyoïdien.
  - **2° Ventre postérieur** :
    - **1. En dehors** : 1. Petit complexus. 2. Sterno-mastoïdien. 3. Parotide. 4. Sous-maxillaire.
    - **2. En dedans** : 1. Muscles et ligaments styliens. 2. Carotide interne. 3. Carotide externe. 4. Veine jugulaire interne. 5. Nerf grand hypoglosse. 6. Artères... : 1. Linguale. 2. Faciale.
  - **3° Tendon intermédiaire** : 1. Boutonnière musculaire sus-hyoïdienne. 2. *Perfore le tendon du stylo-hyoïdien.*
- **INNERVATION** :
  - **1° Ventre antérieur** : Mylo-hyoïdien.
  - **2° Ventre postérieur** : 1. Glosso-pharyngien. 2. Facial.
- **PHYSIOLOGIE** :
  - **1° Ventre antérieur** : 1. Abaisse la mâchoire. 2. Elève l'os hyoïde.
  - **2° Ventre postérieur** : Élève en haut, en arrière et en dehors l'os hyoïde.

---

2. STYLO-HYOÏDIEN

- **SITUATION** : Va de l'apophyse styloïde à l'os hyoïde.
- **FORME** : Fusiforme.
- **DIRECTION** : Oblique en bas, en dedans et en avant.
- **INSERTIONS** :
  - **1° Supérieure** : Face externe de la base de l'apophyse styloïde.
  - **2° Inférieure** : Face antérieure du corps de l'os hyoïde, près de la grande corne.
- **RAPPORTS** : Voy. *Rapports du ventre postérieur du digastrique*, p. 104.
- **INNERVATION** : 1. Glosso-pharyngien. 2. Facial.
- **PHYSIOLOGIE** : Élève l'os hyoïde.

---

3. MYLO-HYOÏDIEN

SITUATION........ Forme le plancher de la bouche.

FORME............. Quadrilatère irrégulier.

DIRECTION........ Oblique en bas, en dedans et en avant.

INSERTIONS......
- 1° **Supérieure** .. Ligne oblique interne mylo-hyoïdienne du maxillaire inférieur.
- 2° **Inférieure**...
  - 1. Faisceaux antérieurs... Ligne blanche sus-hyoïdienne.
  - 2. Faisceaux postérieurs.. Os hyoïde.

RAPPORTS........
- 1° **En dehors**...
  - 1. Ventre antérieur du digastrique.
  - 2. Glande sous-maxillaire.
  - 3. Peaucier.
- 2° **En dedans**...
  - 1. Muscles .....
    - 1. Styloglosse.
    - 2. Hyoglosse.
    - 3. Génio-hyoïdien.
  - 2. Nerfs........
    - 1. Lingual.
    - 2. Grand hypoglosse
  - 3. Canal de Warthon.
  - 4. Glande sublinguale.
  - 5. Muqueuse buccale.

INNERVATION ... Branche mylo-hyoïdienne du nerf dentaire inférieur.

PHYSIOLOGIE ....
- 1. Élève l'os hyoïde.
- 2. Elève la langue qu'il applique sur la voûte palatine.

---

4. GÉNIO-HYOÏDIENS

SITUATION........ Vont de l'os hyoïde à la symphyse mentonnière.

FORME............. Fusiforme.

DIRECTION........ Oblique en bas, en arrière et en dehors.

INSERTIONS ......
- 1° **Supérieure** .. Apophyses géni inférieures.
- 2° **Inférieure** ... Face antérieure de l'os hyoïde.

RAPPORTS........
- 1° **En dehors**... Mylo-hyoïdien.
- 2° **En dedans** ..
  - 1. Génio-glosse.
  - 2. Glande sublinguale.
  - 3. Muqueuse buccale.

INNERVATION ... Rameau du grand hypoglosse.

PHYSIOLOGIE .... Élèvent et abaissent le maxillaire.

II. — MUSCLES SOUS-HYOÏDIENS.

1. STERNO-CLÉIDO-HYOÏDIEN

SITUATION........ Face antérieure du cou.

FORME............. Quadrilatère à grand axe presque vertical.

DIRECTION........ Légèrement oblique en bas, en dehors et en dedans.

INSERTIONS......
- 1° **Supérieure** .. Bord inférieur de l'os hyoïde.
- 2° **Inférieure**...
  - 1. Extrémité interne de la clavicule.
  - 2. Ligament sterno-claviculaire postérieur.
  - 3. Sternum.
  - 4. Premier cartilage costal (quelquefois).

RAPPORTS........
- 1° **En dehors**...
  - 1. Sterno-cléido-mastoïdien.
  - 2. Peaucier.
  - 3. Peau.
- 2° **En dedans**...
  - 1. Sterno-thyroïdien.
  - 2. Thyro-hyoïdien.

INNERVATION ... Anse anastomotique de l'hypoglosse et de la branche descendante du plexus cervical.

PHYSIOLOGIE .... Abaisse l'os hyoïde.

---

2. OMO-HYOÏDIEN (Scapulo-hyoïdien)

SITUATION........ | Va du bord supérieur de l'omoplate à l'os hyoïde.
FORME............. | *Muscle digastrique.*
DIRECTION........ | Oblique d'arrière en avant en dedans et en haut.

INSERTIONS......
- **1° Ventre postérieur..** — Bord supérieur de l'omoplate, en arrière de l'échancrure coracoïdienne.
- **2° Ventre antérieur ..** — Partie la plus externe de l'os hyoïde, en dehors du sterno-cléido-hyoïdien.
- **3° Tendon intermédiaire.**

RAPPORTS........
- **1° En arrière, près de l'omoplate..**
  - 1. Muscle sus-épineux.
  - 2. Trapèze.
- **2° Au-dessus de la clavicule**
  - 1. En dehors... | Peaucier.
  - 2. En dedans...
    - 1. Scalènes.
    - 2. Plexus brachial.
- **3° En dedans...**
  - **1. En dehors...** | Sterno-cléido-mastoïdien.
  - **2. En dedans...**
    - 1. Carotide primitive.
    - 2. Veine jugulaire interne.
- **4° En haut.....**
  - **1. En dehors ..** | Peaucier.
  - **2. En dedans ..**
    - 1. Corps thyroïde.
    - 2. Muscle thyro-hyoïdien.

INNERVATION... | Branche anastomotique de l'hypoglosse et du plexus cervical.

PHYSIOLOGIE....
- 1. Abaisse et rétracte l'os hyoïde.
- 2. Tenseur de l'aponévrose cervicale moyenne (A. Richet).

3. STERNO-THYROÏDIEN

SITUATION........ | Au-dessus du sterno-cléido-hyoïdien.
FORME............. | Rubanée.
DIRECTION........ | Oblique en haut, en dehors et en arrière.

INSERTIONS......
- **1° Supérieure ..**
  - 1. Les deux tubercules de la face externe de l'aile thyroïdienne.
  - 2. La ligne qui les réunit.
  - 3. La partie de cette aile située en arrière de la ligne précédente.
- **2° Inférieure...**
  - 1. Face postérieure du manubrium.
  - 2. Face postérieure du premier cartilage costal.

RAPPORTS.........
- **1° En dehors...** | Sterno-cléido-hyoïdien.
- **2° En dedans...**
  - 1. Corps thyroïde.
  - 2. Trachée.
  - 3. Carotide primitive.
  - 4. Veine jugulaire interne.

INNERVATION.... | Filet de l'anse anastomotique de l'hypoglosse et du plexus cervical.

PHYSIOLOGIE.....
- 1. Abaisse le larynx.
- 2. Abaisse l'os hyoïde.

4. THYRO-HYOÏDIEN

SITUATION........ | Au-dessus du sterno-thyroïdien.
FORME............. | Quadrilatère.
DIRECTION........ | Verticale.

INSERTIONS.....
- **1° Supérieure ..**
  - 1. Bord inférieur du corps de l'os hyoïde.
  - 2. Bord inférieur de la grande corne.
- **2° Inférieure ...**
  - 1. Les deux tubercules de l'aile externe du thyroïde.
  - 2. La corde intermédiaire.

RAPPORTS........
- **1° En dehors ...**
  - 1. Sterno-hyoïdien.
  - 2. Omo-hyoïdien.
- **2° En dedans...**
  - 1. Cartilage thyroïde.
  - 2. Membrane thyro-hyoïdienne.

INNERVATION ...
- 1. Filet du grand hypoglosse.
- 2. Laryngé externe (?).

PHYSIOLOGIE ....
- 1. Abaisse l'os hyoïde.
- 2. Elève le larynx.

II. — MUSCLES DE LA RÉGION LATÉRALE DU COU.

1. PEAUCIER (Platysma)

SITUATION .... Immédiatement sous la peau.

FORME .... Quadrilatère.

DIRECTION .... Oblique en bas, en dehors et en arrière.

INSERTIONS ....
- 1° Supérieure..
  - 1° **Faisceaux internes**.... Face profonde de la peau de la région mentonnière.
  - 2° **Faisceaux moyens**.... Tiers interne de la ligne oblique du maxillaire.
  - 3° **Faisceaux externes**... Confondus avec le triangulaire.
- 2° **Inférieure**... Tissu cellulaire de la région claviculaire.

RAPPORTS ....
- 1° **En dehors**...
  1. Peau.
  2. Tissu graisseux.
- 2° **En dedans**...
  1. Maxillaire inférieur.
  2. Masséter.
  3. Branches du plexus cervical superficiel.
  4. Veine jugulaire externe.
  5. Mylo-hyoïdien.
  6. Digastrique et glande sous-maxillaire.
  7. Omo-hyoïdien.
  8. Sterno-cléido-mastoïdien.
  9. Clavicule.
  10. Grand pectoral.
- Le *fascia superficialis* existe en dedans et en dehors.

PHYSIOLOGIE.....
1. Vestige chez l'homme d'un muscle puissant existant normalement chez les animaux supérieurs.
2. Tracteur en bas de la peau du menton et de la lèvre inférieure.

---

2. STERNO-CLÉIDO-MASTOÏDIEN

SITUATION .... Partie antéro-latérale du cou.

FORME .... Quadrilatère.

DIRECTION .... Oblique en haut, en arrière et en dehors.

INSERTIONS.
- 1° **Division ancienne**...... Deux chefs .....
  1. Chef sternal.
  2. Chef claviculaire.
- 2° **Division actuelle**....... Quatre chefs ...
  1. *Chef sterno-mastoïdien*.. Allant de la face antérieure du manubrium à la face externe de l'apophyse mastoïde.
  2. *Chef sterno-occipital*.... Allant de la face antérieure du manubrium à la ligne courbe occipitale supérieure.
  3. *Chef cléido-mastoïdien*.. Allant du quart interne de la clavicule (face supérieure) au bord antérieur de l'apophyse mastoïde.
  4. *Chef cléido-occipital*.... Allant du quart interne de la clavicule (bord antérieur) à la ligne courbe occipitale supérieure.
  - Donc, en réalité, le sterno-cléido-mastoïdien est le muscle quadriceps ou quadrijumeau de la tête (Krause).

RAPPORTS ....
- 1° **Face externe**.
  1. Peau.
  2. Peaucier.
  3. Veine jugulaire externe.
  4. Branches du plexus cervical superficiel.
- 2° **Face profonde**...
  1. Articulation sterno-claviculaire.
  2. Muscles sous-hyoïdiens (Voy. p. 106).
  3. Carotide primitive.
  4. Jugulaire interne.
- 3° **Bord antérieur**...
  1. Glande parotide en haut.
  2. Région sus- et sous-hyoïdienne en bas.
- 4° **Bord postérieur**.. Bord antérieur du triangle sus-claviculaire limité en arrière par le bord antérieur du trapèze.

INNERVATION....
1. Branche externe du *spinal*.
2. Filet du laryngé externe (?).

PHYSIOLOGIE.....
1. Fléchit la tête sur la colonne vertébrale.
2. L'incline de son côté.
3. Mouvement de rotation qui tourne le menton du côté opposé.

III. — MUSCLES DE LA RÉGION PROFONDE, PRÉVERTÉBRALE DU COU.

I. — MUSCLES DE LA RÉGION MÉDIANE.

1. GRAND DROIT ANTÉRIEUR DE LA TÊTE

SITUATION........ | Va de l'occipital aux apophyses transverses cervicales.

FORME............. | Triangulaire, plat.

DIRECTION........ | Oblique en bas, en dehors et en avant.

INSERTIONS......
- **1° Supérieure**.. | Face inférieure de l'apophyse basilaire.
- **2° Inférieure**... | Quatre faisceaux d'insertion sur les tubercules antérieurs des 3e, 4e, 5e et 6e vertèbres cervicales.

RAPPORTS........
- **1° En avant**....
  1. Aponévrose prévertébrale.
  2. Carotide interne.
  3. Jugulaire interne.
  4. Nerf pneumogastrique.
  5. Grand sympathique.
  6. Pharynx.
- **2° En arrière**...
  1. Petit droit antérieur.
  2. Long du cou.
  3. Colonne vertébrale.

INNERVATION ...
1. Anastomose des 2e et 3e cervicales.
2. Quatrième paire cervicale.

PHYSIOLOGIE.....
1. Fléchit la tête sur la colonne vertébrale.
2. Fléchit les premières vertèbres cervicales.
3. Rotateur de la tête.

---

2. PETIT DROIT ANTÉRIEUR DE LA TÊTE

SITUATION........ | Entre l'occipital et l'atlas.

FORME............. | Quadrilatère.

DIRECTION........ | Oblique en bas et en dehors.

INSERTIONS......
- **1° Supérieure**.. | Face inférieure de l'apophyse basilaire.
- **2° Inférieure**...
  1. Face antérieure des masses latérales de l'atlas.
  2. Apophyse transverse de la 1re vertèbre cervicale.

RAPPORTS........
- **1° En dehors**...
  1. Grand droit antérieur de la tête.
  2. Ganglion sympathique cervical supérieur.
  3. Carotide interne.
- **2° En dedans**... | Articulation atloïdo-occipitale.

INNERVATION...
1. Première paire cervicale.
2. Anastomose de la 2e à la 3e.

PHYSIOLOGIE .... | Fléchit la tête qu'il incline en outre latéralement.

3. LONG DU COU

SITUATION........ | Va de l'atlas à la 3e vertèbre dorsale.

FORME............. | Allongé, fusiforme.

DIRECTION........ | Variable suivant les portions.

INSERTIONS......
- **1° Portion oblique** *descendante*.. | Va du tubercule antérieur de l'atlas aux tubercules antérieurs des 3e, 4e, 5e et 6e vertèbres cervicales.
- **2° Portion longitudinale.** | S'insérant verticalement sur :
  1. Le tubercule antérieur de l'atlas.
  2. La crête de l'axis.
  3. Les trois ou quatre dernières cervicales.
  4. Les corps vertébraux des trois premières dorsales.
- **3° Portion oblique** *ascendante*... | Va du corps des 2e et 3e vertèbres dorsales aux tubercules antérieurs des 4e, 5e et 6e vertèbres cervicales.

RAPPORTS........
- **1° En dehors**...
  1. Grand droit antérieur de la tête.
  2. Organes qui reposent sur le muscle.
- **2° En dedans**...
  1. Corps vertébraux.
  2. Ligaments vertébraux antérieurs.

INNERVATION ...
1. Anastomose des 3e et 4e paires cervicales.
2. Quatrième paire cervicale.

PHYSIOLOGIE..... | Fléchit la colonne cervicale que ce muscle peut encore incliner latéralement.

II. — MUSCLES DE LA RÉGION LATÉRALE DU COU.

1. MUSCLES SCALÈNES

SITUATION........ | Partie antéro-latérale du rachis, au fond du creux sus-claviculaire.

FORME............. | Fusiforme.

DIRECTION........ | Oblique en bas et en dehors.

INSERTIONS.

- Division........ — Les auteurs ont décrit de 1 à 7 scalènes.
  - 1. Schlemm en décrit un seul.
  - 2. Testut deux.
  - 3. Poirier trois.
- *a.* Scalène antérieur.....
  - 1° Supérieure .. — Tubercules antérieurs des apophyses transverses des 4e, 5e et 6e vertèbres cervicales.
  - 2° Inférieure... — Face supérieure et bord postéro-interne de la 1re côte (tubercule de Lisfranc).
- *b.* Scalène moyen (le plus grand)........
  - 1° Supérieure .. — Apophyses transverses des six dernières vertèbres cervicales.
  - 2° Inférieure... — Face supéro-externe et bord externe de la 1re côte.
- *c.* Scalène postérieur..
  - 1. Chef superficiel...
    - 1° Supérieure... — Tubercules postérieurs et lame intertuberculeuse des apophyses transverses des 4e, 5e et 6e vertèbres cervicales.
    - 2° Inférieure... — Bord supérieur et face externe de la 2e côte.
  - 2. Chef profond.
    - 1° Supérieure... — Tubercule postérieur et gouttière intertuberculeuse de la 7e cervicale.
    - 2° Inférieure... — Face supérieure de la 1re côte à la partie postéro-externe du scalène moyen.

RAPPORTS.

- 1° En dehors ...
  1. Phrénique.
  2. Artère cervicale ascendante.
  3. Artère cervicale transverse.
  4. Artère scapulaire supérieure.
  5. Veine sous-clavière.
  6. Grand dentelé.
  7. Sterno-cléido-mastoïdien.
  8. Omoplato-hyoïdien.
  9. Splénius.
  10. Angulaire.
- 2° En dedans...
  1. Première côte.
  2. Troisième ganglion cervical inférieur (ganglion de Neubauer).
  3. Premier muscle intercostal.
  4. Dôme pleural.
  5. Artère vertébrale.
  6. Vertèbres cervicales.
  7. Muscles prévertébraux de la région médiane.
- 3° Entre les scalènes..
  1. Plexus brachial.
  2. Nerf respiratoire de Ch. Bell.
  3. Artère sous-clavière.

INNERVATION.

- 1° Scalène antérieur.. — Branches antérieures des 3e, 4e et 5e paires cervicales.
- 2° Scalène moyen et postérieur.
  1. Branches antérieures des 3e et 4e nerfs cervicaux.
  2. Branches collatérales du plexus brachial.

PHYSIOLOGIE..

1. Élèvent les premières côtes (donc inspirateurs).
2. Mouvement d'inclinaison latérale du cou.
3. Mouvement de torsion du cou du côté opposé.

V. — MUSCLES DE LA NUQUE

1. SPLÉNIUS

SITUATION .... Sous le trapèze et le sterno-mastoïdien.

FORME .... Large, quadrilatère.

DIRECTION .... Oblique en bas, en dedans et en arrière.

INSERTIONS.
- 1° **Interne**......
  1. Tiers inférieur du ligament cervical.
  2. Apophyse épineuse de la 7e cervicale.
  3. Apophyses épineuses des cinq premières dorsales.
  4. Ligaments interépineux correspondants.
- 2° **Externe**.....
  - 1° **Portion interne** (splénius capitis)...
    1. Deux tiers externes de la ligne courbe occipitale supérieure.
    2. Partie mastoïdienne du temporal.
    3. Face externe de l'apophyse mastoïde.
  - 2° **Portion externe** (splénius colli)..... Sommet des apophyses transverses de l'atlas et de l'axis.

RAPPORTS.
- 1° **Face antérieure**.. 1. Complexus. 2. Transversaire. 3. Muscles des gouttières.
- 2° **Face postérieure**. 1. Trapèze. 2. Sterno-mastoïdien. 3. Rhomboïde. 4. Petit dentelé postéro-supérieur.
- 3° **Bord interne**. Triangle à base supérieure occipitale où l'on voit les grands complexus.
- 4° **Bord externe**. Angulaire de l'omoplate.

INNERVATION....
1. Grand nerf occipital d'Arnold.
2. Troisième et quatrième branches cervicales postérieures.

PHYSIOLOGIE ....
- I. **Un seul se contracte**..
  1. Extension, } De la tête.
  2. Inclinaison latérale. } De la tête.
  3. Rotation de la face.
- II. **Les deux se contractent.** Renversement de la tête en arrière.

---

2. GRAND COMPLEXUS

SITUATION .... Muscle médian commun à la nuque et au dos.

FORME.............. Large.

DIRECTION........ Verticale.

INSERTIONS.
- 1° **Interne**..
  1. Apophyses transverses des six premières dorsales.
  2. Apophyses articulaires et base des apophyses transverses des cinq dernières cervicales.
  3. Apophyses épineuses de la 7e cervicale et des deux premières dorsales.
- 2° **Externe**.. Entre les deux lignes courbes occipitales.
- A signaler, près de l'occipital, l'*intersection aponévrotique* du muscle.

RAPPORTS........
- 1° **Face antérieure**. 1. Muscles droits et obliques de la tête. 2. Transversaires épineux.
- 2° **Face postérieure**. 1. Trapèze. 2. Splénius. 3. Petit complexus. 4. Petit dentelé postéro-supérieur.
- 3° **Bord interne**.... Ligament cervical postérieur.

INNERVATION.... Trois premières branches postérieures des nerfs cervicaux.

PHYSIOLOGIE.....
- I. **Un seul se contracte**.. Rotation portant la face du côté opposé.
- II. **Les deux se contractent.** Renversent la tête en arrière.

---

3. PETIT COMPLEXUS

SITUATION........ En dehors du grand complexus.

FORME............. Allongé et aplati.

DIRECTION........ Vertical.

INSERTIONS......
- 1° **Interne** ..... Apophyses transverses des cinq dernières cervicales et de la 1re dorsale.
- 2° **Externe**...... Bord postérieur et sommet de l'apophyse mastoïde.

RAPPORTS........
- 1° **En dedans**... Grand complexus.
- 2° **En dehors**... 1. Transversaire du cou. 2. Splénius. 3. Angulaire.

INNERVATION.... Filets...........
1. Du grand nerf occipital.
2. Des 3e et 4e branches cervicales postérieures.

PHYSIOLOGIE .... Voy. *Grand complexus.*

---

4. TRANSVERSAIRE DU COU

SITUATION........	En dehors du petit complexus.	
FORME.............	Grêle, allongé et aplati.	
DIRECTION........	Vertical.	
INSERTIONS......	1° **Interne**......	Apophyses transverses des cinq premières dorsales.
	2° **Externe**......	1. Tubercules postérieurs des apophyses transverses des cinq dernières cervicales. 2. Apophyses transverses de l'atlas et de l'axis.
RAPPORTS........	1° **En dedans**...	Grand et petit complexus.
	2° **En dehors**...	1. Long dorsal. 2. Sacro-lombaire. 3. Splénius. 4. Angulaire de l'omoplate. 5. Scalène postérieur.
INNERVATION....	Branches postérieures des derniers nerfs cervicaux et premiers dorsaux.	
PHYSIOLOGIE....	Étend la colonne cervicale.	

---

5. MUSCLES DROITS POSTÉRIEURS DE LA TÊTE

I. — GRAND DROIT.

SITUATION........	Sous l'occipital.	
FORME.............	Triangulaire.	
DIRECTION........	Oblique en bas, en dedans et en arrière.	
INSERTIONS......	1° **Interne**.....	Sommet de l'apophyse épineuse de l'axis.
	2° **Externe**.....	Au-dessous de la ligne courbe inférieure de l'occipital.
RAPPORTS........	1° **En avant**....	1. Arc postérieur de l'atlas. 2. Ligament atloïdo-occipital postérieur. 3. Occipital.
	2° **En arrière**...	1. Grand oblique. 2. Grand complexus.
	3° **Bord interne**.	Petit droit.
INNERVATION....	Filet de la branche postérieure de la première paire cervicale.	
PHYSIOLOGIE....	**I. Un seul muscle se contracte**..	Extension, inclinaison latérale et rotation de la tête.
	II. Les deux se contractent.	Renversent la tête en arrière.

II. — PETIT DROIT.

SITUATION........	En dedans des grands droits.	
FORME.............	Triangulaire.	
DIRECTION........	Vertical.	
INSERTIONS......	1° **Supérieur**....	Au-dessous de la ligne courbe inférieure de l'occipital, au dedans du grand droit.
	2° **Inférieur**....	Tubercule postérieur de l'atlas.
RAPPORTS........	1° **En avant**....	Ligament occipito-atloïdien postérieur.
	2° **En arrière**...	1. Grand droit postérieur. 2. Grand complexus.
	3° **Bord interne**.	1. Petit droit du côté opposé. 2. Ligament cervical postérieur.
INNERVATION....	Voy. *Grand droit*.	
PHYSIOLOGIE....	Étend la tête.	

---

6. MUSCLES OBLIQUES POSTÉRIEURS

I. — GRAND OBLIQUE (Oblique inférieur).

SITUATION....... Sous l'occipital.

FORME............ Carré et long.

DIRECTION....... Oblique en haut, en dehors et en avant.

INSERTIONS.....
- 1° **Interne**..... Face latérale de l'apophyse épineuse de l'axis.
- 2° **Externe**..... Partie postéro-inférieure de l'apophyse transverse de l'atlas.

RAPPORTS........
- 1° **En avant**....
  1. Ligament atloïdo-axoïdien postérieur.
  2. Artère vertébrale.
- 2° **En arrière**...
  1. Complexus (grand et petit).
  2. Grand nerf sous-occipital.

INNERVATION... Rameau inférieur de la branche postérieure de la première paire cervicale.

PHYSIOLOGIE.... Rotation de la face du côté correspondant à celui des muscles qui se contractent.

II. — PETIT OBLIQUE (Oblique supérieur).

SITUATION....... En dehors et au-dessus du précédent.

FORME............ Triangulaire.

DIRECTION....... Vertical.

INSERTIONS.....
- 1° **Supérieure**.. Un peu au-dessus et en dehors de l'insertion supérieure du grand droit.
- 2° **Inférieure**... Sommet de l'apophyse transverse de l'atlas.

RAPPORTS.
- 1° **En avant**....
  1. Ligament occipito-atloïdien postérieur.
  2. Extrémité supérieure du grand droit.
- 2° **En arrière**... Grand complexus.
- 3° **En dedans**... Triangle avec le grand droit par où passent....
  1. Artère vertébrale (côté interne).
  2. Branche postérieure du premier nerf cervical (côté externe).

INNERVATION... Rameau venant de la première branche postérieure cervicale.

PHYSIOLOGIE..... Renverse la tête en arrière, avec léger mouvement d'inclinaison latérale.

VI. — MUSCLES SUPERFICIELS DE LA RÉGION CERVICO-DORSALE

1. TRAPÈZE

SITUATION....... Muscle superficiel de la région cervico-dorsale.

FORME............ Triangulaire à sommet externe.

DIRECTION....... Différente avec ses faisceaux :
1. Les supérieurs sont obliques en bas et en dehors.
2. Les moyens horizontaux.
3. Les inférieurs obliques en haut et en dehors.

INSERTIONS.
- 1° Supérieure.
  1. Lèvre inférieure du tiers interne de la ligne courbe occipitale supérieure.
  2. Protubérance occipitale externe.
  3. Ligament cervical postérieur (qui va de la protubérance à l'apophyse épineuse de la 6e cervicale).
  4. Sommet des apophyses épineuses de la 7e cervicale et des dix premières dorsales et ligaments surépineux correspondants.
- 2° Inférieure.
  - 1° **Faisceaux supérieurs.** Tiers externe du bord postérieur de la clavicule.
  - 2° **Faisceaux moyens**....
    1. Bord postérieur de l'acromion.
    2. Lèvre supérieure du bord postérieur de l'épine de l'omoplate.
  - 3° **Faisceaux inférieurs.** Épine de l'omoplate (bourse séreuse au niveau de la facette interne de l'épine de l'omoplate).

RAPPORTS........
- 1° **En dehors**... Peau (très adhérente).
- 2° **En dedans**...
  1. Angulaire de l'omoplate.
  2. Splénius.
  3. Grand complexus.
- 3° **Bord supérieur**...
  1. Rhomboïde.
  2. Muscles des gouttières.
  3. Grand dorsal.
- 4° **Bord inférieur.** Forme le bord postérieur du *triangle sus-claviculaire.*

INNERVATION....
1. Branche externe du spinal.
2. Plexus cervical.

PHYSIOLOGIE.

Elle diffère avec les différents faisceaux.

- **I. Point fixe sur la colonne vertébrale**...
  - 1° Faisceaux supérieurs...
    1. Élèvent le moignon de l'épaule.
    2. Portent l'épaule en dedans.
  - 2° Faisceaux moyens...... Portent l'épaule en dedans.
  - 3° Faisceaux inférieurs.... Élèvent le moignon de l'épaule en abaissant l'extrémité interne de l'épine.
  - Conclusion ..... *Le trapèze est un élévateur du moignon de l'épaule.*
- **II. Point fixe sur l'omoplate**...
  1. Incline la tête.
  2. Fait tourner la tête du côté opposé.
  3. Élévateur du corps.

2. GRAND DORSAL

SITUATION......... Région postéro-inférieure du tronc.

FORME............. Muscle large en éventail.

DIRECTION........
1. Fibres supérieures horizontales.
2. Fibres moyennes et inférieures, d'autant plus obliques qu'on a affaire à des faisceaux plus inférieurs.

INSERTIONS
- 1° Interne......
  1. Apophyses épineuses des sept dernières vertèbres dorsales et des cinq vertèbres lombaires.
  2. Ligaments sus-épineux correspondants.
  3. Crête du sacrum.
  4. Tiers postérieur de la lèvre externe de la crête iliaque.
  5. Face externe des trois dernières côtes.
- 2° Supérieure .. Lèvre interne ou postérieure (trochinienne) de la coulisse bicipitale; à rappeler le mouvement de torsion des différents faisceaux.

RAPPORTS
- 1° En arrière... 1. Trapèze en haut. 2. Peau.
- 2° En avant.....
  1. Muscles des gouttières.
  2. Petit dentelé postérieur et inférieur.
  3. Côtes et leurs muscles.
- 3° Bord supérieur... Horizontal, recouvrant l'angle de l'omoplate.
- 4° Bord inférieur externe...... Forme le bord postérieur du triangle de J.-L. Petit.

INNERVATION... Filet nerveux de la partie inféro-postérieure du plexus brachial.

PHYSIOLOGIE ....
- I. Point fixe sur la colonne..... Porte l'humérus en bas, en dedans et en arrière, avec mouvement de rotation en dedans (ani scalptor).
- II. Point fixe sur l'humérus.
  1. Inspirateur.
  2. Élève tout le corps.

3. RHOMBOÏDE

SITUATION........ Muscle de la région scapulo-vertébrale.

FORME............. Losangique.

DIRECTION........ Oblique en bas et en dehors.

INSERTIONS.
- 1° Interne.......
  1. Partie inférieure du ligament cervical.
  2. Apophyse épineuse de la 7e cervicale.
  3. Apophyses épineuses des cinq premières dorsales.
- 2° Externe......
  1. Bord spinal de l'omoplate au-dessous de l'épine.
  2. Inférieurement, arcade fibreuse parallèle au bord spinal.
- Division de Theile et Hyrtl..
  1. Romboïde supérieur ou petit rhomboïde au-dessus de l'épine.
  2. Romboïde inférieur ou grand rhomboïde au-dessous de l'épine.

RAPPORTS........
- 1° En arrière... 1. Trapèze. 2. Grand dorsal.
- 2° En avant....
  1. Petit dentelé postéro-supérieur.
  2. Splénius.
  3. Muscles des gouttières.
  4. Côtes et intercostaux.
  5. Grand dentelé.
  6. Sous-épineux.

INNERVATION.... Filet nerveux naissant du dernier nerf cervical ou du premier nerf brachial.

PHYSIOLOGIE ....
1. Attire en dedans l'omoplate.
2. Rapproche son angle inférieur de la ligne médiane.
3. Abaisse le moignon de l'épaule.

4. ANGULAIRE

SITUATION........ Partie latérale de la nuque.

FORME............. Triangulaire.

DIRECTION......... Oblique en bas et en dehors.

INSERTIONS.......
- 1° Supérieure...
  1. Apophyse transverse de l'atlas.
  2. Tubercule postérieur des apophyses transverses des quatre premières vertèbres cervicales.
- 2° Inférieure... Bord interne de l'omoplate, au-dessus de l'épine.

RAPPORTS........
- 1° En dehors...
  1. Trapèze.
  2. Sterno-cléido-mastoïdien.
  3. Peau.
- 2° En dedans...
  1. Splénius.
  2. Sacro-lombaire.
  3. Petit dentelé postéro-supérieur
  4. Transversaire.
  5. Scalène postérieur.

INNERVATION ... Branches antérieures du plexus cervical.

PHYSIOLOGIE....
- I. Point fixe sur la colonne.
  1. Abaisse le moignon de l'épaule.
  2. Attire en haut et en dedans l'angle supérieur de l'omoplate.
- II. Point fixe sur l'épaule.. Incline la colonne vertébrale de ce côté.

5. PETITS DENTELÉS

I. — PETIT DENTELÉ POSTÉRO-SUPÉRIEUR.

SITUATION........ | Muscle profond de la région cervico-dorsale.
FORME............. | Quadrilatère.
DIRECTION........ | Oblique en bas et en dehors.

INSERTIONS......
- 1° **Supérieure**..
  1. Paroi inférieure du ligament cervical.
  2. Sommet des apophyses épineuses de la 7e cervicale et des trois premières dorsales.
- 2° **Inférieure**... | Bord supérieur et face externe des 1re, 2e, 3e, 4e et 5e côtes.

RAPPORTS........
- 1° **En dehors**...
  1. Rhomboïde.
  2. Trapèze.
  3. Angulaire.
- 2° **En dedans**...
  1. Splénius.
  2. Muscles des gouttières.
  3. Côtes et muscles intercostaux.

INNERVATION...
1. Filets venant des branches postérieures des premiers nerfs dorsaux.
2. Filet venant de la branche nerveuse du rhomboïde.

PHYSIOLOGIE.... | Élève les côtes ; il est donc inspirateur.

II. — PETIT DENTELÉ POSTÉRO-INFÉRIEUR.

SITUATION........ | Muscle profond de la région dorso-lombaire.
FORME............. | Quadrilatère.
DIRECTION........ | Oblique en dehors et en haut.

INSERTIONS......
- 1° **Inférieure**...
  1. Apophyses épineuses des deux dernières dorsales.
  2. Apophyses épineuses des deux ou trois premières lombaires.
- 2° **Supérieure**.. | Bord inférieur des quatre dernières côtes.

RAPPORTS........
- 1° **En dehors**... | Grand dorsal.
- 2° **En dedans**...
  1. Muscle des gouttières.
  2. Côtes.
  3. Intercostaux externes.

INNERVATION...
1. Filets grêles des branches postérieures des derniers nerfs dorsaux.
2. Filet du nerf du grand dorsal.

PHYSIOLOGIE.... | Abaisse les côtes ; il est donc expirateur.

VII. — MUSCLES DE LA RÉGION LOMBO-ILIAQUE

1. CARRÉ DES LOMBES

SITUATION........ | Entre la région lombaire et la région iliaque.
FORME............. | Rectangulaire.
DIRECTION........ | Variable avec les différents faisceaux constitutifs du muscle.

INSERTIONS.......
- 1° **Faisceaux ilio-costaux.**
  1. Allant du bord inférieur de la 12e côte à la crête iliaque.
  2. Ces faisceaux sont obliques en bas et en dehors.
- 2° **Faisceaux costo-transversaires.** | Allant du bord inférieur de la 12e côte aux trois dernières apophyses transverses.
- 3° **Faisceaux ilio-transversaires.** | Allant de la crête iliaque aux trois avant-dernières apophyses transverses.

RAPPORTS........
- 1° **En avant**....
  1. Aponévrose résistante (feuillet antérieur de l'aponévrose du transverse pour certains auteurs).
  2. Psoas.
  3. Rein.
  4. Côlon.
  5. Péritoine.
- 2° **En arrière**...
  1. Feuillet aponévrotique (apophyses transverses).
  2. Muscles des gouttières vertébrales.
- 3° **Bord interne.** | Muscles intertransversaires.
- 4° **Bord externe.** | Dédoublement aponévrotique.

PHYSIOLOGIE.....
- I. **Point fixe sur le bassin**..
  1. Abaisse les côtes.
  2. Incline la colonne lombaire.
- II. **Point fixe sur le thorax**.. | Incline le bassin de son côté.

---

2. PSOAS ILIAQUE

I. — GRAND PSOAS.

SITUATION........ Muscle abdomino-crural.

FORME............. Fusiforme.

DIRECTION........ Oblique en bas et en dehors.

INSERTIONS......
- **Supérieure**.....
  - 1. Parties latérales..
    - 1. Du corps de la 12e dorsale.
    - 2. Des cinq vertèbres lombaires.
    - 3. Des disques intervertébraux correspondants (arcades aponévrotiques).
  - 2. Face antérieure et bord inférieur.. — Des apophyses costiformes des vertèbres lombaires.

II. — ILIAQUE.

SITUATION........ Couché dans la fosse iliaque interne.

FORME............. Aplati, en éventail.

DIRECTION........
1. Oblique dans ses faisceaux externe et interne.
2. Vertical dans ses faisceaux moyens.

INSERTIONS......
- 1° **Supérieure**...
  - 1. Lèvre interne de la crête iliaque.
  - 2. Ligament ilio-lombaire.
  - 3. La plus grande partie de la fosse iliaque interne.
- 2° **Inférieure** des deux portions réunies. — Petit trochanter.

RAPPORTS.
- I. Dans l'abdomen.
  - A. Psoas......
    - 1° **En avant**....
      - 1. Diaphragme.
      - 2. Petit psoas.
      - 3. Rein et ses vaisseaux.
      - 4. Uretère.
      - 5. Vaisseaux spermatiques ou utéro-ovariens.
      - 6. Côlon.
    - 2° **En arrière**...
      - 1. Apophyses transverses lombaires.
      - 2. Muscles intertransversaires.
      - 3. Carré des lombes.
      - 4. Nerfs lombaires.
    - 3° **En dedans**...
      - 1. Chaîne sympathique.
      - 2. Aorte à gauche.
      - 3. Veine cave à droite.
      - 4. Vaisseaux iliaques externes en bas.
    - 4° **Rapports avec le plexus lombaire**..
      - 1. Douzième nerf intercostal longeant le bord inférieur de la 12e côte.
      - 2. Grand et petit abdomino-génitaux répondant à la première lombaire, obliques en bas et en dehors, visibles au niveau du bord externe du muscle.
      - 3. Fémoro-cutané, très oblique en bas et en dehors, perforant le muscle au niveau du disque intervertébral de la 2e et de la 3e vertèbre.
      - 4. Génito-crural oblique en bas, apparaissant au niveau de la 4e vertèbre lombaire.
      - 5. Obturateur à peu près vertical, apparaissant au niveau du disque intervertébral de la 5e vertèbre lombaire.
  - B. Iliaque....
    - 1° **En avant**....
      - 1. Cæcum à droite.
      - 2. S iliaque à gauche.
    - 2° **En arrière**... Fosse iliaque interne.
    - 3° **En dedans**... *Nerf crural* logé dans la gouttière formée par le psoas et l'iliaque.
- II. Au niveau de l'arcade crurale.
  - 1° **En haut**........... Arcade crurale.
  - 2° **En bas et en dehors**. Bord antérieur de l'os coxal.
  - 3° **En dedans**.........
    - 1. Bandelette ilio-pectinée le séparant des vaisseaux fémoraux.
    - 2. C'est là que passe le nerf crural immédiatement en dehors de la bandelette ilio-pectinée.
- III. A la cuisse.
  - 1° **En avant**.... Organes du triangle de Scarpa.
  - 2° **En arrière**... Articulation de la hanche (bourse séreuse très développée).
  - 3° **Bord externe**.
    - 1. Couturier.
    - 2. Droit antérieur de la cuisse.
  - 4° **Bord interne**. Bord externe du pectiné.

INNERVATION... Rameaux intrapelviens du crural.

PHYSIOLOGIE....
1. Fléchit la cuisse sur le bassin.
2. Adducteur du périnée.
3. Rotateur en dehors.
4. Fléchisseur de la colonne vertébrale et du bassin.
5. Par sa contraction unilatérale, fléchit le tronc de ce côté avec un léger mouvement de rotation.

III. — PETIT PSOAS.

SITUATION....... En avant du psoas.

FORME............ Fusiforme en haut, filiforme en bas.

DIRECTION....... Légèrement oblique en bas et en dehors.

INSERTIONS......
- 1° **Supérieure**..
  1. Corps de la 12e dorsale.
  2. Corps de la 1re lombaire.
  3. Disque intervertébral correspondant.
- 2° **Inférieure**...
  1. Éminence ilio-pectinée.
  2. Fascia iliaca.

RAPPORTS.......
- 1° **En avant**.... (Voy. *Grand psoas*.)
- 2° **En arrière**... Grand psoas.

PHYSIOLOGIE.... C'est un muscle sans fonction, atrophié, ne rappelant qu'une disposition ancestrale, qui existe normalement chez certains animaux, les *sauteurs* entre autres.

VIII. — MUSCLES DES GOUTTIÈRES VERTÉBRALES

1. MASSE COMMUNE

SITUATION........ Gouttière lombo-sacrée.

FORME............. Losangique.

DIRECTION........ Oblique.

INSERTIONS......
- 1° **Antérieure**..
  1. Apophyses épineuses des dernières vertèbres lombaires.
  2. Crête sacrée.
  3. Tubercules postérieurs du sacrum.
  4. Grand ligament sacro-sciatique.
  5. Tubérosité iliaque.
  6. Cinquième postérieur de la crête iliaque.
- 2° **Postérieure**.. *Aponévrose des muscles spinaux* ou tendon commun d'origine du sacro-lombaire et du long dorsal.

---

2. SACRO-LOMBAIRE (Ilio-costal)

SITUATION........ Partie superficielle et externe de la masse commune.

FORME............. Très irrégulière.

DIRECTION........ A peu près verticale.

INSERTIONS......
- 1° **Inférieure**...
  1. Crête iliaque.
  2. Tubérosité iliaque.
  3. Partie externe de l'aponévrose spinale.
- 2° **Supérieure**...
  1. Angle des 12 côtes (tendons dorsaux).
  2. Apophyses transverses des cinq dernières vertèbres cervicales (tendons cervicaux).
- Présence de *faisceaux de renforcement*.

---

3. LONG DORSAL

SITUATION........ Partie superficielle et interne de la masse commune.

FORME............. Elliptique, allongée.

DIRECTION........ Vertical.

INSERTIONS......
- 1° Supérieure ..
  - 1° Vertèbres cervicales, mais auparavant se termine par trois ordres de faisceaux sur l'arc vertébro-costal.
  - 2° **Faisceau interne**.... Épineux : apophyse épineuse.
  - 3° **Faisceau moyen**..... Transversaire : sommet de l'apophyse transverse.
  - 4° **Faisceau externe**... Costal : face externe de la côte (entre l'angle et la tubérosité).
- 2° **Inférieure**... Apophyses épineuses des vertèbres lombaires.

---

4. TRANSVERSAIRE ÉPINEUX

SITUATION .... Sous l'ilio-costal et le long dorsal.

FORME .... Série de faisceaux musculaires, « *chevrons musculaires* ».

DIRECTION .... Oblique en haut et en dedans.

INSERTIONS ......
- A. **Demi-épineux** ...
  - 1° **Demi-épineux du dos** ......
    - 1° **Insert. inférieure** ... Sommet et bord supérieur des apophyses transverses des six dernières dorsales.
    - 2° **Insert. supérieure** .. Apophyses épineuses des quatre premières dorsales et des deux dernières cervicales.
  - 2° **Demi-épineux de la nuque** ..
    - 1° **Insert. inférieure** ... Sommet et bord supérieurs des apophyses transverses des premières vertèbres dorsales.
    - 2° **Insert. supérieure** ... Apophyses épineuses des 5e, 4e, 3e et 2e vertèbres cervicales.
- B. **Multifide du rachis** .....
  - 1° **Insert. externes** ..
    1. Gouttière sacrée.
    2. Face antérieure de l'aponévrose commune.
    3. Tubercules apophysaires.
    4. Face postérieure des apophyses transverses.
    5. Apophyses transverses.
    6. Apophyses articulaires des quatre dernières cervicales.
  - 2° **Insert. internes** .. Faces latérales des apophyses épineuses des 4e, 3e et 2e vertèbres sus-jacentes.
- C. **Rotateurs du dos** ....
  - 1° **Insert. internes** .. Apophyses transverses.
  - 2° **Insert. externes** ..
    1. Bord inférieur de la lame.
    2. Bord inférieur de l'apophyse épineuse de la vertèbre sus-jacente.

SCHÉMA DE TROLARD ....
1. Faisceau sus-épineux ou long épineux.
2. Faisceau sous-épineux.
3. Faisceau lamellaire interne ou long lamellaire (long rotateur des auteurs).
4. Faisceau lamellaire externe ou court lamellaire (court rotateur des auteurs).

RAPPORTS DES MUSCLES SPINAUX ....
- 1° **En avant** ....
  1. Vertèbres et côtes.
  2. Muscles intercostaux et surcostaux.
  3. Feuillet moyen de l'aponévrose postérieure du transverse de l'abdomen.
- 2° **En arrière** ...
  1. Aponévrose lombaire.
  2. Petits dentelés postérieurs.
- Présence d'une véritable *loge ostéo-fibreuse*.

INNERVATION ... Branches postérieures des nerfs dorsaux et lombaires.

PHYSIOLOGIE ....
- I. **Contraction d'un seul côté** ......
  1. Inclinaison latérale.
  2. Rotation.
- II. **Contraction des deux côtés** ..... Extension de la colonne vertébrale : ce sont par excellence les muscles de la *station bipède*.

IX. — MUSCLES INTERTRANSVERSAIRES

1. DESCRIPTION GÉNÉRALE

SITUATION........ Entre les apophyses transverses des différentes vertèbres.

FORME............ Quadrilatère à angles arrondis.

DIRECTION........ A peu près vertical.

INSERTIONS.

- A. Au cou.........
  - **I. Intertransversaires antérieurs.**
    - **1° Insert. supérieure..** Bord inférieur d'une apophyse transverse.
    - **2° Insert. inférieure..** Lèvre antérieure du bord supérieur de l'apophyse transverse sous-jacente.
  - **II. Intertransversaires postérieurs.**
    - **1° Insert. supérieure.** Bord inférieur d'une apophyse transverse.
    - **2° Insert. inférieure..** Lèvre postérieure du bord supérieur de l'apophyse transverse sous-jacente.
- B. Au dos......... Du sommet d'une apophyse transverse à l'apophyse transverse sous-jacente. (Longs intertransversaires sautant une apophyse transverse).
- C. Aux lombes.... Vont d'une apophyse costiforme d'une vertèbre à l'apophyse costiforme de la vertèbre sous-jacente.

2. MUSCLES ÉPINEUX

INSERTIONS......

- **A. Muscle épineux du dos.........**
  - **1° En dehors...** Faisceaux internes du long dorsal.
  - **2° En dedans...** Sommet des huit apophyses épineuses cervicales.
- **B. Muscle épineux de la nuque...** Va du sommet des apophyses épineuses des deux dernières cervicales et des deux premières dorsales, à l'apophyse épineuse de l'axis seul ou de l'axis et de la 3° cervicale.

PHYSIOLOGIE..... Étendent la colonne vertébrale.

3. MUSCLES INTERÉPINEUX

INSERTIONS......

- **I. Au cou ......** Vont du bord correspondant de la gouttière épineuse sus-jacente au bord supérieur de l'apophyse épineuse sous-jacente.
- **II. Au dos......** On ne les rencontre qu'aux deux extrémités de la colonne dorsale.
- **III. Aux lombes** S'insérant sur le sommet et toute la longueur de l'apophyse épineuse.

PHYSIOLOGIE..... Étendent la colonne vertébrale.

4. MUSCLES DE LA RÉGION CAUDALE

I. — ISCHIO-COCCYGIEN.

SITUATION........ Va de l'ischion au coccyx.

FORME............ Triangulaire.

DIRECTION .... Oblique en bas et en dedans.

INSERTIONS......

- **1° Insert. supérieure ...**
  1. Face interne et bords de l'épine sciatique.
  2. Petit ligament sacro-sciatique.
- **2° Insert. inférieure....**
  1. Bord et face antérieure du coccyx.
  2. Dernière vertèbre sacrée.

RAPPORTS........

- **1° En haut.....** Aponévrose pelvienne.
- **2° En bas ......** Creux ischio-rectal.

PHYSIOLOGIE....

1. Flexion.
2. Inclinaison latérale.

C'est l'abducteur de la queue des animaux.

II. — EXTENSEUR DU COCCYX (sacro-coccygien postérieur).

INSERTIONS...... Va de la face postérieure des dernières vertèbres sacrées à la face postérieure du coccyx.

PHYSIOLOGIE.... C'est le muscle extenseur de la queue des animaux.

III. — FLÉCHISSEUR DU COCCYX (sacro-coccygien antérieur).

INSERTIONS...... Va de la partie inféro-latérale de la dernière vertèbre sacrée et de la première pièce du coccyx à la face antérieure du coccyx, s'insérant à la dernière des pièces coccygiennes. C'est le *curvator coccygis*.

X. — MUSCLES DE LA RÉGION ANTÉRO-LATÉRALE DU THORAX

1. GRAND PECTORAL

SITUATION........ Partie antérieure du thorax et du creux de l'aisselle.

FORME............. Triangulaire en éventail.

DIRECTION........ Différente, suivant qu'on envisage......
1. Ses faisceaux supérieurs, obliques en bas et en dehors.
2. Ses faisceaux moyens, horizontaux.
3. Ses faisceaux inférieurs, obliques en haut et en dehors.

INSERTIONS......
- 1° **Supérieure et interne**..
  1. Deux tiers internes du bord antérieur de la clavicule (faisceaux claviculaires).
  2. Face antérieure du sternum (faisceaux sternaux).
  3. Aponévrose du grand oblique (faisceaux abdominaux).
  4. Cartilages des six premières côtes (faisceaux costaux).
- 2° **Externe**..... Lèvre antérieure trochintérienne de la coulisse bicipitale de l'humérus. Cette insertion se fait d'une façon particulière et représente un U à la coupe verticale.

RAPPORTS.
- 1° **Face antérieure**.
  1. Peau et glande mammaire.
  2. Peaucier.
  3. Aponévrose superficielle.
- 2° **Face postérieure**.
  1. Sternum.
  2. Côtes et espaces intercostaux, avec leurs muscles, vaisseaux et nerfs.
  3. Ligament de Giraldès.
  4. Bourse séreuse de Chassaignac.
  5. Tous les organes du creux de l'aisselle....
     1. Artère et veine axillaires.
     2. Plexus brachial.
- 3° **Bord supérieur**. Limite en bas le *triangle delto-pectoral*......
  1. Veine céphalique.
  2. Ganglion de l'espace delto-pectoral.
  3. Artère acromio-thoracique.
- 4° **Bord inférieur**.. Forme le bord antérieur du creux de l'aisselle.
- 5° **Base**...........
  1. Os.
  2. Cartilages.
  3. Aponévroses.

INNERVATION.... Nerf grand thoracique antérieur de Sappey, venant du plexus brachial.

PHYSIOLOGIE....
- 1° **Point fixe sur le thorax**...
  1. Porte le bras en dedans et en avant.
  2. Abaisse le bras quand celui-ci est élevé.
- 2° **Point fixe sur l'humérus**.
  1. Élève les côtes, donc inspirateur.
  2. Elève le thorax en entier.

2. PETIT PECTORAL

SITUATION........ Région antéro-externe du thorax, sous le grand pectoral.

FORME............. Triangulaire à sommet supérieur et externe.

DIRECTION........ Oblique.........
1. De haut en bas.
2. De dehors en dedans.

INSERTIONS......
- 1° **Supérieure**.. Bord interne de l'apophyse coracoïde, en dedans de l'insertion du coraco-biceps et du coraco-brachial
- 2° **Inférieure**... Face externe des 3e, 4e et 5e côtes par trois digitations.

RAPPORTS........
- 1° **Face antérieure**..
  1. Grand pectoral.
  2. Vaisseaux et nerfs thoraciques supérieurs.
- 2° **Face postérieure**.
  1. Côtes.
  2. Espaces intercostaux.
  3. Grand dentelé.
  4. Organes du creux de l'aisselle.
- 3° **Bord supérieur**.. Bord externe de l'espace clavi-pectoral.
- 4° **Bord inférieur**... Insertion du ligament suspenseur de l'aisselle.

INNERVATION.... Filet du plexus brachial, naissant de la 6e et de la 7e paires cervicales.

PHYSIOLOGIE....
- 1° **Point fixe sur le thorax**... Abaisseur du moignon de l'épaule, amenant un déplacement de l'angle inférieur du scapulum.
- 2° **Point fixe sur l'apophyse coracoïde**.... Élévateur des côtes, donc inspirateur.

3. SOUS-CLAVIER

- **SITUATION** .... Muscle allant de la 1re côte à la clavicule.
- **FORME** .... Cylindroïde.
- **DIRECTION** .... Transversal.
- **INSERTIONS** ....
  - 1° **Supérieure** .. Gouttière longitudinale de la partie moyenne de la face inférieure de la clavicule.
  - 2° **Inférieure** ...
    1. 1er cartilage costal.
    2. Portion costale correspondante.
  - 3° **Muscles claviculaires surnuméraires** .
    1. Muscle sterno-chondro-scapulaire.
    2. Muscles sterno-claviculaires..
       1. Antérieur.
       2. Postérieur.
    3. Muscle scapulo-claviculaire.
    4. Muscles cléido-aponévrotiques.
       1. Ascendants.
       2. Descendants.
- **RAPPORTS** ....
  - 1° **En haut** ..... Face inférieure de la clavicule.
  - 2° **En bas** ......
    1. 1re côte.
    2. Veine sous-clavière.. } En allant de dedans en dehors.
    3. Artère sous-clavière . } En allant de dedans en dehors.
    4. Plexus brachial ...... } En allant de dedans en dehors.
    5. Nerf du grand pectoral croisant obliquement la veine.
- **INNERVATION**.... Filet nerveux venant des 6e et 7e paires cervicales.
- **PHYSIOLOGIE**.... Abaisseur.......
  1. De la clavicule.
  2. Du moignon de l'épaule, par suite des connexions de la clavicule avec l'omoplate.

---

4. GRAND DENTELÉ

- **SITUATION** .... Paroi latérale du thorax.
- **FORME** .... Rayonnée.
- **DIRECTION** .... Différente avec les faisceaux.
  1. Les supérieurs obliques en haut... } Et en dedans.
  2. Les moyens transversaux.......... } Et en dedans.
  3. Les inférieurs obliques en bas..... } Et en dedans.
- **INSERTIONS** ......
  - 1° **Faisceaux supérieurs**.. Allant de l'angle supérieur de l'omoplate aux 2 premières côtes.
  - 2° **Faisceaux moyens** .... Allant du bord spinal à la face externe et au bord inférieure des 2e, 3e et 4e côtes.
  - 3° **Faisceaux inférieurs**.. Allant de l'angle de l'omoplate aux 5e, 6e, 7e, 8e, 9e et 10e côtes.
- **RAPPORTS** ....
  - 1° **Face externe**.
    1. Grand pectoral.
    2. Petit pectoral.
    3. Sous-clavier.
    4. Organes du creux de l'aisselle.
    5. Grand dorsal.
  - 2° **Face interne**.
    1. Côtes et espaces intercostaux.
    2. Scalène postérieur.
    3. Petit dentelé postéro-supérieur.
  - 3° **Bord antérieur**... Dentelé répondant aux côtes et espaces intercostaux.
  - 4° **Bord postérieur**..
    1. En avant..... Sous-scapulaire.
    2. En arrière ....
       1. Rhomboïde.
       2. Angulaire de l'omoplate.
       3. Sus-épineux.
       4. Sous-épineux.
- **INNERVATION**... Nerf respiratoire de Ch. Bell ou grand nerf thoracique postérieur, branche du plexus brachial.
- **PHYSIOLOGIE**.....
  - 1° **Point fixe sur le thorax**... Propulseur en avant et rotateur de l'omoplate.
  - 2° **Point fixe sur l'omoplate**..
    1. Deux premières portions : Élèvent les côtes.
    2. Dernière portion : Abaisse les côtes.

XI. — MUSCLES DE LA RÉGION COSTALE

1. INTERCOSTAUX

DIVISION .... Il y en a de deux sortes ......
- 1. Intercostaux externes.
- 2. Intercostaux internes.

SITUATION........ Comme leur nom l'indique, ils comblent les espaces intercostaux, fermant le gril costal.

FORME............ Rectangulaire, comme les espaces intercostaux eux-mêmes.

DIRECTION........ Oblique..........
- 1. De haut en bas. 2. De dehors en dedans....... — Pour l'intercostal externe.
- 3. De haut en bas. 4. De dedans en dehors......... — Pour l'intercostal interne.

INSERTIONS......
- **I. Intercostal externe**.....
  - 1° **Insert. supérieure** ... Lèvre externe de la gouttière costale.
  - 2° **Insert. inférieure**.... Bord supérieur de la côte inférieure.
- **II. Intercostal interne**..... **Insertion supérieure** ...
  - 1. Opinion classique. — Lèvre interne de la gouttière costale.
  - 2. Opinion récente (Souligoux)
    - 1. Lèvre interne en arrière et sur les côtes.
    - 2. Lèvre interne et lèvre externe en avant.
  - Autrement dit, il y a une double insertion délimitant un triangle à base supérieure à l'insertion supérieure de l'intercostal interne.

RAPPORTS.
- **I. Intercostal externe**.......
  - 1° **En dehors**...
    - 1. Aponévrose externe................. 2. Tissu cellulaire et peau............. 3. Muscles pectoraux................... 4. Mamelles......................... — En avant.
    - 5. Grand dentelé........................ — Latéralement.
    - 6. Muscles. 1. Trapèze............... 2. Grand dorsal......... 3. Rhomboïde........... 4. Angulaire............ 5. Petits dentelés postérieur, supérieur, inférieur................. — En arrière.
  - 2° **En dedans**... Couche de tissu cellulaire séparant les deux muscles et dans laquelle chemineraient (pour les classiques) les vaisseaux et nerfs intercostaux.
  - 3° **En avant**..... L'intercostal externe ne va pas jusqu'au sternum. Il s'arrête suivant une ligne oblique en bas et en dedans s'arrêtant au cartilage chondral.
  - 4° **En arrière**... Ce muscle intercostal comble tout l'espace en arrière jusqu'aux vertèbres.
- **II. Intercostal interne**........
  - 1° **En dehors**... Tissu cellulaire.
  - 2° **En dedans**... Plèvres et poumons dont ils sont séparés par l'aponévrose endothoracique.
  - 3° **En avant**.... Comble tout l'espace intercostal jusqu'au sternum.
  - 4° **En arrière**... S'arrête en avant des vertèbres près du col des côtes.
  - Dans le dédoublement de la partie supérieure du muscle sont les vaisseaux et nerfs intercostaux disposés de haut en bas de la façon suivante.................... 1. Veine. 2. Artère. 3. Nerf. — Ces trois organes noyés dans du tissu cellulaire.

INNERVATION ... Nerfs intercostaux.

PHYSIOLOGIE.....
1. Il existe de multiples opinions : ces deux muscles ayant tour à tour eu le rôle d'inspirateurs et d'expirateurs.
2. Ce qu'il faut savoir, c'est que ce rôle est de peu d'importance et que l'étude phylogénique les montre comme des organes en voie de régression (Poirier).
3. Ce sont de « simples parois élastiques », dit Testut.

2. SURCOSTAUX (Au nombre de 12)

SITUATION	Partie postérieure du thorax.	
FORME	Triangulaire.	
DIRECTION	Obliques	1. De haut en bas. 2. De dedans en dehors.
INSERTIONS	**1° Supérieure**	Sommet des apophyses transverses.
	2° Inférieure	Bord supérieur de la face externe de la côte sous-jacente entre l'angle et la tubérosité.
RAPPORTS	**1° En arrière**	1. Muscle long dorsal. 2. Muscle sacro-lombaire.
	2° En avant	Intercostaux.
PHYSIOLOGIE	Inspirateurs.	

---

3. SOUS-COSTAUX (Nombre variant de 2 à 10)

SITUATION	Région postéro-interne du thorax.	
FORME	Triangulaire.	
DIRECTION	Oblique ou vertical.	
INSERTIONS	**1° Supérieure**	Face interne d'une côte.
	2° Inférieure	Face interne de la côte sous-jacente.
RAPPORTS	**1° En dehors**	Intercostaux internes.
	2° En dedans	Plèvre pariétale.
PHYSIOLOGIE	1. Ils n'ont, en réalité, aucun rôle et doivent être considérés comme un système distinct, représenté à l'abdomen par le transverse. 2. Ce sont tous des organes rudimentaires, en voie de régression.	

---

4. TRIANGULAIRE DU STERNUM

SITUATION	Face postérieure du sternum et des premiers cartilages costaux.	
FORME	Triangulaire allongé.	
DIRECTION	Différente avec ses faisceaux	1. Les supérieurs et moyens sont obliques en haut. 2. Les inférieurs, transversaux.
INSERTIONS	**1° Interne**	Aponévrose des parties latérales de l'appendice xiphoïde et du sternum.
	2° Externe	Portion antérieure des 3e, 4e, 5e et 6e cartilages costaux.
RAPPORTS	**1° En avant**	Intercostaux internes dont le triangulaire est séparé par les vaisseaux mammaires internes.
	2° En arrière	1. Plèvre pariétale. 2. Péricarde.
PHYSIOLOGIE	Abaisseur des cartilages costaux, donc expirateur.	

XII. — MUSCLES DE LA RÉGION ANTÉRO-LATÉRALE DE L'ABDOMEN

1. PYRAMIDAL

- **SITUATION** : Partie antéro-inférieure de l'abdomen.
- **FORME** : Triangulaire.
- **DIRECTION** : Vertical.
- **INSERTIONS** :
  - **1° Supérieure** : Ligne blanche par une extrémité pointue à égale distance du pubis et de l'ombilic.
  - **2° Inférieure** : Lèvre antérieure du bord supérieur du pubis, entre l'épine et la symphyse.
- **RAPPORTS** :
  - **1° Face antérieure** :
    1. Peau.
    2. Tissu cellulaire sous-cutané.
    3. Feuillet antérieur de la gaine du droit.
  - **2° Face postérieure** : Mince lame fibreuse le séparant du muscle grand droit dans la gaine duquel il est contenu.
- **INNERVATION** : Rameau terminal de la 12e dorsale.
- **PHYSIOLOGIE** : Muscle sans fonction, reste d'un organe très développé chez certains animaux (didelphiens).

---

2. GRAND DROIT

- **SITUATION** : Symétriquement placé de chaque côté de la ligne médiane.
- **FORME** : Rectangulaire.
- **DIRECTION** : Vertical avec transversalement la présence d'*intersections aponévrotiques* blanchâtres au nombre de 3 environ.
- **INSERTIONS** :
  - **1° Supérieure** :
    - **1. Faisceau interne** :
      1. Appendice xiphoïde.
      2. Septième cartilage costal.
    - **2. Faisceau moyen** : Bord inférieur de la 6e côte.
    - **3. Faisceau externe** : Bord inférieur de la 5e côte.
  - **2° Inférieure** : Entre l'épine et l'angle du pubis.
- **RAPPORTS** :
  - **1° Face antérieure** :
    1. Peau.
    2. Pyramidal en bas.
    3. Feuillet aponévrotique résistant.
  - **2° Face postérieure** :
    1. Fascia transversalis le séparant du péritoine et des viscères abdominaux.
    2. Artère épigastrique.
  - **3° Bord interne** : Ligne blanche.
- **PHYSIOLOGIE** :
  - **1° Point fixe sur les côtes** : Fléchisseur du bassin sur le thorax.
  - **2° Point fixe sur le bassin** :
    1. Expirateur.
    2. Fléchisseur du thorax.
  - Rôle important dans certains actes résultant de la compression des organes de l'abdomen :
    1. Vomissement.
    2. Miction.
    3. Défécation.
    4. Parturition.

---

3. GRAND OBLIQUE

SITUATION........ | Muscle latéral superficiel de l'abdomen.

FORME............ | Large, aplati.

DIRECTION........ | Oblique en bas et en dedans.

INSERTIONS.

- **1° Supérieure**..... Bord inférieur et face externe des huit dernières côtes (entre-croisement des digitations musculaires avec celles :
  - 1. Du grand dentelé en haut.
  - 2. Du grand dorsal en bas.
- **2° Inférieure**......
  - **1. Sur la ligne médiane**.... Ligne blanche où se fait un entre-croisement des fibres tendineuses des muscles des deux côtés.
  - **2. Sur le pubis.**
    - **1. Faisceaux superficiels.**
      - 1. Interne (pilier interne du canal inguinal) : angle du pubis.
      - 2. Externe (pilier externe du canal inguinal) : épine du pubis.
      - 3. Moyens ou intermédiaires (fibres arciformes ou intercolumnaires) reliant les deux piliers.
    - **2. Faisceaux profonds**... Ligament de Colles, s'insérant sur le pubis du côté opposé.
    - L'orifice inguinal externe ou inférieur est délimité par les deux piliers interne et externe.
  - **3. A l'arcade crurale**..... Fusion de l'aponévrose du grand oblique au niveau de son bord antérieur........
    - 1. En dehors. | Gaine du psoas.
    - 2. En dedans. | Aponévrose du pectiné.

RAPPORTS........

- **1° En dehors**...
  - 1. Peau et tissu cellulaire sous-cutané.
  - 2. Vaisseaux tégumenteux abdominaux.
- **2° En dedans**...
  - 1. Petit oblique.
  - 2. Grand droit et pyramidal.
  - 3. Les sept ou huit derniers espaces intercostaux.
- **3° Bord postérieur**.. Forme le bord antérieur du triangle lombaire latéral de J.-L. Petit.

INNERVATION...

- 1. 8e, 9e, 10e, 11e, 12e nerfs dorsaux.
- 2. Grand abdomino-génital.
- 3. Petit abdomino-génital.

PHYSIOLOGIE....

- **1° Point fixe sur le thorax**... Fléchit le bassin.
- **2° Point fixe sur le bassin**...
  - 1. Abaisse les côtes.
  - 2. Fléchit le thorax.
  - 3. Comprime les organes abdominaux.

4. PETIT OBLIQUE

SITUATION........ Partie latérale de l'abdomen, sous le grand oblique.

FORME............ Radiée, en éventail.

DIRECTION........ Variable avec ses faisceaux.....
- 1. Les postérieurs, obliques en haut et en bas.
- 2. Les moyens, transversaux.
- 3. Les inférieurs, obliques en bas et en dedans.

INSERTIONS......
- 1° **Supérieure**..
  - 1. **Faisceaux antérieurs** (pubiens)...
    - 1. Région de l'épine.
    - 2. Ligament de Colles.
  - 2. **Faisceaux postérieurs.** Cartilages des quatre dernières côtes (costaux).
  - 3. **Faisceaux moyens**.... Bord externe d'une large aponévrose qui va former les deux feuillets inférieur et postérieur du grand droit pour se terminer à la ligne blanche.
  - Ces faisceaux forment les faisceaux moyens du crémaster.
    - 1. Les internes venant du pubis.
    - 2. Les externes de l'arcade crurale.
- 2° **Inférieure**...
  - 1. Aponévrose qui n'est autre que le feuillet postérieur de l'aponévrose du transverse.
  - 2. Apophyses épineuses des trois dernières vertèbres lombaires.
  - 3. Trois quarts antérieurs de l'interstice de la crête iliaque.
  - 4. Tiers externe de l'arcade crurale.

RAPPORTS........
- 1° **En avant**....
  - 1. Grand oblique.
  - 2. Grand dorsal.
- 2° **En arrière**..
  - 1. Forme avec le transverse le fond du triangle de J.-L. Petit (triangle lombaire inférieur) dont le bord postérieur est formé par le grand dorsal.
  - 2. En outre, le bord postérieur du petit oblique forme le bord antérieur du triangle lombaire supérieur ou triangle de Grynfeldt, dont le bord postérieur est formé par le bord externe de la masse sacro-lombaire et la base par le bord inférieur du petit dentelé et un peu du bord inférieur de la 12e côte.

INNERVATION...
PHYSIOLOGIE.... Voy. *Grand oblique*.

---

5. TRANSVERSE

SITUATION........ Région latéro-inférieure de l'abdomen, sous le petit oblique.

FORME............ Triangulaire à sommet postérieur.

DIRECTION........ Différente avec ses groupes de faisceaux dont les moyens sont transversaux.

INSERTIONS......
- 1° **Antérieure**... Ligne blanche ; mais auparavant l'aponévrose du muscle s'est dédoublée pour envelopper le grand droit, sauf à sa face postérieure où elle se termine par le repli semi-lunaire (Douglas).
- 2° **Postérieure**..
  - 1. Face interne des six dernières côtes.
  - 2. Trois quarts antérieurs du bord interne de la fosse iliaque.
  - 3. Un tiers externe de l'arcade crurale.
  - 4. Aponévrose abdominale postérieure qui s'insère par trois feuillets.........
    - 1. L'antérieur à la base des apophyses transverses.
    - 2. Le moyen au sommet des mêmes apophyses.
    - 3. Le postérieur au sommet des apophyses épineuses.

RAPPORTS........
- 1° **En dehors**... Grand et petit oblique.
- 2° **En dedans**... Fascia transversalis séparant le muscle des organes abdominaux.

INNERVATION.... Voy. *Grand oblique*.

PHYSIOLOGIE....
- 1. Rétrécit le thorax, donc expirateur.
- 2. Rôle de sangle abdominale.

XIII. — DIAPHRAGME

SITUATION........ Entre le thorax et l'abdomen (*septum transversum*).

FORME ET DIRECTION.
- I. **Sur le cadavre...**
  - 1. Deux voûtes secondaires.
  - 2. Irrégularités de courbure.
- II. **Sur le vivant.**
  - 1. Pas d'irrégularités.
  - 2. Variations de forme dans le cas d'expiration forcée.

INSERTIONS ET DESCRIPTION.
- I. **Centre phrénique** ou **aponévrotique** ou **trèfle**..........
  - C'est la portion centrale à trois folioles (*Miroir de Van Helmont*).
  - 1. Une antérieure.
  - 2. Une gauche, petite.
  - 3. Une droite.
- II. **Portion périphérique musculaire**.......
  - 1° **Faisceaux sternaux**..... Appendice xiphoïde.
  - 2° **Faisceaux costaux**......
    - 1. Six dernières côtes (face interne).
    - 2. Trois arcades aponévrotiques..
      - 1. La 1re va du sommet de la 10e côte à celui de la 11e.
      - 2. La 2e unit les extrémités des 11e et 12e côtes.
      - 3. La 3e va de l'extrémité de la 10e à la face antérieure ou au sommet de l'apophyse transverse de la 1re ou 2e lombaire. C'est le *ligament cintré du diaphragme* qui..........
        - 1. Pour Poirier est un véritable ligament intercostal.
        - 2. Pour Lejars, une dépendance de l'aponévrose postérieure du transverse.
    - (*Hiatus costo-lombaire* triangulaire de Récamier-Farabeuf-Lejars.)
    - Jamais, pour Luschka, il n'y aurait continuité avec les fibres du transverse.
  - 3° **Faisceaux vertébraux** (Piliers du diaphragme)..
    - 1° **Corps vertébraux.**
      - 1. *Pilier droit*..
        - 1. 2e lombaire.
        - 2. 3e lombaire.
        - 3. Disque intervertébral correspondant.
      - 2. *Pilier gauche* (plus court)... 2e lombaire.
      - 3. *Leur union*...
        - 1. Par le bord interne du tendon d'origine.
        - 2. Par les deux faisceaux anastomotiques qu'ils suivent.
      - 4. *Leur division* (Krause)......
        - 1. Division en deux des deux piliers droit et gauche.
          - *a.* Pilier interne *principal*.
          - *b.* Pilier externe *accessoire*.
        - 2. Cette division est imposée par le passage des grands splanchniques qui est constant.
    - 2° **Arcade du psoas**...... Va du corps de la 2e lombaire à l'apophyse transverse de la 1re, enchâssant et bridant l'origine du psoas.

- **CONSTITUTION ARCHITECTURALE DU MUSCLE**........
  - 1. Série de muscles digastriques.
  - 2. Système de fibres d'association.......
    - 1. Bandelette supérieure ou antéro-postérieure de Bourgery.
    - 2. Bandelette inférieure ou demi-circulaire postérieure de Bourgery.
  - 3. Grandes variations individuelles.

- **ORIFICES.**
  - 1° **Aorte et canal thoracique**... — Orifice ostéo-tendineux prévertébral gauche.
  - 2° **Veine cave inférieure**....
    - 1. Orifice ellipsoïdal.
    - 2. Aponévrotique, donc sans action sur le vaisseau.
  - 3° **Œsophage**...
    - 1. Elliptique.
    - 2. Un peu à gauche du plan médian à contours musculaires.
    - 3. Fusion du muscle et de l'organe.
  - 4° **Pneumo-gastrique** ...
    - 1. Le droit sur la face postérieure. } De l'œsophage.
    - 2. Le gauche sur la face antérieure. } De l'œsophage.
  - 5° **Grande azygos**........ — Passe par l'orifice aortique ou au travers du pilier droit.
  - 6° **Petite azygos**.......... — Passe entre le pilier gauche principal et son pilier accessoire.
  - 7° **Grands splanchniques.**
  - 8° **Petits splanchniques**..
  - 9° **Grand sympathique**...
    - A orifices variables.

- **RAPPORTS.**
  - I. Rapports viscéraux.
    - 1° **Face supérieure**....
      - 1. *Verticale*.... — Paroi lombaire et costale (sillon circulaire costo-diaphragmatique).
      - 2. *Horizontale*....
        - 1. Au centre.
          - 1. En avant.. — 1. Cœur. | 2. Péricarde.
          - 2. En arrière. — Organe du médiastin postérieur.
        - 2. A droite. — Poumon et plèvre droits.
        - 3. A gauche. — Poumon et plèvre gauches.
    - 2° **Face inférieure**....
      - 1. *Verticale*....
        - 1. Au centre: *Région cœliaque* (Piliers)...
          - 1. Tronc cœliaque.
          - 2. Plexus solaire.
          - 3. Ganglions semi-lunaires (anse mémorable de Wrisberg).
          - 4. Première portion du duodénum.
          - 5. Tête du pancréas.
          - 6. Muscle de Treitz.
        - 2. Latéralement.....
          - 1. Reins et capsules surrénales.
          - 2. Pancréas à gauche.
      - 2. *Horizontale*....
        - 1. A droite. — Foie.
        - 2. A gauche — 1. Estomac. | 2. Rate.
  - II. Rapports avec la paroi thoracique.
    - 1° **A la partie moyenne**..... — La voûte répond à une horizontale passant un peu au-dessus de la base de l'appendice xiphoïde.
    - 2° **A droite** (en allant de dedans en dehors).
      - 1. 6e articulation chondro-sternale.
      - 2. 6e espace intercostal.
      - 3. Tiers interne de la 5e côte.
      - 4. Moitié interne du 4e espace intercostal.
      - 5. Moitié de la 5e côte.
      - 6. Face interne des 6e, 7e, 9e, 10e, 11e côtes et espaces intercostaux correspondants.
    - 3° **A gauche**.... — Au lieu de s'élever jusqu'au 1er espace, ne va que jusqu'au 5e.

- **INNERVATION** ...
  - 1° **Phrénique**...
    - 1. Le gauche plus grand que le droit.
    - 2. Distribution..
      - 1. Rameaux supérieurs sous-pleuraux.
      - 2. Rameaux inférieurs sous-péritonéaux.
  - 2° **Derniers nerfs intercostaux**.. — Beaucoup plus importants chez les oiseaux (Cavalié) que chez l'homme.

- **PHYSIOLOGIE** [Duchenne (de Boulogne)].......
  - **I. Muscle inspirateur.** — Il augmente en effet par sa contraction les trois diamètres thoraciques...
    - 1. En modifiant sa propre courbure.
    - 2. En s'abaissant.
    - 3. En élevant les côtes, ce qui les propulse en dehors.
  - **II. Rôle dans certains actes normaux**.....
    - 1. Miction.
    - 2. Défécation.
    - 3. Vomissements.
  - **III. Rôle sur les orifices**....... — N'agit que sur l'orifice œsophagien qu'il ferme pendant les mouvements respiratoires.

XIV. — MUSCLES DE L'ÉPAULE

1. DELTOÏDE

SITUATION .... Muscle recouvreur de l'articulation scapulo-humérale.

FORME .... Demi-cône.

DIRECTION .... Variable avec ses différents faisceaux.......
- 1. Antérieurs, obliques en bas, en dehors et en arrière.
- 2. Moyens, directement obliques en bas et en dehors.
- 3. Postérieurs, obliques en bas, en dehors et en avant.

INSERTIONS.
- 1° Supérieure...
  - 1. Tiers externe du bord antérieur et de la face antérieure de la clavicule.
  - 2. Sommet et bord externe de l'acromion.
  - 3. Versant inférieur de l'épine de l'omoplate.
  - 4. Aponévrose sous-épineuse.
- 2° Inférieure.... Empreinte deltoïdienne en V de la face externe de l'humérus.

RAPPORTS.
- 1° Face externe (convexe). | 1. Peau et aponévrose.
- 2° Face interne (concave).....
  - 1. En avant. — 1. Apophyse coracoïde et ses muscles. | 2. Sous-scapulaire. | 3. Grand pectoral.
  - 2. En arrière.. — 1. Muscle sous-épineux. | 2. Muscle petit rond. | 3. Muscle grand rond. | 4. Long triceps.
  - 3. En dehors... — 1. Long biceps. | 2. Tendon du sus-épineux.
- 3° Bord antérieur..... Espace delto-pectoral. — 1. Veine céphalique. | 2. Ganglions. | 3. Artère acromio-thoracique.
- 4° Bord postérieur.... Croise les muscles. — 1. Sous-épineux. | 2. Petit rond. | 3. Long triceps. | 4. Vaste externe.
- 5° Base............ Ligne d'insertion scapulaire du trapèze (muscle trapézo-deltoïdien; céphalo-huméral).
- 6° Sommet........ Insertion en V.

INNERVATION... Nerf circonflexe.

PHYSIOLOGIE.
- I. Faisceaux antérieurs..
  - 1. Élévateurs.
  - 2. Portent le membre en avant et en dedans.
- II. Faisceaux moyens .... Directement élévateurs en dehors de l'humérus.
- III. Faisceaux postérieurs.. Élévateurs du bras au delà d'un angle de 45° avec le tronc.
- Résumé.........
  - Le deltoïde élève le bras, mais seulement jusqu'à l'horizontale (à cause de l'acromion).
  - L'élévation au-dessus résulte d'un mouvement de bascule de l'omoplate.

---

2. SUS-ÉPINEUX

SITUATION .... Au-dessus de l'épine de l'omoplate dans la fosse sus-épineuse.

FORME............ Triangulaire.

DIRECTION....... Oblique en dehors.

INSERTIONS......
- 1° Interne......
  - 1. Deux tiers internes de la fosse sus-épineuse.
  - 2. Face profonde de l'aponévrose recouvrante.
- 2° Externe ..... Facette supérieure du trochiter.

RAPPORTS.......
- 1° En dehors...
  - 1. Trapèze.
  - 2. Articulation acromio-claviculaire.
  - 3. Ligament acromio-coracoïdien.
  - 4. Deltoïde.
- 2° En dedans...
  - 1. Fosse sus-épineuse.
  - 2. Vaisseaux et nerfs sus-scapulaires.

INNERVATION ... Branche sus-scapulaire de la 5e paire du plexus brachial.

PHYSIOLOGIE....
- 1. Élévateur du bras.
- 2. Rotateur en dedans.
- 3. Rôle d'arrêt pour la tête humérale.

---

3. SOUS-ÉPINEUX

SITUATION .... Au-dessus de l'épine de l'omoplate, dans la fosse sous-épineuse.

FORME............ Triangulaire.

DIRECTION....... Oblique en haut, d'autant plus qu'on prend des faisceaux plus inférieurs.

INSERTIONS......
- 1° Interne......
  - 1. Deux tiers internes de la fosse sous-épineuse.
  - 2. Face profonde de l'aponévrose recouvrante.
  - 3. Cloison fibreuse du grand et du petit rond.
- 2° Externe..... Facette moyenne du trochiter.

RAPPORTS.......
- 1° En dehors.. | 1. Trapèze. | 2. Deltoïde.
- 2° En dedans...
  - 1. Fosse sous-épineuse.
  - 2. Vaisseaux et nerfs sous-scapulaires.
- 3° Bord inférieur... Grand et petit rond.

INNERVATION... Voy. *Sus-épineux*.

PHYSIOLOGIE.... 1. Rotateur en dehors. | 2. Rôle d'arrêt pour la tête humérale.

4. PETIT ROND

SITUATION....... Longe le bord axillaire de l'omoplate.

FORME............ Cylindrique.

DIRECTION....... Oblique en haut et en dehors.

INSERTIONS.
- 1° Supérieure ... Facette inférieure du trochiter.
- 2° Inférieure....
  1. Moitié supérieure de la facette longitudinale du bord axillaire de l'omoplate.
  2. Cloison fibreuse le séparant du sous-épineux.
  3. Cloison fibreuse le séparant du grand rond.
  4. Partie inférieure de l'aponévrose sous-épineuse.

RAPPORTS.
- 1° En avant ..... Longue portion du triceps.
- 2° En arrière.... Deltoïde.
- 3° Bord supérieur. Sous-épineux.
- 4° Bord inférieur.
  1. Grand rond.
  2. Losange où passent les vaisseaux circonflexes.

INNERVATION... Nerf circonflexe.

PHYSIOLOGIE....
1. Rotateur de l'humérus en dehors.
2. Rôle d'arrêt pour la tête humérale.

---

5. GRAND ROND

SITUATION....... Entre l'angle inférieur de l'omoplate et l'humérus.

FORME............ Aplati.

DIRECTION....... Oblique en haut et en dehors.

INSERTIONS......
- 1° Supérieure .. Lèvre interne de la coulisse bicipitale.
- 2° Inférieure...
  1. Angle inférieur de l'omoplate.
  2. Moitié inférieure de la facette longitudinale du bord axillaire de l'omoplate.
  3. Cloisons fibreuses du petit rond et du sous-épineux.
  4. Face profonde de l'aponévrose sous-épineuse.

RAPPORTS
- 1° Face antérieure.
  1. Grand dorsal.
  2. Sous-scapulaire.
  3. Coraco-brachial.
  4. Vaisseaux et nerfs axillaires.
- 2° Face postérieure.
  1. Grand dorsal.
  2. Long triceps.
- 3° Bord inférieur.. Bord postérieur du creux axillaire.
- 4° Bord supérieur. Petit rond dont le sépare deux espaces.......
  1. Un interne, triangulaire, à base formée par le long triceps.
  2. Un externe quadrilatère, où passent les vaisseaux et nerfs circonflexes.

INNERVATION... Filet du plexus brachial ou du circonflexe.

PHYSIOLOGIE....
- **I. Point fixe sur l'omoplate.** Porte le bras en dedans et en arrière.
- **II. Point fixe sur l'humérus.** Porte l'angle inférieur de l'omoplate en avant et en haut.

---

6. SOUS-SCAPULAIRE

SITUATION........ Comble la fosse sous-scapulaire de la face antérieure de l'omoplate.

FORME............ Triangulaire.

DIRECTION........ Diffère avec ses faisceaux qui sont d'autant plus obliques en haut et en dehors qu'ils sont plus inférieurs.

INSERTIONS.. ...
- 1° Interne......
  1. Lèvre antérieure du bord spinal du scapulum.
  2. Crêtes et gouttières de la fosse sous-scapulaire.
  3. Lèvre antérieure du bord axillaire.
- 2° Externe.....
  1. Trochin (extrémité supérieure de l'humérus).
  2. Col chirurgical de l'humérus.

RAPPORTS........
- **A. Au niveau de la fosse sous-scapulaire..**
  - 1. En avant ....
    1. Grand dentelé.
    2. Creux axillaire et ses organes.
  - 2. En arrière.... Fosse sous-scapulaire.
- **B. Au niveau de l'articulation de l'épaule ...**
  - 1. En avant.....
    1. Coraco-brachial.
    2. Court biceps.
  - 2. En arrière...
    1. Capsule fibreuse articulaire.
    2. Avancée synoviale.

INNERVATION.... Filets du plexus brachial.

PHYSIOLOGIE.....
1. *Rotateur en dedans de l'humérus.*
2. Rôle d'arrêt pour la tête humérale.
3. Adducteur de l'humérus.

XV. — MUSCLES DU BRAS

I. — MUSCLES DE LA RÉGION ANTÉRIEURE DU BRAS.

1. BICEPS BRACHIAL

SITUATION........ Muscle superficiel de la face antérieure.

FORME............. Cylindrique, divisée en deux portions ou chefs.

DIRECTION........ Vertical.

INSERTIONS.

- **1° Supérieure**.....
  - **A. Longue portion ou long triceps** (grand chef).
    1. Partie supérieure de la cavité glénoïde (connexions avec le bourrelet glénoïdien).
    2. Au début du développement ontogénique, le tendon est extra-articulaire (état normal chez certains animaux) ; plus tard il devient intra-articulaire, d'abord dépendant avec méso, puis libre dans l'intérieur de l'articulation (état adulte chez l'homme).
  - **B. Courte portion ou court biceps** (petit chef).. Sommet de l'apophyse coracoïde, près du coraco-brachial.
- **2° Inférieure**...... Après s'être réunies en un seul muscle à la partie moyenne du bras, le muscle biceps abandonne en dedans une bandelette fibreuse: l'*expansion aponévrotique du biceps*, et s'attache à la *face postérieure de la tubérosité bicipitale du radius*.
  - **Hypothèse de Krause**...... C'est un muscle quadriceps.... 1. Coraco-radial. 2. Coraco-cubital. 3. Gléno-radial. 4. Gléno-cubital.

RAPPORTS.

- **I. Partie supérieure, axillaire**.......
  - **1° En avant**.... 1. Deltoïde. 2. Grand pectoral.
  - **2° En arrière**... 1. Sous-scapulaire. 2. Grand dorsal. 3. Grand rond. 4. Coulisse bicipitale pour la longue portion.
  - **3° En dedans**.... Coraco-brachial.
- **II. Partie moyenne, brachiale**......
  - **1° En avant**.... 1. Peau. 2. Aponévrose. 3. Veines basilique et céphalique.
  - **2° En arrière**... 1. Brachial antérieur. 2. Nerf musculo-cutané.
  - **3° En dedans**... 1. Artère humérale. 2. Nerf médian. 3. Veine humérale. 4. Canal collatéral veineux axillaire de Marcellin-Duval.
  - **4° En dehors**... 1. Deltoïde. 2. Long supinateur.
- **III. Partie inférieure, articulaire**.... S'enfonce dans le **V** musculaire du coude formé........... 1. En dehors par le long supinateur...... 2. En dedans par le rond pronateur...... Avec comme fond le brachial antérieur.

INNERVATION... Musculo-cutané.

PHYSIOLOGIE.... **Point fixe**...

- **1° Sur l'épaule.**
  1. Fléchisseur de l'avant-bras sur le bras.
  2. Supinateur de l'avant-bras quand le radius est en pronation.
  3. Élévateur et adducteur du bras.
- **2° Sur le bras**.. Élévateur de l'épaule.

---

2. CORACO-BRACHIAL

SITUATION....... En dedans du biceps.

FORME............ Cylindrique.

DIRECTION....... Vertical.

INSERTIONS......

- **1° Supérieure**.. Sommet de la coracoïde entre les insertions. 1. Du court biceps (externe). 2. Du petit pectoral (interne).
- **2° Inférieure**... Portion moyenne de la face interne de l'humérus.

RAPPORTS........

- **1° En avant**..... 1. Deltoïde. 2. Grand pectoral.
- **2° En arrière**... Tendons......... 1. Du sous-scapulaire. 2. Du grand dorsal. 3. Du grand rond.
- **3° En dedans**... Paquet vasculo-nerveux axillo-huméral.
- **4° En dehors**... Court biceps.

INNERVATION... Musculo-cutané qui perfore le muscle (muscle perforé de Cassérius).

PHYSIOLOGIE.... **Point fixe**......

- **1° Sur l'omoplate.** Élévateur, adducteur et propulseur du bras.
- **2 Sur l'humérus.** Abaisseur du moignon de l'épaule.

---

3. BRACHIAL ANTÉRIEUR

SITUATION........ | Couché sur l'humérus.

FORME............ | Large, aplati.

DIRECTION........ | Vertical.

INSERTIONS......
- **1° Supérieure**..
  1. Lèvre inférieure du **V** deltoïdien.
  2. Face interne et externe du corps huméral.
  3. Les trois bords de l'humérus.
  4. Cloisons fibreuses intermusculaires.
- **2° Inférieure**... Face antérieure de la base de l'apophyse coronoïde du cubitus.

RAPPORTS........
- **1° En avant**....
  1. Biceps.
  2. Nerf musculo-cutané.
  3. Artère humérale.
  4. Nerf médian.
- **2° En arrière**...
  1. Humérus.
  2. Articulation du coude.
- **3° En dedans**...
  1. Triceps.
  2. Rond pronateur (gouttière de l'artère humérale).
- **4° En dehors**...
  1. Triceps.
  2. Long supinateur (gouttière du nerf radial).

INNERVATION ... | Filet du musculo-cutané.

PHYSIOLOGIE..... **Point fixe**......
- **1° Sur le bras**.. | Fléchisseur de l'avant-bras.
- **2° Sur l'avant-bras**....... | Fléchisseur de l'humérus.

II. — MUSCLES DE LA RÉGION POSTÉRIEURE DU BRAS.

1. TRICEPS BRACHIAL

SITUATION........ | Partie postérieure du bras.

FORME............ | Épais et large.

DIRECTION........
1. Vertical pour sa portion moyenne.
2. Oblique en dedans pour ses portions *vastes*.

INSERTIONS......
- **1° Supérieure**..
  - **I. Longue portion**.... Surface triangulaire rugueuse sous-glénoïdienne.
  - **II. Vaste interne**....
    1. Face postérieure de l'humérus au-dessous de la gouttière.
    2. Aponévrose intermusculaire interne.
  - **III. Vaste externe**....
    1. Face postérieure de l'humérus située au-dessus de la gouttière.
    2. Aponévrose intermusculaire externe.
- **2° Inférieure**... | Face postérieure de l'olécrâne (sauf le bec).

RAPPORTS........
- **1° En haut**.....
  1. **En avant**.... | Grand rond.
  2. **En arrière**... | Petit rond.
  3. **En dedans**... | Vaisseaux sous-scapulaires.
  4. **En dehors**... | Vaisseaux et nerfs circonflexes.
- **2° En bas**......
  1. **En avant**....
     1. Humérus (gouttière de torsion des classiques; gouttière sous-deltoïdienne de Poirier).
     2. Nerf radial.
     3. Artère humérale profonde au-dessous.
  2. **En arrière**... | Peau.
  3. **En dedans**... | Nerf cubital.
  4. **En dehors**...
     1. Long supinateur.
     2. Brachial antérieur.

INNERVATION ... | Radial.

PHYSIOLOGIE....
1. Extenseur de l'avant-bras sur le bras.
2. Adducteur du membre supérieur.

---

2. MUSCLES ACCESSOIRES DU BRAS

1. Muscle tenseur de la synoviale du coude.
2. Muscle épitrochléo-cubital allant de l'épitrochlée à l'olécrâne.

XVI. — MUSCLES DE L'AVANT-BRAS

I. — MUSCLES DE LA RÉGION ANTÉRIEURE DE L'AVANT-BRAS.

1. ROND PRONATEUR

SITUATION........ Le plus superficiel et le plus interne des muscles superficiels de l'avant-bras.

FORME............. Triangulaire.

DIRECTION........ Oblique en bas et en dehors.

INSERTIONS......
- 1° **Supérieure**..
  - 1° **Faisceau épitrochléen.**
    1. Face antérieure de l'épitrochlée.
    2. Partie inférieure du bord interne de l'humérus.
    3. Cloison intermusculaire du grand palmaire.
  - 2° **Faisceau coronoïdien.** Bord interne de l'apophyse coronoïde en dedans du brachial antérieur.
- 2° **Inférieure**... Partie moyenne de la face externe du radius.

RAPPORTS........
- 1° **En avant**....
  1. Peau.
  2. Aponévrose.
  3. Long supinateur.
  4. Les deux radiaux externes.
  5. Artère radiale.
  6. Branche antérieure du nerf radial.
- 2° **En arrière**...
  1. Brachial antérieur.
  2. Radius.
  3. Fléchisseur commun superficiel des doigts.
- 3° **En dedans**... 1. Grand palmaire. | 2. Fléchisseur commun superficiel.
- 4° **En dehors**...
  - Bord inférieur du triangle du coude.
  1. Biceps.
  2. Brachial antérieur.
  3. Court supinateur.
  4. Nerf radial.
  5. Vaisseaux huméraux.
  6. Nerf médian entre les deux faisceaux.

INNERVATION ... Filets du médian.

PHYSIOLOGIE ....
1. Pronateur.
2. Fléchisseur de l'avant-bras sur le bras quand le radius est immobilisé en supination.

---

2. GRAND PALMAIRE

SITUATION........ En dedans du précédent.

FORME............. Fusiforme.

DIRECTION........ Légèrement oblique en bas et en dehors.

INSERTIONS......
- 1° **Supérieure**..
  1. Face antérieure de l'épitrochlée.
  2. Aponévrose antibrachiale.
  3. Cloisons fibreuses le séparant...
     1. Du rond pronateur en dehors.
     2. Du petit palmaire en dedans.
     3. Du fléchisseur commun superficiel en arrière.
- 2° **Inférieure**... Face antérieure de l'extrémité supérieure du deuxième métacarpien.

RAPPORTS.
- I. Avant-bras.....
  - 1° **En avant**.... 1. Peau. | 2. Aponévrose.
  - 2° **En arrière**...
    1. Fléchisseur commun superficiel des doigts.
    2. Fléchisseur propre du pouce.
  - 3° **En dedans**... Petit palmaire.
  - 4° **En dehors**...
    1. Se rapproche du long supinateur.
    2. Artère radiale.
    3. Veines satellites.
    4. Branche antérieure du nerf radial.
- II. Poignet........ Gouttière ostéo-fibreuse formée.
  1. En dedans . | Par le pisiforme.
  2. En dehors.. | Par le scaphoïde.
  3. En arrière.. | Par le grand os.
  4. En avant... | Par le ligament annulaire antérieur du carpe.

INNERVATION.... Filet du médian.

PHYSIOLOGIE.....
1. Fléchisseur de la main sur l'avant-bras.
2. Fléchisseur de l'avant-bras sur le bras.
3. Abducteur... } de la main.
4. Pronateur.... } de la main.

3. PETIT PALMAIRE

SITUATION........ | En dedans du grand palmaire.
FORME............. | Fusiforme.
DIRECTION........ | Légèrement oblique en bas et en dehors.

INSERTIONS......
- 1° **Supérieure**..
  - 1. Épitrochlée.
  - 2. Aponévrose antibrachiale.
  - 3. Cloisons fibreuses le séparant....
    - 1. Du grand palmaire en dehors.
    - 2. Du cubital antérieur en dedans.
    - 3. Du fléchisseur commun superficiel en arrière.
- 2° **Inférieure**...
  - 1° **Faisceau interne**.... — Face antérieure du ligament annulaire.
  - 2° **Faisceau externe** ... — Origine supérieure des muscles thénariens (abducteur du pouce).

RAPPORTS........
- I. **Avant-bras**..
  - 1° **En avant**....
    - 1. Peau.
    - 2. Aponévrose.
  - 2° **En arrière**... | Fléchisseur superficiel des doigts.
  - 3° **En dehors** ... | Grand palmaire.
  - 4° **En dedans**... | Cubital antérieur.
- II. **Poignet**..... | En dedans ..... | Nerf médian.

INNERVATION ... | Filet du médian par un tronc commun avec celui du grand palmaire.
PHYSIOLOGIE.....
1. Fléchisseur de la main sur l'avant-bras.
2. Tenseur de l'aponévrose palmaire.

4. CUBITAL ANTÉRIEUR

SITUATION........ | Partie antéro-interne de l'avant-bras, en dedans du petit palmaire.
FORME............. | Aplati transversalement.
DIRECTION........ | Vertical.

INSERTIONS......
- 1° **Supérieure**. .
  - 1. **Faisceau épitrochléen**.
    - 1. Épitrochlée.
    - 2. Cloisons fibreuses se séparant....
      - 1. Du petit palmaire.
      - 2. Du fléchisseur commun superficiel.
  - 2. **Faisceau olécranien**.
    - 1. Olécrâne.
    - 2. Deux tiers supérieurs du bord postérieur du cubitus.
- 2° **Inférieure** ... | Os pisiforme.

RAPPORTS........
- 1° **En dehors** (face interne).
  - 1. Psoas.
  - 2. Aponévrose.
- 2° **En dedans**... (face externe).
  - 1. Fléchisseur commun superficiel.
  - 2. Fléchisseur commun profond.
  - 3. Carré pronateur.
  - 4. Artère cubitale et ses veines.
  - 5. Nerf cubital.
- 3° **En avant** (bord antérieur).....
  - 1. Petit palmaire.
  - 2. Vaisseaux et nerfs cubitaux.
- 4° **En arrière** (bord postérieur) — Bord postérieur du cubitus.

INNERVATION. .. | Filet du cubital.
PHYSIOLOGIE. ..
1. Fléchisseur de la main sur l'avant-bras.
2. Adducteur de la main.

5. FLÉCHISSEUR COMMUN SUPERFICIEL DES DOIGTS

SITUATION........ | Deuxième plan des muscles de l'avant-bras.
FORME............. | Aplati.
DIRECTION........ | Vertical.

INSERTIONS......
- 1° **Supérieure** ..
  - 1. Épitrochlée.
  - 2. Bord interne de l'apophyse coronoïde.
  - 3. Partie moyenne du bord antérieur du radius.
- 2° **Inférieure**... — Extrémité supérieure de la face palmaire de la deuxième phalange des doigts........
  - 1. Doigts du milieu......... — **Faisceaux superficiels.**
  - 2. Doigts externes...... — **Faisceaux profonds.**

- **RAPPORTS.**
  - **I. Avant-bras...**
    - **1° En avant....**
      - 1. Muscles de la couche superficielle.
      - 2. Peau et aponévrose.
    - **2° En arrière...**
      - 1. Muscle fléchisseur profond.
      - 2. Nerf médian.
      - 3. Artère cubitale.
      - 4. Veine cubitale.
  - **II. Poignet.......**
    - Canal ou gouttière ostéo-fibreux.
    - **1° En avant.....**
      - 1. Psoas.
      - 2. Aponévrose.
      - 3. Tendons superficiels.
    - **2° En arrière...**
      - 1. Fléchisseur commun profond.
      - 2. Fléchisseur propre du pouce.
    - **3° En dehors...** Nerf médian.
  - **III. Paume de la main..........**
    - **1° En avant....**
      - 1. Tendons des muscles de la première rangée.
      - 2. Arcade palmaire superficielle.
      - 3. Aponévrose palmaire.
    - **2° En arrière...** Tendons du fléchisseur profond.
  - **IV. Doigts.........**
    - Particularité au niveau de l'articulation métacarpo-phalangienne : on observe une gouttière postérieure du tendon du fléchisseur superficiel destinée à recevoir le fléchisseur profond, puis une division du fléchisseur superficiel en deux languettes latérales au travers desquelles on voit le profond.
    - Il y a donc......
      - 1. Un tendon perforant...... Le fléchisseur profond.
      - 2. Un tendon perforé........ Le fléchisseur superficiel.
    - **1° Gaine fibreuse....** Entourant les tendons fléchisseurs et tapissée par le feuillet pariétal de la synoviale.
    - **2° Freins des tendons ou vincula tendinum......** Tractus cellulo-vasculaires, véritables mésos reliant le tendon à la face antérieure de la phalange.
- **INNERVATION...** Filets nerveux du médian (5-6).
- **PHYSIOLOGIE....**
  - 1. Fléchisseur de la deuxième phalange sur la troisième.
  - 2. Fléchisseur des doigts sur la main.
  - 3. Fléchisseur de la main sur l'avant-bras.
  - 4. Fléchisseur de l'avant-bras sur le bras.

---

6. FLÉCHISSEUR COMMUN PROFOND DES DOIGTS

- **SITUATION........** C'est le troisième plan musculaire antérieur des muscles de l'avant bras.
- **FORME.............** Aplati d'avant en arrière.
- **DIRECTION.......** Vertical.
- **INSERTIONS......**
  - **1° Supérieure...**
    - 1. Trois quarts supérieurs de la face antéro-interne du cubitus.
    - 2. Aponévrose antibrachiale.
    - 3. Deux tiers internes du ligament interosseux.
    - 4. Sur le radius, en dedans et au-dessous de la tubérosité bicipitale.
  - **2° Inférieure...** Extrémité postérieure de la troisième phalange des quatre derniers doigts.
- **RAPPORTS**
  - **I. Avant-bras....**
    - **1° En avant....**
      - 1. Fléchisseur superficiel.
      - 2. Cubital antérieur.
      - 3. Vaisseaux et nerf cubitaux.
      - 4. Nerf médian.
      - 5. Artère du nerf médian.
    - **2° En arrière...**
      - 1. Carré pronateur.
      - 2. Membrane interosseuse.
      - 3. Cubitus.
    - **3° En dedans...** Muscle cubital antérieur.
    - **4° En dehors...**
      - 1. Fléchisseur propre du pouce.
      - 2. Vaisseaux et nerfs interosseux antérieurs.
  - **II. Carpe.........**
    - **1° En avant....** Tendons du fléchisseur superficiel.
    - **2° En arrière...** Os du carpe et leurs articulations.
  - **III. Mains........**
    - **1° En avant....** Tendons du fléchisseur superficiel.
    - **2° En arrière...**
      - 1. Arcade palmaire profonde.
      - 2. Métacarpiens et interosseux.
      - 3. Adducteur du pouce.
  - **IV. Doigts........** Face antérieure de la dernière phalange.
- **INNERVATION...** Filets du médian et du cubital.
- **PHYSIOLOGIE....**
  - 1. Fléchisseur de la troisième phalange sur la première.
  - 2. Fléchisseur de la deuxième phalange sur la première.
  - 3. Fléchisseur de la première sur le métacarpe.
  - 4. Fléchisseur de la main sur l'avant-bras.

---

7. LONG FLÉCHISSEUR PROPRE DU POUCE

SITUATION....... | En dehors du fléchisseur commun profond.

FORME............ | Aplati d'avant en arrière.

DIRECTION....... | Vertical.

INSERTIONS......
- 1° **Supérieure**...
  - 1. Trois quarts supérieurs de la face antérieure du radius.
  - 2. Tiers externe du ligament interosseux.
  - 3. Faisceau épitrochléo-cubito-coracoïdien (rare) ou faisceau accessoire.
- 2° **Inférieure**... Extrémité postérieure de la phalange unguéale du pouce.

RAPPORTS
- I. Avant-bras....
  - 1° **En avant**....
    - 1. Fléchisseur superficiel.
    - 2. Grand palmaire.
    - 3. Artères et veines radiales.
    - 4. Branche antérieure du nerf radial.
    - 5. Long supinateur.
  - 2° **En arrière**...
    - 1. Carré pronateur.
    - 2. Ligament interosseux.
    - 3. Radius.
  - 3° **En dedans**... | Fléchisseur commun profond.
  - 4° **En dehors**... | Faisceaux radiaux du fléchisseur superficiel.
- II. Carpe........ | Partie externe de la gouttière radio-carpienne.
- III. Main.......... | Entre les muscles thénariens.

INNERVATION... | Filet de la branche profonde du médian.

PHYSIOLOGIE...
- 1. Fléchisseur de la dernière phalange du pouce sur la seconde.
- 2. Fléchisseur de la seconde sur le métacarpien.

8. CARRÉ PRONATEUR

SITUATION....... | Partie antéro-inférieure de l'avant-bras (couche profonde).

FORME............ | Quadrilatère.

DIRECTION....... | Transversal.

INSERTIONS......
- 1° **En dehors**... Quart inférieur du bord antérieur et de la face antérieure du radius.
- 2° **En dedans**... Quart inférieur du bord antérieur et de la face antérieure du cubitus.

RAPPORTS.......
- 1° **En avant**....
  - 1. Fléchisseur commun profond.
  - 2. Fléchisseur propre du pouce.
  - 3. Cubital antérieur.
- 2° **En arrière**...
  - 1. Cubitus.
  - 2. Radius.
  - 3. Ligament interosseux.

INNERVATION... | Nerf interosseux, filet du médian.

PHYSIOLOGIE.... | Pronateur du radius.

II. — MUSCLES DE LA RÉGION EXTERNE DE L'AVANT-BRAS.

1. LONG SUPINATEUR (Huméro-stylo-radial)

SITUATION........ | Le plus superficiel de la région externe.

FORME............ | Allongé.

DIRECTION........ Légèrement oblique en dehors et en bas dans sa portion supérieure, puis vertical.

INSERTIONS......
- 1° **Supérieure**..
  - 1. Cinquième inférieur du bord externe de l'humérus.
  - 2. Cloison intermusculaire externe.
- 2° **Inférieure**... | Base de l'apophyse styloïde du radius.

RAPPORTS.
- 1° **En dehors** (face externe)....
  - 1. Peau.
  - 2. Aponévrose.
  - 3. Long abducteur du pouce.
  - 4. Court extenseur du pouce.
- 2° **En dedans** (face interne)....
  - 1. Humérus.
  - 2. Les deux radiaux externes.
  - 3. Extrémité externe du rond pronateur.
  - 4. Radius.
- 3° **Bord antérieur**.
  - 1. **Bras**....... Gouttière du nerf radial et de l'artère récurrente radiale antérieure.
  - 2. **Avant-bras**..
    - 1. Vaisseaux radiaux.
    - 2. Branche antérieure du nerf radial.
- 4° **Bord postérieur**.
  - 1. Vaste externe.
  - 2. Premier radial externe.

INNERVATION... | Filets du radial.

PHYSIOLOGIE....
- 1. Fléchisseur de l'avant-bras sur le bras.
- 2. Supinateur quand l'avant-bras est en pronation forcée.

2. PREMIER RADIAL EXTERNE

SITUATION........ | Au-dessous du précédent.

FORME............. | Aplati.

DIRECTION .... | Vertical.

INSERTIONS ......
- 1° **Supérieure** ..
  - 1. Bord externe de l'humérus, au-dessus de l'huméro-stylo-radial.
  - 2. Cloison intermusculaire externe.
- 2° **Inférieure**... Face postérieure de l'extrémité supérieure du 2e métacarpien.

RAPPORTS ....
- 1° **En dehors**...
  - 1. Long supinateur.
  - 2. Long abducteur............... } Du pouce.
  - 3. Court extenseur .... } Du pouce.
  - 4. Long extenseur................. } Du pouce.
- 2° **En dedans** ..
  - 1. Deuxième radial externe.
  - 2. Articulation du coude.
  - 3. Articulation du poignet.

INNERVATION ... | Filet de la branche antérieure du nerf radial.

PHYSIOLOGIE.....
- 1. Extenseur du 2e métacarpien sur le carpe et du carpe sur l'avant-bras.
- 2. Abducteur de la main.

---

3. DEUXIÈME RADIAL EXTERNE

SITUATION........ | Au-dessous du précédent.

FORME............. | Aplati.

DIRECTION........ | Vertical.

INSERTIONS......
- 1° **Supérieure** ..
  - 1. Épicondyle (face antérieure).
  - 2. Aponévrose de la face postérieure.
  - 3. Ligament latéral externe du coude.
  - 4. Cloison fibreuse le séparant de l'extenseur commun.
- 2° **Inférieure**... Apophyse postérieure de la base du 3e métacarpien.

RAPPORTS ....
- 1° **En dehors**...
  - 1. Premier radial.
  - 2. Long abducteur.............. } Du pouce.
  - 3. Court extenseur .... } Du pouce.
  - 4. Long extenseur.............. } Du pouce.
- 2° **En dedans**...
  - 1. Court supinateur.
  - 2. Rond pronateur.
  - 3. Ligaments des deux articulations du coude et du carpe.
  - 4. Radius.

SYNOVIALE....... | Commune aux deux radiaux.

INNERVATION ... | Filets de la branche antérieure du nerf radial.

PHYSIOLOGIE.... | Extenseur de la main.

---

4. COURT SUPINATEUR

SITUATION .... | Face antéro-postérieure de l'articulation radio-humérale.

FORME.............. | Cylindrique (creux).

DIRECTION .... | Oblique en bas et en dehors.

INSERTIONS......
- 1° **Antérieure** .. Face externe et antérieure du radius, du ligament annulaire à l'insertion du rond pronateur.
- 2° **En arrière**...
  - 1. Facette rugueuse de la partie inférieure de la cavité sigmoïde du cubitus.
  - 2. Quart supérieur du bord externe du cubitus.
  - 3. Partie postérieure du ligament annulaire de l'articulation radio-cubitale supérieure.
  - 4. Ligament latéral externe de l'articulation du coude.

RAPPORTS........
- 1° **En dehors**...
  - 1. Les deux radiaux.
  - 2. Extenseur commun des doigts.
  - 3. Extenseur propre du petit doigt.
  - 4. Cubital postérieur.
- 2° **En dedans**...
  - 1. Articulation du coude.
  - 2. Ligament interosseux.
  - 3. Radius.

INNERVATION ... | Petit filet de la branche postérieure du radial.

PHYSIOLOGIE .... | Supinateur.

III. — MUSCLES DE LA RÉGION POSTÉRIEURE DE L'AVANT-BRAS.

I. — MUSCLES DU PLAN SUPERFICIEL.

1. EXTENSEUR COMMUN DES DOIGTS

SITUATION....... Sous la peau de la région postéro-externe de l'avant-bras.

FORME............. Large; charnu en haut, tendineux en bas.

DIRECTION....... Vertical.

INSERTIONS......
- **1° Supérieure** .
  - 1. Face postérieure de l'épicondyle.
  - 2. Face profonde de l'aponévrose antibrachiale.
  - 3. Cloisons fibreuses le séparant :
    - 1. De l'extenseur propre du petit doigt.
    - 2. Du 2e radial externe.
- **2° Inférieure**... Extrémité postérieure de la 3e phalange.

RAPPORTS.
- **1° Face externe**....
  - 1. Peau.
  - 2. Aponévrose.
  - 3. Ligament annulaire postérieur.
  - 4. Aponévrose dorsale de la main.
- **2° Face profonde**......
  - 1. Court supinateur.
  - 2. Vaisseaux interosseux postérieurs.
  - 3. Muscles profonds.
  - 4. Articulation du poignet.
  - 5. Métacarpiens.
  - 6. Muscles interosseux.
- **3° Bord interne**.... Extenseur propre du petit doigt.
- **4° Bord externe**.... Deuxième radial externe.

INNERVATION... Filet émanant de la branche profonde du radial.

PHYSIOLOGIE.... **Extenseur** .....
- 1. De la 3e phalange sur la 2e.
- 2. De la 2e sur la 1re.
- 3. De la 1re sur le métacarpe.
- 4. De la main sur l'avant-bras.
- 5. De l'avant-bras sur le bras.

2. EXTENSEUR PROPRE DU PETIT DOIGT

SITUATION........ En dedans du précédent.

FORME............. Aplati d'avant en arrière.

DIRECTION....... Vertical.

INSERTIONS......
- **1° Supérieure** ..
  - 1. Face postérieure de l'épicondyle.
  - 2. Aponévrose antibrachiale.
  - 3. Cloisons fibreuses des muscles voisins.
- **2° Inférieure** ... Face postérieure des deux dernières phalanges du petit doigt.

RAPPORTS........
- **1° Face**........ (Voy. le muscle précédent).
- **2° Bord interne**. Cubital postérieur.
- **3° Bord externe**. Extenseur commun des doigts.

INNERVATION.... Filet du radial.

PHYSIOLOGIE...... Extenseur du petit doigt.

3. CUBITAL POSTÉRIEUR

SITUATION........ En dedans du précédent.

FORME............. Fusiforme.

DIRECTION........ Vertical.

INSERTIONS.......
- **1° Supérieure** ..
  - 1. Épicondyle.
  - 2. Cloisons fibreuses....
    - 1. De l'anconé en dedans.
    - 2. De l'extenseur propre du petit doigt en dehors.
  - 3. Face profonde de l'aponévrose antibrachiale.
  - 4. Face postérieure et bord postérieur du cubitus.
- **2° Inférieure**... Côté interne de l'extrémité postérieure du 5e métacarpien.

RAPPORTS.
- **1° En arrière**......
  - 1. Peau.
  - 2. Aponévrose.
- **2° En avant**........
  - 1. Court supinateur.
  - 2. Muscles profonds.
  - 3. Cubitus.
- **3° Bord interne**....
  - 1. Anconé.
  - 2. Cubitus.
- **4° Bord externe**.... Extenseur propre du petit doigt.

INNERVATION.... Filets du rameau profond du radial.

PHYSIOLOGIE....
- 1. Extenseur de la main sur l'avant-bras.
- 2. Adducteur de la main.

4. ANCONÉ

SITUATION .... | Face postérieure du coude.
FORME .... | Triangulaire.
DIRECTION .... | Oblique en bas et en dedans.
INSERTIONS .... { 1° Supérieure... | Partie inféro-interne de l'épicondyle.
2° Inférieure ... { 1. Côté externe de l'olécrâne. 2. Un peu en avant du bord postérieur du cubitus.
RAPPORTS. { 1° Face superficielle.... { 1. Peau. 2. Aponévrose.
2° Face profonde ...... { 1. Articulation du coude. 2. Ligament annulaire de l'articulation radio-cubitale supérieure. | 3. Court supinateur. 4. Cubitus.
3° Bord interne.... | Vaste externe brachial.
4° Bord externe.... | Cubital postérieur.
INNERVATION.... | Filet nerveux du vaste interne.
PHYSIOLOGIE..... | Extenseur de l'avant-bras sur le bras.

II. — MUSCLES DU PLAN PROFOND.

1. LONG ABDUCTEUR DU POUCE

SITUATION .... | Le plus externe des muscles profonds.
FORME .... | Aplati d'avant en arrière.
DIRECTION .... | Un peu oblique en bas et en dehors.
INSERTIONS .... { 1° Supérieure... { Face postérieure..... { 1. Du cubitus. 2. Du radius. | 3. De la membrane interosseuse.
2° Inférieure ... { Face externe de l'extrémité postérieure du 1er métacarpien.
RAPPORTS. { 1° En arrière.... { 1. Extenseur commun des doigts. 2. Extenseur propre du petit doigt. | 3. Peau et aponévrose.
2° En avant..... { 1. Radius et membrane interosseuse. 2. Cubitus. | 3. Trapèze. 4. Premier métacarpien.
3° Bord interne.. | Court extenseur du pouce.
4° Bord externe.. | Court supinateur.
INNERVATION.... | Filet de la branche profonde du radial.
PHYSIOLOGIE..... | 1. Rotateur du carpe. | 2. Supinateur de la main.

2. COURT EXTENSEUR DU POUCE

SITUATION .... | En dedans du précédent.
FORME .... | Aplati.
DIRECTION .... | Oblique en dehors et en bas.
INSERTIONS .... { 1° Supérieure... { 1. Face postérieure du radius et du cubitus. 2. Face postérieure de la membrane interosseuse.
2° Inférieure ... | Extrémité postérieure de la 1re phalange du pouce.
INNERVATION.... | Voy. *Long abducteur*.
PHYSIOLOGIE..... { 1. Extenseur de la 1re phalange du pouce. 2. Abducteur du pouce.

3. LONG EXTENSEUR DU POUCE

SITUATION .... | En dedans du précédent.
FORME .... | Long et grêle.
DIRECTION .... | Oblique en bas et en dehors.
INSERTIONS ...... { 1° Supérieure... { 1. Face postérieure du cubitus. 2. Face postérieure de la membrane interosseuse.
2° Inférieure.... | Extrémité postérieure de la 2e phalange du pouce.
RAPPORTS. { Voy. *Court extenseur*.
Description de la *tabatière anatomique* :
1° Espace ovalaire limité... { 1. En dehors, par les tendons du long abducteur et du court extenseur. 2. En dedans, par le tendon du long extenseur.
2° Et dans l'aire duquel on voit : { 1. L'artère radiale, oblique en bas et en dedans. 2. Les tendons des deux radiaux un peu avant leur insertion.
INNERVATION.... | Filet de la branche dorsale du radial.
PHYSIOLOGIE..... { 1. Extenseur de la 2e phalange du pouce sur la première. 2. Etend également la 1re sur le métacarpien et le métacarpien sur le carpe.

4. EXTENSEUR PROPRE DE L'INDEX

SITUATION........ | Le plus interne des muscles profonds.
FORME............ | Aplati.
DIRECTION........ | Vertical.
INSERTIONS.......
- 1° **Supérieure**...
  1. Face postérieure du radius.
  2. Face postérieure de la membrane interosseuse.
- 2° **Inférieure**... Se confond au niveau de l'articulation métacarpo-phalangienne avec le tendon externe de l'extenseur commun.

RAPPORTS........ | Voy. *Long extenseur du pouce.*
INNERVATION.... | Filet de la branche profonde du radial.
PHYSIOLOGIE..... | Extenseur de l'index.

5. EXTENSEURS ACCESSOIRES

1. Muscle extenseur propre de l'annulaire de Curnow (1876).
2. Muscle extenseur propre du médius de Calori.
3. Court extenseur des doigts de Pozzi.

XVII. — MUSCLES DE L'ÉMINENCE THÉNAR

I. — MUSCLES DU PLAN SUPERFICIEL DE LA MAIN.

COURT ABDUCTEUR DU POUCE (Scaphoïdo-phalangien)

INSERTIONS.......
- 1° **Supérieure**...
  1. Face antérieure du bord inférieur du ligament annulaire.
  2. Scaphoïde.
  3. Tendon du long abducteur.
- 2° **Inférieure**....
  1. **Couche superficielle.** Face dorsale, pour se continuer avec le tendon de l'adducteur cravatant le tendon extenseur.
  2. **Couche profonde**.... Tubercule de la 1re phalange du pouce.

RAPPORTS........
- 1° **Face superficielle.**
  1. Peau.
  2. Aponévrose.
- 2° **Face profonde**...
  1. Court fléchisseur en dedans.
  2. Opposant en dehors.
  3. Artère radio-palmaire.

II. — MUSCLES DU PLAN MOYEN DE LA MAIN.

1. COURT FLÉCHISSEUR DU POUCE (Trapézo-sésamoïde externe)

DESCRIPTION ANCIENNE.....
- 1° **Insertion supérieure**...
  1. **Faisceau superficiel**..
     1. Trapèze.
     2. Ligament annulaire.
     3. Gaine fibreuse du grand palmaire.
  2. **Faisceau profond**....
     1. Trapézoïde.
     2. Grand os.
     3. Fibres obliques de l'adducteur.
- 2° **Insertion inférieure**.... Os sésamoïde externe et tubercule externe de la 1re phalange du pouce.

DESCRIPTION ACTUELLE (Poirier)....... Flemming conclut :
1. Faisceau superficiel, seul innervé par le médian, donc fléchisseur.
2. Faisceau profond, innervé par le cubital, donc adducteur.

RAPPORTS....... Gouttière dans sa moitié supérieure pour le tendon du long fléchisseur.
- 1° **Face superficielle**..
  1. En avant.....
     1. Peau.
     2. Aponévrose.
  2. En arrière... Tendon du long fléchisseur.
- 2° **Face profonde.**
  1. En avant..... Tendon du long fléchisseur.
  2. En arrière... Premier métacarpien.
- 3° **Bord externe.** | Opposant.
- 4° **Bord interne.** | Adducteur.

2. OPPOSANT (Trapézo-métacarpien)

INSERTIONS......
- 1° **Supérieure** ..
  - 1. Partie antérieure du ligament annulaire antérieur.
  - 2. Versant externe de la crête du trapèze.
- 2° **Inférieure**... Versant externe de la face antérieure et base du 1er métacarpien.

RAPPORTS.......
- 1° **En avant**....
  - 1. Peau.
  - 2. Aponévrose.
  - 3. Toile celluleuse.
  - 4. Court adducteur.
- 2° **En arrière**...
  - 1. Premier métacarpien.
  - 2. Adducteur.
  - 3. Court fléchisseur (face profonde).
- 3° **Bord supérieur**.. Horizontal.
- 4° **Bord inférieur**.. Vertical.

III. — MUSCLES DU PLAN PROFOND DE LA MAIN.

ADDUCTEUR (Carpo-métacarpo-sésamoïde interne)

INSERTIONS......
- 1° **Supérieure**...
  - 1. Ligaments carpiens profonds et grands.
  - 2. Base et crête du 2e métacarpien.
  - 3. Base et crête du 3e métacarpien.
  - 4. Aponévrose palmaire profonde.
  - 5. Capsule annulaire des 2e, 3e et 4e articulations métacarpo-phalangiennes.
- 2° **Inférieure**...
  - 1. Os sésamoïde interne.
  - 2. Tubercule supéro-interne de la 1re phalange du pouce.

RAPPORTS.......
- 1° **En avant**.... Tendons fléchisseurs.
- 2° **En arrière**... Interosseux (1er et 2e espaces).
- 3° **Bord inférieur**. Horizontal.
- 4° **Bord supérieur**.. Ventre inférieur du court fléchisseur.

INNERVATION...
- 1. Médian.
- 2. Cubital (sa branche profonde innerve l'adducteur).
- 3. Radiale (sa branche antérieure innerve le court abducteur).

PHYSIOLOGIE....
- I. **Spéciale**...
  - 1° **Court abducteur et court fléchisseur**...
    - 1. Flexion et adduction du 1er métacarpien.
    - 2. Flexion de la 1re phalange.
    - 3. Rotation de la 1re phalange.
    - 4. Extension de la 2e phalange.
  - 2° **Opposant**....
    - 1. Adducteur du 1er métacarpien.
    - 2. Rotateur.
  - 3° **Adducteur**...
    - 1. Adducteur du 1er métacarpien.
    - 2. Fléchisseur de la 1re phalange.
    - 3. Extenseur de la 2e sur la 1re.
- II. **Générale**....
  - 1° **Mouvements simples**....
    - 1. Tous sont adducteurs du 1er métacarpien.
    - 2. Tous sont fléchisseurs de la 1re phalange.
  - 2° **Mouvements complexes.** L'opposition, par exemple, qui nécessite plusieurs mouvements combinés.

XVIII. — MUSCLES DE L'ÉMINENCE HYPOTHÉNAR

1. PALMAIRE CUTANÉ (Muscle peaucier)

INSERTIONS......
- 1° **Supérieure**..
  - 1. Aponévrose palmaire.
  - 2. Ligament antérieur du carpe.
- 2° **Inférieure**... Derme du côté cubital.

RAPPORTS....... Artère cubitale qui est à la base de l'éminence hypothénar.

INNERVATION... Cubital.

PHYSIOLOGIE.... Détermine en se contractant un sillon vertical.

2. ABDUCTEUR DU PETIT DOIGT (Pisi-phalangien)

INSERTIONS......
- 1° **Supérieure...**
  - 1. Pisiforme.
  - 2. Ligaments entre cet os et l'os crochu.
  - 3. Ligament annulaire.
- 2° **Inférieure ...**
  - 1. Bord cubital de la 1re phalange.
  - 2. Expansion dorsale pour le tendon des extenseurs du petit doigt.

RAPPORTS....... 1. Artère cubitale. 2. Nerf cubital.. — En rapport avec sa face profonde.

INNERVATION ... Cubital.

PHYSIOLOGIE....
- 1. Abducteur.
- 2. Fléchisseur de la 1re phalange.
- 3. Extenseur des deux dernières.

---

3. COURT FLÉCHISSEUR DU PETIT DOIGT (Unci-phalangien)

INSERTIONS......
- 1° **Supérieure...** Face cubitale du crochet unciforme.
- 2° **Inférieure ...**
  - 1. Bord cubital de la phalange.
  - 2. Os sésamoïde.
  - 3. Ligament glénoïdien.

RAPPORTS....... Entre l'abducteur et l'opposant.

INNERVATION... Cubital.

PHYSIOLOGIE....
- 1. Fléchisseur de la 1re phalange du petit doigt.
- 2. Extenseur des deux autres.

---

4. OPPOSANT DU PETIT DOIGT (Unci-métacarpien)

INSERTIONS......
- 1° **Supérieure...** Face cubitale du crochet de l'unciforme.
- 2° **Inférieure ...**
  - 1. Bord cubital du 5e métacarpien.
  - 2. Versant cubital en entier de la face antérieure de l'os.

RAPPORTS....... Épaississement tendineux de la couche ordinairement celluleuse qui sépare ce muscle des deux autres.

INNERVATION... Cubital.

PHYSIOLOGIE.... Ébauche seulement un mouvement d'opposition.

XIX. — MUSCLES INTEROSSEUX

1. INTEROSSEUX DORSAUX

SITUATION........ Espaces intermétacarpiens.

FORME............ Penniformes.

INSERTIONS......
- 1° **Supérieure..** Faces latérales des métacarpiens...
  - 1. Trois quarts pour la face la plus rapprochée de l'axe de la main.
  - 2. Moitié postérieure pour la face opposée.
- 2° **Inférieure...**
  - 1. Tubercule de la 1re phalange. — Sur le côté qui répond au métacarpien sur lequel le muscle a pris ses insertions les plus étendues.
  - 2. Tendon extenseur correspondant. — A l'aide d'une très large expansion.

RAPPORTS........
- I. **Au-dessus de l'articulation métacarpo-phalangienne.**
  - 1° **En avant....**
    - 1. Adducteur du pouce.
    - 2. Fléchisseurs.
  - 2° **En arrière ..**
    - 1. Aponévrose.
    - 2. Tendons extenseurs.
    - 3. Rameaux perforants.
  - 3° **Latéralement.** Interosseux palmaires.
- II. **Au niveau même....** Glissent sur les côtés de l'articulation, appliqués contre elle par des expansions dorsales de l'aponévrose palmaire.
- III. **Au-dessous.**
  - 1. Téguments.
  - 2. Phalanges.

INNERVATION ... Quatre rameaux perforants de la branche profonde du cubital.

---

2. INTEROSSEUX PALMAIRES

INSERTIONS......
- A. **Première théorie**....
  - 1° **I. supérieure.** — Les trois interosseux autres que le 1er s'attachent seulement à un seul métacarpien naissant sur les trois quarts supérieurs de la moitié antérieure de la face latérale de l'os.
  - 2° **I. inférieure.** — Tubercule de la phalange répondant au métacarpien d'où vient le corps charnu.
- B. **Deuxième théorie.** Insertions du premier interosseux palmaire.....
  - 1° **I. supérieure.**
    1. Moitié supérieure du 1er métacarpien.
    2. Arc tendineux de Henle.
    3. Partie supérieure du bord externe du corps du 2e métacarpien.
  - 2° **I. inférieure.** — Expansion aponévrotique contournant la 1re phalange du pouce.

RAPPORTS........
- 1° **Premier interosseux.** — Bord interne du 1er métacarpien.
- 2° **Interosseux palmaire**...
  1. **En avant**.... — Organes profonds de la paume.
  2. **En arrière**... — Interosseux dorsal.

INNERVATION... — Trois rameaux descendants de la branche profonde du cubital.

PHYSIOLOGIE [Duchenne (de Boulogne)]..............
1. Mouvements de latéralité des doigts.
2. Fléchisseurs de la 1re phalange.
3. Extenseurs des 2e et 3e phalanges.
4. Mouvements complexes (association des mouvements précédents).

XX. — MUSCLES SURNUMÉRAIRES DE LA MAIN

1. Inter pollicaris transversus de Gruber.
2. Thénar cutané de Lépine (1864).
3. Unci-pisiformien de Calori.
4. Manieux (homologue du pédieux).

XXI. — ANNEXES DES MUSCLES DE L'AVANT-BRAS ET DE LA MAIN

1. LIGAMENT ANNULAIRE ANTÉRIEUR DU CARPE

DESCRIPTION...
- Quadrilatère et transversal, haut de 3 à 4 centimètres.
- 1° **Face antérieure**. — Adhérente à la peau.
- 2° **Face postérieure.** — D'où part une cloison fibreuse, s'attachant à la face antérieure du scaphoïde et du trapézoïde.
- 3° **Bord supérieur**.. — Se continuant avec l'aponévrose antibrachiale.
- 4° **Bord inférieur**... — Se continuant avec l'aponévrose palmaire.
- 5° **Extrémité interne** fixée sur.........
  1. Le pisiforme.
  2. L'apophyse unciforme de l'os crochu
- 6° **Extrémité externe** sur.
  1. Le tubercule du scaphoïde.
  2. Le tubercule du trapèze.

STRUCTURE......
1. Plan superficiel de fibres...
   1. Verticales.
   2. Obliques.
2. Plan profond formé de fibres transversales.

2. LIGAMENT ANNULAIRE POSTÉRIEUR DU CARPE

SITUATION........	En arrière de l'articulation du poignet.		
FORME............	Quadrilatère.		
DIRECTION........	Transversal.		
DESCRIPTION....	1° **Face antérieure**.	D'où se détachent des cloisons verticales formant autant de coulisses ostéo-fibreuses au nombre de 6 : 1. Gouttière du long abducteur et du court extenseur. 2. Gouttière des deux radiaux. 3. Gouttière du long extenseur du pouce. 4. Gouttière de l'extenseur commun et de l'extenseur propre de l'index. 5. Gouttière de l'extenseur propre du petit doigt. 6. Gouttière du cubital postérieur.	
	2° **Face postérieure**.	Adhérente à la peau.	
	Bord supérieur..	Se continuant avec l'aponévrose antibrachiale.	
	4° **Bord inférieur**...	Avec l'aponévrose de la main.	
	5° **Extrémité interne**.....	S'insérant au pyramidal et au pisiforme.	
	6° **Extrémité externe**....	A l'extrémité inférieure du radius.	

---

3. SYNOVIALES DE LA MAIN

DESCRIPTION.....	1. Synoviale du grand palmaire limitée au bord supérieur du scaphoïde. 2. Synoviales tendineuses des fléchisseurs.

I. — SYNOVIALES DIGITALES.

NOMBRE...........	Trois pour......	1. L'index. 2. Le médius. 3. L'annulaire.
FORME.............	Gaine cylindrique (gaine préputiale de Poirier).	
ASPECT............	Deux feuillets...	1. Un viscéral. 2. Un pariétal.
PARTICULARITÉS........	Méso-tendons.	

II. — SYNOVIALES DIGITO-CARPIENNES.

DESCRIPTION.....	1° **Synoviale externe** ou digito carpienne externe ou *gaine radiale*.	Commune au pouce et au poignet.	
	2° **Synoviale interne** ou digito-carpienne interne ou *gaine cubitale*.	Commune au petit doigt et au poignet, très large au niveau de la paume de la main avec ses trois loges.	1. Prétendineuse. 2. Intertendineuse. 3. Rétrotendineuse.
VARIÉTÉS.........	1. Réunion des deux synoviales digito-carpiennes au niveau du carpe. 2. Synoviale distincte pour la portion carpienne des tendons fléchisseurs de l'index.		
IMPORTANCE PATHOLOGIQUE..	Considérable dans les kystes du poignet et les panaris des gaines, les inflammations aiguës des trois doigts de milieu n'ayant aucune tendance à se propager à la main et à l'avant-bras.		

XXII. — MUSCLES DU BASSIN

I. — MUSCLES FESSIERS.

1. GRAND FESSIER

SITUATION........ Le plus superficiel des muscles de la fesse.

FORME............ Losangique.

DIRECTION....... Oblique en bas et en dehors.

INSERTIONS.
- 1° Supérieure .....
  1. Cinquième postérieur de la crête iliaque.
  2. Surface triangulaire de la face externe de l'os iliaque en arrière de la ligne demi-circulaire postérieure.
  3. Face externe de l'aponévrose lombo-dorsale.
  4. Crête du sacrum.
  5. Tubercules sacrés postéro-externes.
  6. Bords latéraux des dernières vertèbres sacrées et coccygiennes.
  7. Face postérieure.
     1. Du ligament sacro-iliaque.
     2. Du grand ligament sacro-sciatique.
     3. Du sacro-coccygien.
- 2° Inférieure......
  1. Aponévrose du fascia lata.
  2. Branche externe de la trifurcation de la ligne âpre du fémur.

RAPPORTS.
- 1° Face externe.... 1. Peau. 2. Aponévrose.
- 2° Face antérieure.
  1. Moyen fessier.
  2. Pyramidal.
  3. Deux jumeaux.
  4. Tendon de l'obturateur interne.
  5. Carré crural.
  6. Paquet vasculo-nerveux.
  7. Demi-tendineux.
  8. Long biceps.
- 3° Bord supérieur. Triangle du fascia lata.
- 4° Bord inférieur.. Pli fessier.

INNERVATION ... Petit sciatique.

PHYSIOLOGIE ....
- **I. Point fixe sur le bassin**... Extenseur et rotateur en dehors du fémur.
- **II. Point fixe sur le fémur** ... Redresseur du bassin (station bipède).

---

2. MOYEN FESSIER

SITUATION........ Au-dessous du grand fessier.

FORME............ Rayonné.

DIRECTION.......
- **1° Faisceau antérieur**... Oblique en bas et en arrière.
- **2° Faisceau postérieur**.. Oblique en bas et en avant, moins cependant que le grand fessier.

INSERTIONS.
- 1° Supérieure ..
  1. Trois quarts antérieurs de la lèvre externe de la crête iliaque.
  2. Fosse iliaque externe entre les deux lignes demi-circulaires.
  3. Aponévrose du muscle.
  4. Feuillet aponévrotique commun avec le tenseur du fascia lata.
  5. Arcade fibreuse allant de l'os iliaque au sacrum.
- 2° Inférieure .. Angle postéro-supérieur et face externe du grand trochanter.

RAPPORTS.
- 1° Face superficielle.
  1. Grand fessier.
  2. Tenseur du fascia lata.
  3. Aponévrose fessière.
- 2° Face profonde. 1. Petit fessier. 2. Fosse iliaque externe.
- 3° Bord antérieur. Bord antérieur du petit fessier.
- 4° Bord postérieur...
  1. Bord supérieur du pyramidal.
  2. Vaisseaux et nerfs fessiers supérieurs.

INNERVATION ... Nerf fessier supérieur.

PHYSIOLOGIE.
- **1° Faisceaux antérieurs**..
  1. Abducteurs.
  2. Rotateurs en dedans.
- **2° Faisceaux postérieurs.**
  1. Abducteurs.
  2. Rotateurs en dehors.
- **3° Faisceaux moyens**..... Abducteurs.
- *En résumé*...... Le muscle en entier est: .....
  1. Abducteur.
  2. Rotateur en dedans.

---

3. PETIT FESSIER

SITUATION		Sous le moyen fessier.
FORME		Triangulaire.
DIRECTION		Oblique en bas et en dehors.
INSERTIONS.	1° Supérieure	Fosse iliaque externe entre la ligne demi-circulaire antérieure et les attaches supérieures de la capsule coxo-fémorale.
	2° Inférieure	Toute la lèvre externe du bord antérieur du grand trochanter.
RAPPORTS.	1° Face superficielle	Moyen fessier.
	2° Face profonde	1. Fosse iliaque externe. 2. Tenseur réfléchi du droit antérieur de la cuisse. 3. Capsule articulaire.
	3° Bord antérieur	Bord antérieur du moyen fessier.
	4° Bord postérieur	Bord supérieur du pyramidal.
INNERVATION		Nerf fessier supérieur.
PHYSIOLOGIE	I. Point fixe sur le bassin	1. Abducteur. 2. Rotateur en dedans de la cuisse.
	II. Point fixe sur le fémur	Redresseur du bassin.

II. — MUSCLES PELVI-TROCHANTÉRIENS.

1. PYRAMIDAL

SITUATION			Du sacrum au grand trochanter.
FORME			Triangulaire.
DIRECTION			Oblique en bas, en dehors et en arrière.
INSERTIONS	1° Interne		1. Face antérieure du sacrum par trois ou quatre faisceaux entre les trous sacrés. 2. Face antérieure du grand ligament sacro-sciatique. 3. Partie élevée de la grande échancrure sciatique.
	2° Externe		Partie moyenne du bord supérieur du grand trochanter.
RAPPORTS.	I. Partie intra-pelvienne	1. En arrière	Sacrum.
		2. En avant	1. Vaisseaux hypogastriques. 2. Plexus sacré.
	II. Partie extra-pelvienne	1. Grand fessier.	
		2. Capsule articulaire.	
		3. Organes qui s'échappent de la grande échancrure	1. Pyramidal. 2. Vaisseaux et nerfs fessiers supérieurs. 3. Grand et petit sciatiques. 4. Vaisseaux ischiatiques. 5. Vaisseaux et nerfs honteux internes.
INNERVATION			Filet de la partie postérieure du plexus sacré.
PHYSIOLOGIE	I. Point fixe sur le bassin		Rotateur en dehors du fémur.
	II. Point fixe sur le fémur déjà fléchi		Abducteur du fémur.

2. OBTURATEUR INTERNE

FORME			Rayonnée.
DIRECTION			Changement de direction au niveau de la petite échancrure sciatique.
INSERTIONS.	1° Interne		1. Face interne de la membrane obturatrice. 2. Face interne du corps et de la branche descendante du pubis. 3. Face interne du corps et de la branche ascendante de l'ischion. 4. Entre le trou obturateur et l'épine sciatique.
	2° Externe		Partie la plus élevée de la cavité digitale du grand trochanter.
RAPPORTS.	1° Portion intra-pelvienne	1. En avant	1. Membrane obturatrice. 2. Pourtour osseux du trou obturateur.
		2. En arrière	Aponévrose d'insertion du muscle releveur de l'anus.
	2° Sortie du bassin		1. Petite échancrure sciatique. 2. Bourse séreuse au niveau de l'ischion.
	3° Portion extra-pelvienne		1. Gouttière entre les deux jumeaux. 2. Capsule articulaire coxo-fémorale en avant. 3. Grand fessier en arrière.
INNERVATION			Filet du plexus sacré.
PHYSIOLOGIE			Rotateur de la cuisse en dehors.

3. OBTURATEUR EXTERNE

FORME............ Rayonnée.

DIRECTION........ Du trou obturateur au grand trochanter.

INSERTIONS.....
- **1° Interne**......
  - 1. Face externe de la membrane obturatrice.
  - 2. Face antérieure du corps du pubis.
  - 3. Branche horizontale et descendante du pubis.
  - 4. Branche ascendante de l'ischion.
- **2° Externe**...... Tendon arrondi, s'insérant au fond de la cavité digitale du grand trochanter.

RAPPORTS........
- **I. Deux tiers internes**....
  - **1° En avant**....
    - 1. Psoas.
    - 2. Adducteurs (petit et grand).
    - 3. Droit interne.
  - **2° En arrière**...
    - 1. Membrane obturatrice.
    - 2. Pourtour osseux du trou obturateur.
- **II. Tiers externe**....
  - **1° En avant**....
    - 1. Col du fémur.
    - 2. Capsule articulaire.
  - **2° En arrière**... Carré crural.

INNERVATION.... Filet du nerf obturateur.

PHYSIOLOGIE.... Rotateur de la cuisse en dehors.

---

4. JUMEAUX

FORME............ Aplati d'avant en arrière.

DIRECTION........ A peu près transversaux en dehors.

INSERTIONS......
- **I. Interne**......
  - **1° Jumeau supérieur**...
    - 1. Face externe
    - 2. Bord inférieur
    - De l'épine sciatique.
  - **2° Jumeau inférieur**.... Tubérosité de l'ischion.
- **II. Externe**..... Tendon commun creusé en gouttière, et qui s'insère à la cavité digitale du grand trochanter.

RAPPORTS.......
- **1° En avant**.... Capsule articulaire.
- **2° En arrière**...
  - 1. Grand fessier.
  - 2. Grand nerf sciatique.
  - 3. Petit nerf sciatique.
  - 4. Vaisseaux ischiatiques.

INNERVATION... Filet du plexus sacré.

PHYSIOLOGIE.... Rotateurs de la cuisse en dehors.

---

5. CARRÉ CRURAL

SITUATION....... Partie postérieure de l'articulation de la hanche.

FORME............ Quadrilatère.

DIRECTION....... Transversal.

INSERTIONS.....
- **1° Interne**...... Bord externe de la tubérosité ischiatique.
- **2° Externe**..... Crête intertrochantérienne.

RAPPORTS.......
- **1° En avant**....
  - 1. Capsule articulaire.
  - 2. Petit trochanter.
  - 3. Tendon de l'obturateur externe.
- **2° En arrière**...
  - 1. Grand fessier.
  - 2. Grand et petit nerfs sciatiques.
  - 3. Vaisseaux ischiatiques.
- **3° Bord supérieur**.. Jumeau inférieur.
- **4° Bord inférieur**... Grand adducteur.

INNERVATION... Filet du plexus sacré.

PHYSIOLOGIE..... Rotateurs de la cuisse en dehors.

XXIII — MUSCLES DE LA CUISSE

I. — MUSCLES DE LA RÉGION ANTÉRO-EXTERNE.

1. TENSEUR DU FASCIA LATA.

SITUATION .... Région supéro-externe de la cuisse.

FORME .... Aplati.

DIRECTION .... Vertical.

INSERTIONS ......
- **1° Supérieure** ..
  1. Lèvre externe de la crête iliaque près de l'épine iliaque antéro-supérieure.
  2. Épine iliaque antéro-supérieure.
  3. Échancrure comprise entre les deux épines iliaques.
  4. Aponévrose fessière.
- **2° Inférieure** ... Face antérieure de la tubérosité externe du tibia.

RAPPORTS ....
- **1° En dehors** ...
  1. Peau.
  2. Aponévrose.
- **2° En dedans** ...
  1. Moyen fessier.
  2. Droit antérieur de la cuisse.
  3. Vaste externe.

PHYSIOLOGIE ....
1. Tenseur de l'aponévrose fémorale.
2. Extenseur de la jambe sur la cuisse.
3. Abducteur de la cuisse.
4. Rotateur de la cuisse en dedans.

---

2. QUADRICEPS CRURAL (Poirier)

SITUATION .... Plan antérieur de la cuisse.

FORME .... Cylindroïde, formé de quatre faisceaux.

DIRECTION ....
1. Verticale pour sa première et sa dernière portion.
2. Oblique pour ses deux portions latérales.

INSERTIONS.
- **1° Supérieure.**
  - **1° Droit antérieur** (long triceps).
    1. Tendon direct... Épine iliaque antéro-inférieure.
    2. Tendon réfléchi. Sourcil cotyloïdien.
  - **2° Triceps crural** .....
    1. Vaste externe.
       1. Bord antéro-inférieur du grand trochanter.
       2. Ligne rugueuse reliant le grand trochanter à la ligne âpre.
       3. Tendon du grand fessier.
       4. Cloison intermusculaire externe.
    2. Vaste interne.
       1. Lèvre interne de la ligne âpre.
       2. Ligne rugueuse réunissant cette ligne âpre au col fémoral.
    3. Crural ... du fémur.
       1. Face antérieure ....
       2. Face externe ....
       3. Bords interne et externe.
- **2° Inférieure.**
  - **1° Rotulienne.**
    1. Droit antérieur.
       1. Bord antérieur de la base de la rotule.
       2. Tiers supérieur de la face antérieure de l'os.
    2. Vastes...
       1. Base de la rotule en arrière du tendon du droit antérieur.
       2. Bords du tendon du droit antérieur.
       3. Moitié supérieure des bords de la rotule.
    3. **Crural**... Base de la rotule.
  - **2° Tibiale** ..... Tubérosité antérieure du tibia.

(Muscle sous-crural de Dupré ou tenseur de la synoviale du genou.)

RAPPORTS.
- **1° Droit antérieur**....
  - **1° En dehors**...
    1. Petit fessier.
    2. Tenseur du fascia lata.
    3. Psoas-iliaque.
    4. Couturier.
  - **2° En dedans**... Articulation de la hanche.
- **2° Vastes et crural**.......
  - **1° En dehors**...
    1. Grand fessier.
    2. Tenseur du fascia lata.
    3. Couturier.
    4. Droit antérieur de la cuisse.
  - **2° En dedans**... Diaphyse fémorale.
  - **3° En arrière**... Avec l'artère fémorale au milieu.
    1. Biceps.
    2. Adducteurs.

INNERVATION ... Filet du crural.

PHYSIOLOGIE....
1. Extenseur de la cuisse.
2. Fléchisseur de la cuisse sur le bassin.

---

3. COUTURIER

SITUATION....... Le plus superficiel de la région antérieure.

FORME............. Rubané.

DIRECTION....... Oblique en bas et en dedans.

INSERTIONS.....
- 1° **Supérieure**...
  - 1. Épine iliaque antéro-supérieure.
  - 2. Échancrure sous-jacente.
- 2° **Inférieure**... Sur la partie antérieure de la tubérosité interne du tibia (un des tendons de la patte d'oie).

RAPPORTS.
- 1° En dehors......
  - 1. Peau.
  - 2. Aponévrose.
- 2° En dedans......
  - 1. Droit antérieur.
  - 2. Psoas iliaque.
  - 3. Moyen adducteur.
  - 4. Vaste interne.
  - 5. Articulation du genou.
  - 6. Rameaux nerveux *perforants*.
- 3° Avec l'artère....
  - 1. Elle lui est *interne* en haut, dans le triangle de Scarpa.
  - 2. *Sous-jacente* à la partie moyenne.
  - 3. *Externe* en bas.

INNERVATION... Filet du nerf crural.

PHYSIOLOGIE....
- 1. Fléchisseur de la jambe sur la cuisse.
- 2. Fléchisseur de la cuisse sur le bassin.
- 3. Abducteur.
- 4. Rotateur en dehors (d'où son nom de couturier).

II. — MUSCLES DE LA RÉGION INTERNE.

1. DROIT INTERNE

SITUATION....... Le plus interne des muscles de la cuisse.

FORME............ Rubané.

DIRECTION....... Vertical.

INSERTIONS......
- 1° **Supérieure**.. Symphyse pubienne, de l'angle du pubis à la branche ascendante de l'ischion.
- 2° **Inférieure**... Face supérieure interne du tibia.

RAPPORTS
- 1° En dehors....
  - 1. Peau.
  - 2. Aponévrose.
  - 3. Couturier.
  - 4. Veine saphène interne.
- 2° En dedans....
  - 1. Adducteurs.
  - 2. Fémur.
  - 3. Ligament latéral interne de l'articulation.

INNERVATION... Filet de l'obturateur.

PHYSIOLOGIE....
- 1. Fléchisseur de la jambe.
- 2. Adducteur de la cuisse.

---

2. PECTINÉ

SITUATION....... Partie supéro-interne de la cuisse.

FORME........... Aplati.

DIRECTION....... Oblique en bas et en dehors.

INSERTIONS.....
- 1° **Supérieure**..
  - 1. Épine du pubis.
  - 2. Crête pectinéale.
  - 3. Ligament de Cooper.
- 2° **Inférieure**... Ligne rugueuse allant de la ligne âpre au petit trochanter.

RAPPORTS.
- 1° En dehors......
  - 1. Aponévrose.
  - 2. Vaisseaux fémoraux.
  - 3. Ganglions.
- 2° En dedans......
  - 1. Capsule articulaire.
  - 2. Muscle obturateur externe.
  - 3. Petit adducteur.
  - 4. Vaisseaux et nerf obturateur.
- 3° Bord interne.... Moyen adducteur.
- 4° Bord externe... Psoas iliaque.

INNERVATION... Filet du musculo-cutané interne.

PHYSIOLOGIE....
- 1. Adducteur de la cuisse.
- 2. Fléchisseur.
- 3. Rotateur en dehors.

---

3. ADDUCTEURS

SITUATION .... | En arrière et en dedans des précédents.
FORME .... | Éventail.
DIRECTION .... | Oblique en dehors et en dedans.

INSERTIONS ......
- 1° **Supérieure** ..
  - 1° **Premier ou moyen adducteur.** — Corps du pubis entre l'épine et la symphyse.
  - 2° **Deuxième ou petit adducteur.**
    1. Face antérieure du corps du pubis.
    2. Branche descendante du pubis.
  - 3° **Troisième ou grand adducteur.**
    1. Tubérosité ischiatique.
    2. Deux tiers inférieurs de la branche ischio-pubienne.
- 2° **Inférieure**...
  - 1° **Premier ou moyen adducteur.** — Portion moyenne de l'interstice de la ligne âpre.
  - 2° **Deuxième ou petit adducteur.**
    1. En haut. — Branche de bifurcation externe de la ligne âpre.
    2. En bas. — Partie la plus élevée de l'interstice de la ligne âpre.
  - 3° **Troisième ou grand adducteur.**
    1. Toute l'étendue de l'interstice de la ligne âpre.
    2. Branche de bifurcation inféro-interne.
    3. Tubercule du 3e adducteur à la partie supéro-interne du condyle interne.

    (*Anneau du 3e adducteur.*)

RAPPORTS ....
- 1° **Premier adducteur.**
  - 1° **En avant**.....
    1. Peau.
    2. Aponévrose.
    3. Vaste interne.
    4. Vaisseaux fémoraux.
  - 2° **En arrière**...
    1. Deuxième adducteur.
    2. Obturateur externe.
    3. Branches du nerf obturateur.
  - 3° **Bord interne.** | Droit interne.
  - 4° **Bord externe.** | Pectiné.
- 2° **Deuxième adducteur.**
  - 1° **En avant**.....
    1. Pectiné.
    2. Premier adducteur.
  - 2° **En arrière**... | Grand adducteur.
  - 3° **Bord interne.** | Droit interne.
  - 4° **Bord externe.**
    1. Obturateur externe.
    2. Tendon du psoas.
- 3° **Troisième adducteur.**
  - 1° **En avant** ....
    1. Pectiné.
    2. Premier adducteur.
    3. Deuxième adducteur.
  - 2° **En arrière**
    1. Grand fessier.
    2. Triceps (longue portion).
    3. Demi-membraneux.
    4. Demi-tendineux.
  - 3° **Bord supérieur**..
    1. Carré crural.
    2. Artère circonflexe postérieure.
  - 4° **Bord inféro-interne**....
    1. Peau et aponévrose.
    2. Droit interne.
    3. Couturier.

INNERVATION ...
- 1° **Premier adducteur.**
  1. Obturateur.
  2. Crural.
- 2° **Deuxième adducteur.** — Filet de l'obturateur.
- 3° **Troisième adducteur.**
  1. Obturateur.
  2. Grand sciatique.

PHYSIOLOGIE....
- 1° **Premier et deuxième adducteurs.**
  1. Adducteurs de la cuisse.
  2. Fléchisseurs de la cuisse sur le bassin.
  3. Rotateurs en dehors.
- 2° **Troisième adducteur.**
  1. Adducteur de la cuisse (*Custodes virginitatis*).
  2. Rotateur en dehors et en dedans.

III. — MUSCLES DE LA RÉGION POSTÉRIEURE.

1. BICEPS CRURAL

SITUATION....... | Partie externe de la région postérieure.
FORME........... | Cylindrique.
DIRECTION....... | Vertical.

INSERTIONS.
- 1° Supérieure..
  - 1° **Longue portion** (ischiatique)... — Partie supéro-externe de la tubérosité ischiatique.
  - 2° **Courte portion** (fémorale)..... — 1. Partie inférieure de l'interstice de la ligne âpre. 2. Cloison intermusculaire externe.
- 2° Inférieure... | Apophyse styloïde du péroné.

RAPPORTS.
- 1° En dehors...... — 1. Peau. 2. Aponévrose. | 3. Grand fessier.
- 2° En dedans...... — 1. Grand adducteur. 2. Vaste externe. | 3. Nerf grand sciatique.
- 3° Bord interne.... — 1. Demi-tendineux. 2. Creux poplité (Voy. *Tabl. synopt. d'Anat. top.*).
- 4° Bord externe.... — 1. Peau. 2. Grand fessier.

INNERVATION ... | Filet du grand nerf sciatique.

PHYSIOLOGIE.... — 1. Fléchisseur de la jambe sur la cuisse. 2. Rotateur en dehors. 3. Extenseur de la cuisse sur le bassin.

2. DEMI-TENDINEUX

SITUATION........ | En dedans du précédent.
FORME............ | Aplati.
DIRECTION........ | Vertical.

INSERTIONS......
- 1° **Supérieure**.. | Face postérieure de l'ischion.
- 2° **Inférieure**... — Partie supérieure de la face interne du tibia (patte d'oie).

RAPPORTS........
- 1° En arrière... — 1. Peau. 2. Aponévrose. 3. Grand fessier.
- 2° En avant.... — 1. Grand adducteur. 2. Demi-membraneux.
- 3° En dehors... — 1. Biceps. 2. Creux poplité.
- 4° En dedans... | Demi-membraneux.

INNERVATION ... | Filet du grand nerf sciatique.

PHYSIOLOGIE.....
- 1° **Point fixe sur l'ischion.** — 1. Fléchisseur de la jambe sur la cuisse. 2. Rotateur en dedans. 3. Extenseur de la cuisse sur le bassin.
- 2° **Point fixe sur la jambe.** — 1. Extenseur du bassin sur la cuisse. 2. Fléchisseur de la cuisse sur la jambe.

3. DEMI-MEMBRANEUX

SITUATION........ | Au-dessous du précédent.
FORME............ | Aplati.
DIRECTION........ | Vertical.

INSERTIONS.
- 1° Supérieure ... | Partie inféro-externe de l'ischion.
- 2° Inférieure....
  - 1. **Faisceau descendant**.. — Partie postérieure de la tubérosité interne du tibia.
  - 2. **Faisceau antérieur**.... — Contournant la tubérosité interne pour s'insérer à sa partie antérieure.
  - 3. **Faisceau récurrent**.... — Ligament postérieur de l'articulation du genou près du condyle externe.

RAPPORTS.
- 1° En dehors...... — 1. Grand fessier. 2. Demi-tendineux. | 3. Aponévrose.
- 2° En dedans...... — 1. Carré crural. 2. Grand adducteur. | 3. Jumeau interne. 4. Condyle interne du fémur.
- 3° Bord interne.... | Droit interne.
- 4° Bord externe.... — 1. Biceps (longue portion). 2. Grand nerf sciatique.

INNERVATION.... | Filet du grand nerf sciatique.
PHYSIOLOGIE..... | Voy. *Demi-tendineux*.

XXIV. — MUSCLES DE LA JAMBE

I. — MUSCLES DE LA RÉGION ANTÉRIEURE DE LA JAMBE.

1. JAMBIER ANTÉRIEUR

SITUATION........ Le plus interne de la région.

FORME............. Cylindrique.

DIRECTION........ Vertical.

INSERTIONS.
- 1° Supérieure..
  - 1. Tubérosité antéro-externe du tibia (tubercule du jambier antérieur.
  - 2. Deux tiers supérieurs de la face externe du tibia.
  - 3. Partie interne du ligament interosseux.
  - 4. Face profonde de l'aponévrose jambière.
  - 5. Cloison fibreuse de l'extenseur commun.
- 2° Inférieure...
  - 1. Premier cunéiforme.
  - 2. Extrémité postérieure du 1er métatarsien.

RAPPORTS.
- 1° A la jambe......
  - 1° En avant....
    - 1. Peau.
    - 2. Aponévrose.
  - 2° En arrière... Ligament interosseux.
  - 3° En dedans... Tibia.
  - 4° En dehors...
    - 1. Extenseur commun des orteils.
    - 2. Extenseur propre du gros orteil.
    - 3. Artère, veine et nerf tibial antérieur.
- 2° Au pied........
  - 1° En avant....
    - 1. Peau.
    - 2. Aponévrose (ligament annulaire).
  - 2° En arrière...
    - 1. Articulation tibio-tarsienne.
    - 2. Astragale.
    - 3. Scaphoïde.
    - 4. Premier cunéiforme.

INNERVATION... Nerf tibial antérieur.

PHYSIOLOGIE....
- 1. Fléchisseur.
- 2. Adducteur.
- 3. Rotateur en dedans.

---

2. EXTENSEUR COMMUN DES ORTEILS

SITUATION........ En dehors du précédent.

FORME.............. Aplati.

DIRECTION........ Vertical.

INSERTIONS......
- 1° Supérieure..
  - 1. Tubérosité externe du tibia.
  - 2. Deux tiers supérieurs de la face interne du péroné.
  - 3. Partie externe du ligament interosseux.
  - 4. Face profonde de l'aponévrose jambière.
  - 5. Cloisons fibreuses.....
    - 1. Du jambier antérieur.
    - 2. Du long péronier latéral.
- 2° Inférieure... Quatre tendons se terminant finalement par trois languettes :..........
  - 1. Un médiane.. Extrémité postérieure de la 2e phalange.
  - 2. Deux latérales. Face postérieure de la phalangette.

RAPPORTS........
- I. Jambe........
  - 1° En avant.....
    - 1. Peau.
    - 2. Aponévrose.
  - 2° En arrière...
    - 1. Péroné.
    - 2. Ligament interosseux.
  - 3° En dedans ..
    - 1. Jambier antérieur.
    - 2. Extenseur propre du gros orteil.
  - 4° En dehors... Péroniers.
- II. Pied........
  - 1° En dehors...
    - 1. Peau.
    - 2. Aponévrose.
  - 2° En dedans...
    - 1. Muscle pédieux.
    - 2. Phalanges.

INNERVATION ... Filets du tibial postérieur.

PHYSIOLOGIE....
- 1. *Extenseur des quatre derniers orteils.*
- 2. Fléchisseur du pied sur la jambe.
- 3. Rotateur du pied en dehors.
- 4. Rotateur de la jambe en dehors.

3. EXTENSEUR PROPRE DU GROS ORTEIL

SITUATION........ | Entre les deux muscles précédents.
FORME............. | Allongé.
DIRECTION........ | Vertical.

INSERTIONS......
- 1° **Supérieure**..
  - 1. Tiers moyen de la face interne du péroné.
  - 2. Tiers moyen du ligament interosseux.
- 2° **Inférieure**...
  - 1. Phalange métatarsienne.
  - 2. Phalange unguéale du gros orteil.

RAPPORTS.
- I. Jambe.........
  - 1° **En avant**.... | 1. Jambier antérieur. 2. Extenseur commun. | 3. Aponévrose. 4. Peau.
  - 2° **En arrière**... | 1. Péroné. 2. Ligament interosseux.
  - 3° **En dedans**... | Jambier antérieur.
  - 4° **En dehors**... | Extenseur commun.
- II. Pied...........
  - 1° **En dehors**.. | 1. Peau. | 2. Aponévrose.
  - 2° **En dedans**... | 1. Tarse. 2. Métatarse. | 3. Gros orteil.
  - 3° **Bord externe.** | Pédieux.
  - 4° **Bord interne.** | Artère tibiale antérieure.

INNERVATION... | Nerf tibial antérieur.

PHYSIOLOGIE.....
- 1. *Extenseur des phalanges* du gros orteil sur le métatarse.
- 2. Fléchisseur du pied.
- 3. Adducteur.
- 4. Rotateur en dedans.

---

4. PÉRONIER ANTÉRIEUR

SITUATION....... | Partie inféro-externe de la région antérieure.
FORME............. | Aplati.
DIRECTION....... | Transversal.

INSERTIONS.....
- 1° **Supérieure**.. | Moitié inférieure de la face antérieure du péroné.
- 2° **Inférieure**... | Extrémité postérieure du 5e métatarsien.

RAPPORTS........
- I. Jambe........
  - 1° **En avant**.... | 1. Peau. | 2. Aponévrose.
  - 2° **En arrière**... | Péroné.
  - 3° **En dedans**... | Extenseur commun des orteils.
  - 4° **En dehors**... | Péroniers latéraux.
- II. Pied........
  - 1° **En avant**..... | 1. Peau. | 2. Aponévrose.
  - 2° **En arrière**... | Pédieux.

INNERVATION... | Nerf musculo-cutané.

PHYSIOLOGIE.....
- 1. Fléchisseur.
- 2. Abducteur.
- 3. Rotateur en dehors.

II. — MUSCLES DE LA RÉGION EXTERNE DE LA JAMBE.

1. LONG PÉRONIER LATÉRAL

SITUATION....... | Le plus superficiel de cette région.
FORME............ | Allongé.
DIRECTION....... | Vertical, puis oblique en bas et en dedans du pied.

INSERTIONS.
- 1° **Supérieure**...
  - 1. Partie antéro-externe de la tête du péroné.
  - 2. Tiers supérieur de la face externe de l'os.
  - 3. Face profonde de l'aponévrose jambière.
  - 4. Cloisons fibreuses de l'extenseur commun et des muscles postérieurs.
- 2° **Inférieure**.... | Tubercule externe de l'extrémité postérieure du 1er métatarsien.

RAPPORTS.
- I. Jambe........
  - 1° **En avant**.... | 1. Extenseur commun des orteils. 2. Péronier antérieur.
  - 2° **En arrière**... | 1. Soléaire. 2. Fléchisseur propre du gros orteil.
  - 3° **En dedans**... | 1. Péroné. | 2. Court péronier.
  - 4° **En dehors**... | 1. Peau. | 2. Aponévrose.
- II. **Cou-de-pied**.... | Gaine enveloppant les deux péroniers.
- III. **Plante du pied.** | Ligament calcanéo-cuboïdien (canal ostéo-fibreux).

INNERVATION... | Filet du sciatique poplité externe.

PHYSIOLOGIE.....
- 1. Extenseur du pied sur la jambe.
- 2. Abducteur.
- 3. Rotateur en dehors.

2. COURT PÉRONIER LATÉRAL

SITUATION .... Au-dessous du précédent.

FORME .... Aplati.

DIRECTION ....
- 1. Vertical en haut.
- 2. Oblique en bas et en avant.

INSERTIONS.
- 1° Supérieure ...
  - 1. Deux tiers inférieurs de la face externe du péroné.
  - 2. Bord antérieur. } de l'os.
  - 3. Bord externe.. } de l'os.
  - 4. Cloisons fibreuses des muscles voisins.
- 2° Inférieure.... Extrémité postérieure du 5e métatarsien.

RAPPORTS ....
- 1° En dehors...
  - 1. Long péronier latéral.
  - 2. Aponévrose.
  - 3. Peau.
- 2° En dedans...
  - 1. Péroné.
  - 2. Articulation tibio-tarsienne.
  - 3. Face externe du calcanéum.

INNERVATION ... Filet du musculo-cutané.

PHYSIOLOGIE ....
- 1. Abducteur du pied.
- 2. Rotateur en dehors.

III. — MUSCLES DE LA RÉGION POSTÉRIEURE DE LA JAMBE.

I. — MUSCLES DE LA COUCHE SUPERFICIELLE.

1. JUMEAUX (Gastrocnémiens)

SITUATION .... Les plus superficiels de cette région.

FORME .... Ovalaire.

DIRECTION .... Oblique en bas..
- 1. En dedans pour l'externe.
- 2. En dehors pour l'interne.

INSERTIONS.
- 1° Supérieure .....
  - I. Jumeau interne.....
    - 1. Partie supérieure du condyle interne.
    - 2. En arrière du tubercule du 3e adducteur.
  - II. Jumeau externe .... Partie postérieure du condyle externe (noyau fibro-cartilagineux).
- 2° Inférieure...... Tendon d'Achille .....
  - Partie postéro-inférieure de la face postérieure du calcanéum.
  - Deux bourses séreuses...
    - 1. Supérieure, sus-calcanéenne.
    - 2. Inférieure, rétro-calcanéenne.

RAPPORTS.
- 1° En dehors....
  - 1. Peau.
  - 2. Aponévrose.
  - 3. Veine et nerf saphène externe.
- 2° En dedans....
  - 1. Condyles fémoraux.
  - 2. Ligament postérieur du genou.
  - 3. Organes du creux poplité.
  - 4. Muscle poplité.
  - 5. Muscle plantaire grêle.
  - 6. Muscle soléaire.

INNERVATION ... Filet du sciatique poplité interne.

PHYSIOLOGIE .....
- 1. Extenseurs du pied sur la jambe.
- 2. Elévateurs du membre inférieur.
- 3. Fléchisseurs de la jambe sur la cuisse.

---

2. SOLÉAIRE

SITUATION .... Au-dessous des précédents.

FORME .... Large.

DIRECTION .... Vertical.

INSERTIONS.
- 1° Supérieure...
  - 1. Interstice de la ligne oblique du tibia.
  - 2. Tiers moyen du bord interne du tibia.
  - 3. Partie postéro-interne de la tête du péroné.
  - 4. Face postérieure et bord externe de la diaphyse péronière.
  - 5. Anneau du soléaire (arcade fibreuse).
- 2° Inférieure.. Large aponévrose d'insertion venant se réunir avec le tendon inférieur des deux jumeaux.

RAPPORTS.
- 1° Face superficielle...
  - 1. Plantaire grêle.
  - 2. Jumeaux.
- 2° Face profonde ....
  - 1. Muscle latéral postérieur.
  - 2. Fléchisseur tibial.
  - 3. Fléchisseur péronier.
  - 4. Artère et nerf tibial postérieur.
- 3° Bords ....
  - 1. Peau.
  - 2. Aponévrose.

INNERVATION ... Filet du sciatique poplité interne.

PHYSIOLOGIE .... Extenseur du pied sur la jambe.

---

3. PLANTAIRE GRÊLE

SITUATION........ Face postérieure de l'articulation du genou.

FORME............ Triangulaire.

DIRECTION........ Oblique en bas et en dedans, puis vertical.

INSERTIONS......
- 1° Supérieure..
  - 1. Partie la plus élevée du condyle externe.
  - 2. Capsule articulaire.
  - 3. Tendon supinateur externe.
- 2° Inférieure... Variable soit...
  - 1. Sur le tendon d'Achille.
  - 2. Sur le calcanéum.
  - 3. Dans le tissu cellulaire péri-tendineux.

RAPPORTS.........
- 1° En haut.....
  - 1. Face superficielle : Jumeaux.
  - 2. Face profonde
    - 1. Poplité.
    - 2. Soléaire.
    - 3. Capsule articulaire.
- 2° En bas...... Côté interne du tendon d'Achille.

INNERVATION... Filet du sciatique poplité interne.

PHYSIOLOGIE.... Extenseur du pied, n'existant chez l'homme qu'à l'état de vestige en tant qu'insertion inférieure.

II. — MUSCLES DE LA COUCHE PROFONDE.

1. POPLITÉ

SITUATION........ En arrière de l'articulation du genou.

FORME............ Quadrilatère.

DIRECTION....... Oblique en bas et en dedans.

INSERTIONS......
- 1° Supérieure.. Portion postéro-externe du condyle externe.
- 2° Inférieure...
  - 1. Lèvre supérieure de la ligne oblique du tibia.
  - 2. Portion de la face postérieure sus-jacente à cette ligne.

RAPPORTS........
- 1° En arrière..
  - 1. Jumeaux.
  - 2. Plantaire grêle.
  - 3. Vaisseaux poplités.
  - 4. Sciatique poplité interne.
- 2° En avant.... Ligament postérieur de l'articulation.

INNERVATION... Filet du sciatique poplité interne.

PHYSIOLOGIE....
- 1. Fléchisseur de la jambe sur la cuisse.
- 2. Rotateur en dedans.

2. JAMBIER POSTÉRIEUR

SITUATION....... Entre les fléchisseurs tibial et péronier.

FORME............ Aplati.

DIRECTION...... Vertical.

INSERTIONS.
- 1° Supérieure.....
  - 1. Ligament oblique du tibia.
  - 2. Face postérieure du tibia (au-dessous du fléchisseur tibial).
  - 3. Face interne du péroné (en arrière du ligament interosseux).
  - 4. Deux tiers supérieurs du ligament interosseux.
  - 5. Cloisons fibreuses des fléchisseurs.
- 2° Inférieure.....
  - 1. Fibres antérieures...
    - 1. Tubercule du scaphoïde.
    - 2. Capsule de la 1re articulation scapho-cunéenne.
    - 3. Face inférieure du 1er cunéiforme.
  - 2. Fibres moyennes...
    - 1. Face inférieure du cuboïde.
    - 2. Ligament calcanéo-cuboïdien.
    - 3. Bord inférieur des 1er et 2e cunéiformes.
    - 4. Extrémité postérieure des 2e, 3e et 4e métatarsiens.
  - 3. Fibres postérieures.. Sommet de la petite apophyse calcanéenne.

RAPPORTS.
- 1° Jambe.........
  - 1. En avant....
    - 1. Ligament interosseux.
    - 2. Os de la jambe.
  - 2. En arrière....
    - 1. Soléaire.
    - 2. Fléchisseur tibial et péronier.
    - 3. Vaisseaux et nerfs tibiaux postérieurs.
  - 3. En dedans... Fléchisseur tibial.
  - 4. En dehors.... Fléchisseur péronier.
- 2° Cou-de-pied.... Coulisse ostéo-fibreuse.

INNERVATION... Branche grêle du nerf tibial postérieur.

PHYSIOLOGIE....
- 1. Extenseur du pied sur la jambe.
- 2. Adducteur.
- 3. Rotateur en dedans.

3. FLÉCHISSEUR TIBIAL DES ORTEILS
(Long fléchisseur commun des orteils)

- **SITUATION** .... Partie interne de la couche profonde.
- **FORME** .... Aplati.
- **DIRECTION** ....
  - 1. Vertical à la jambe.
  - 2. Oblique au pied.
- **INSERTIONS** .....
  - 1° **Supérieure** ..
    - 1. Lésion inférieure de la ligne oblique du tibia.
    - 2. Tiers moyen de la face postérieure.
    - 3. Cloison fibreuse du jambier antérieur.
  - 2° **Inférieure** ... Quatre tendons terminaux.... — Extrémité postérieure de la 3e phalange.
- **RAPPORTS** ....
  - 1° **Jambe** ....
    - 1. En arrière.... — Soléaire.
    - 2. En avant.....
      - 1. Tibia.
      - 2. Muscle tibial postérieur.
  - 2° **Cou-de-pied** .
    - 1. En avant..... — Tendon du tibial postérieur.
    - 2. En arrière... — Vaisseaux et nerf tibiaux postérieurs.
  - 3° **Plante du pied** ....
    - 1. Inférieurement.........
      - 1. Adducteur du gros orteil.
      - 2. Court fléchisseur commun des orteils.
    - 2. Supérieurement........ — Abducteur du gros orteil.
  - 4° **Orteils** ...... Gaines ostéo-fibreuses (Voy. *Main*).
- **INNERVATION**... Filet du nerf tibial postérieur.
- **PHYSIOLOGIE**....
  - 1. Fléchisseur des quatre derniers orteils.
  - 2. Extenseur du pied sur la jambe.

---

4. FLÉCHISSEUR PÉRONIER
(Long fléchisseur propre du gros orteil)

- **SITUATION** ...... Partie externe de la couche profonde.
- **FORME** .... Aplati.
- **DIRECTION** ...... Vertical.
- **INSERTIONS** .....
  - 1° **Supérieure** ..
    - 1. Deux tiers inférieurs de la face postérieure du péroné.
    - 2. Cloison fibreuse des péroniers latéraux.
    - 3. Partie inférieure du ligament interosseux.
  - 2° **Inférieure** ... Extrémité postérieure de la 2e phalange du gros orteil.
- **RAPPORTS** ....
  - 1° **Jambe** ....
    - 1. En arrière...
      - 1. Soléaire.
      - 2. Tendon d'Achille.
      - 3. Artère péronière.
    - 2. En avant .....
      - 1. Péroné.
      - 2. Muscle tibial postérieur.
      - 3. Partie inférieure du ligament interosseux.
  - 2° **Cou-de-pied** . Gaine ostéo-fibreuse.
  - 3° **Pied** ....
    - 1. En dedans... — Court fléchisseur du gros orteil.
    - 2. En dehors.... — Abducteur oblique.
- **INNERVATION**... Nerf du tibial postérieur.
- **PHYSIOLOGIE** ...
  - 1. Fléchisseur des phalanges du gros orteil.
  - 2. Extenseur du pied sur la jambe.

XXV. — MUSCLES DU PIED

I. — MUSCLES DE LA RÉGION DORSALE.

PÉDIEUX (Court extenseur des orteils)

SITUATION .... | Face antérieure du pied.
FORME .... | Aplati.
DIRECTION .... | A peu près horizontal.

INSERTIONS ......
- 1° **En arrière**...
  - 1. Partie antéro-supérieure du calcanéum.
  - 2. Faisceaux fibreux du creux calcanéo-astragalien.
- 2° **En avant**.....
  - 1. Extrémité postérieure de la première phalange du gros orteil.
  - 2. Côté externe des tendons correspondants du long extenseur commun des orteils au niveau des articulations métacarpo-phalangiennes.

RAPPORTS ....
- 1° **Face superficielle**. 1. Peau. 2. Aponévrose. | 3. Extenseur commun. | 4. Péronier antérieur.
- 2° **Face profonde**.... 1. Os (tarse-métatarse). 2. Articulations. | 3. Muscles interosseux.
- 3° **Bord interne**. 1. *Artère pédieuse* (muscle satellite). 2. Tendon de l'extenseur propre du gros orteil.
- 4° **Bord externe**. | 1. Cuboïde. | 2. Cinquième métatarsien.

INNERVATION ... | Filet du nerf tibial antérieur.
PHYSIOLOGIE .... | Extenseur des quatre premiers orteils sur le métatarse.

II. — MUSCLES DE LA RÉGION PLANTAIRE INTERNE (HOMOLOGIE : ÉMINENCE THÉNAR).

1. ABDUCTEUR DU GROS ORTEIL

SITUATION........ | Muscle le plus superficiel du groupe interne.
FORME .... | Cylindrique.
DIRECTION .... | Horizontal.

INSERTIONS ......
- 1° **En arrière**...
  - 1. Tubérosité postéro-interne du calcanéum.
  - 2. Partie antéro-inférieure du ligament annulaire interne du tarse.
  - 3. Face profonde de l'aponévrose plantaire.
  - 4. Cloison fibreuse le séparant en dehors du court fléchisseur commun des orteils.
- 2° **En avant**.... Côté interne de l'extrémité postérieure de la 1re phalange du gros orteil (expansion pour le tendon extenseur).

RAPPORTS ....
- 1° **Face superficielle**. 1. Peau. 2. Aponévrose.
- 2° **Face profonde**.... 1. Organes de la gouttière calcanéenne. 2. Calcanéum. | 3. Court fléchisseur du gros orteil.
- 3° **Bord interne**. | 1. Peau. | 2. Aponévrose.
- 4° **Bord externe**. 1. Court fléchisseur des orteils. 2. Long fléchisseur du gros orteil.

INNERVATION ... | Filet du plantaire interne.
PHYSIOLOGIE..... 1. Fléchisseur du gros orteil sur le métatarse. 2. Abducteur.

2. COURT FLÉCHISSEUR DU GROS ORTEIL

SITUATION........ | Au-dessous du précédent.
FORME............. | Aplati.
DIRECTION........ | Horizontal.

INSERTIONS ......
- 1° **En arrière**...
  - 1. Face inférieure du cuboïde et du 3e cunéiforme.
  - 2. Tendon du jambier postérieur (tubercule scaphoïdien).
- 2° **En avant**....
  - 1° **Portion interne**..... Côté interne de la 1re phalange du gros orteil.
  - 2° **Portion externe** .... Côté externe de la 1re phalange du gros orteil (sésamoïde externe).

RAPPORTS........
- 1° **Face superficielle**. 1. Muscle abducteur......... 2. Tendon du long fléchisseur. } Du gros orteil.
- 2° **Face profonde** ..... 1. Premier métatarsien. 2. Tendon du long péronier latéral.
- 3° **Bord interne**. | Abducteur.
- 4° **Bord externe**. | Adducteur oblique.

INNERVATION ... | Filets du collatéral interne du gros orteil.
PHYSIOLOGIE..... | Fléchisseur du gros orteil sur le 1er métatarsien.

3. ADDUCTEUR DU GROS ORTEIL

SITUATION........ | En dehors du court fléchisseur.
FORME............. | Bifide.
DIRECTION........ | Horizontal.

INSERTIONS.......
- 1° En arrière...
  - 1. **Faisceau oblique** ou **adducteur oblique**..... : 1. Face inférieure du cuboïde. 2. Extrémité postérieure des 3e et 4e métatarsiens. 3. Gaine fibreuse du long péronier latéral.
  - 2. **Faisceau transverse** ou **adducteur transverse**.. : Parties fibreuses de l'articulation métatarso-phalangienne des trois ou quatre derniers orteils.
- 2° En avant.... : Os sésamoïde externe de la 1re phalange du gros orteil.

RAPPORTS........
- 1° **Face superficielle.** : 1. Court fléchisseur plantaire. 2. Tendons du long fléchisseur commun. | 3. Accessoire du long fléchisseur.
- 2° **Face profonde**.... : 1. Deuxième rangée du tarse. 2. Muscles interosseux.

INNERVATION ... | Filet de la branche profonde du plantaire externe.
PHYSIOLOGIE. ... | 1. Fléchisseur du gros orteil sur le métatarse. | 2. Adducteur.

III. — MUSCLES DE LA RÉGION PLANTAIRE EXTERNE (HOMOLOGIE : ÉMINENCE HYPOTHÉNAR).

1. ABDUCTEUR DU PETIT ORTEIL

SITUATION........ | Le plus superficiel des muscles externes.
FORME............. | Aplati.
DIRECTION....... | Horizontal.

INSERTIONS......
- 1° En arrière... : 1. Tubérosité externe du calcanéum. 2. Face profonde de l'aponévrose plantaire. 3. Cloison fibreuse le séparant du court fléchisseur plantaire.
- 2° En avant.... : Côté externe de l'extrémité postérieure de la 1re phalange du petit orteil. (Expansion à l'extrémité postérieure du 5e métatarsien).

RAPPORTS
- 1° Face superficielle.... : 1. Peau. 2. Aponévrose.
- 2° Face profonde...... : 1. Accessoire du long fléchisseur. 2. Ligament cuboïdo-calcanéen. | 3. Long péronier latéral. 4. Court fléchisseur du petit orteil.
- 3° Bord interne.... | Court fléchisseur plantaire.
- 4° Bord externe ... | 1. Peau. | 2. Aponévrose.

INNERVATION.... | Filet du plantaire externe.
PHYSIOLOGIE...... | 1. Fléchisseur de la 1re phalange du petit orteil. | 2. Abducteur.

---

2. COURT FLÉCHISSEUR DU PETIT ORTEIL

SITUATION........ | Au-dessous de l'abducteur.
FORME............. | Aplati.
DIRECTION........ | Horizontal.

INSERTIONS......
- 1° En arrière... : 1. Gaine du long péronier. 2. Extrémité postérieure du 5e métatarsien.
- 2° En avant.... : Partie inférieure de l'extrémité postérieure de la 1re phalange du petit orteil.

RAPPORTS.........
- 1° **Face superficielle.** : 1. Peau. 2. Aponévrose. | 3. Abducteur.
- 2° **Face profonde**.... : 1. Cinquième métatarsien. 2. Quatrième espace interosseux.

INNERVATION.... | Filet du rameau externe du nerf plantaire externe.
PHYSIOLOGIE..... | Fléchisseur du petit orteil sur le métatarsien.

3. OPPOSANT DU PETIT ORTEIL

SITUATION........ | En dedans du court fléchisseur.
FORME............. | Aplati, triangulaire.
DIRECTION........ | Horizontal.

INSERTIONS.....
- 1° En arrière .. | 1. Gaine du long péronier latéral. | 2. Crête du cuboïde.
- 2° En avant.... | Bord externe du 5e métatarsien.

INNERVATION ... | Filet du rameau interne du plantaire externe.
PHYSIOLOGIE..... | Muscle peu important, en voie de régression.

IV. — MUSCLES DE LA RÉGION PLANTAIRE MOYENNE.

1. COURT FLÉCHISSEUR PLANTAIRE

SITUATION........ | Très superficiel.

FORME................ | Quadrilatère à quatre chefs.

DIRECTION........ | Horizontal.

INSERTIONS .....
- 1° En arrière...
  - 1. Tubérosité interne du calcanéum.
  - 2. Face profonde de l'aponévrose plantaire.
  - 3. Cloisons fibreuses le séparant.....
    - 1. De l'abducteur du gros orteil.
    - 2. De l'abducteur du petit orteil.
- 2° En avant..... Extrémité postérieure de la 2e phalange des quatre derniers orteils.

RAPPORTS.
- 1° Face superficielle.
  - 1. Peau.
  - 2. Aponévrose.
- 2° Face profonde.....
  - 1. Tendons du long fléchisseur.
  - 2. Accessoire du long fléchisseur.
  - 3. Lombricaux.
  - 4. Vaisseaux et nerfs plantaires externes.
- 3° Bord interne. | Adducteur du gros orteil.
- 4° Bord externe. | Abducteur du petit orteil.

INNERVATION ... | Filet du nerf plantaire interne.

PHYSIOLOGIE....
- 1. Fléchisseur de la 2e phalange des quatre derniers orteils sur la 1re.
- 2. Fléchisseur de la 1re sur les métatarsiens.

---

2. ACCESSOIRE DU LONG FLÉCHISSEUR (Chair carrée de Sylvius)

SITUATION........ | Partie postérieure et profonde de la région plantaire moyenne.

FORME............. | Quadrilatère.

DIRECTION........ | Oblique.

INSERTIONS.....
- 1° En arrière...
  - 1° Faisceau interne..... Face interne du calcanéum.
  - 2° Faisceau externe ....
    - 1. Tubérosité externe du calcanéum.
    - 2. Face inférieure du calcanéum.
- 2° En avant..... | Tendon du fléchisseur commun des orteils.

RAPPORTS.......
- 1° Face superficielle.
  - 1. Court fléchisseur plantaire.
  - 2. Vaisseaux et nerfs plantaires externes.
- 2° Face profonde....
  - 1. Calcanéum.
  - 2. Ligament calcanéo-cuboïdien inférieur.

INNERVATION... | Filet du plantaire interne.

PHYSIOLOGIE.... | Fléchisseur des quatre derniers orteils sur le métatarse.

V. — MUSCLES LOMBRICAUX.

FORME............. | Fusiformes.

INSERTIONS .....
- 1° En arrière...
  - 1. Premier lombrical... Bord tibial du tendon du 2e orteil.
  - 2. Autres lombricaux. Angle de division des tendons fléchisseurs.
- 2° En avant.... | Côté tibial de la phalange (extension au tendon extenseur).

INNERVATION...
- 1. Les deux premiers ... Plantaire interne.
- 2. Les deux derniers.... Branche profonde du plantaire externe.

PHYSIOLOGIE....
- 1. Extenseurs des deux dernières phalanges des orteils.
- 2. Fléchisseurs de la première.

VI. — MUSCLES INTEROSSEUX.

1. INTEROSSEUX DORSAUX

SITUATION........ | Espaces intermétatarsiens.

FORME............. | Prismatique.

DIRECTION........ | Oblique en dedans ou en dehors.

INSERTIONS .....
- 1° En arrière...
  - 1. Faces latérales des métatarsiens.
  - 2. Face inférieure de la base des métatarsiens.
  - 3. Aponévrose interosseuse dorsale.
- 2° En avant.... Base de la 1re phalange de l'orteil le plus rapproché de l'axe du pied.

RAPPORTS.
- 1° Face superficielle..
  - 1. Aponévrose interosseuse.
  - 2. Tendons extenseurs du pédieux.
  - 3. Artères interosseuses dorsales.
- 2° Face profonde.....
  - 1. Court fléchisseur.
  - 2. Abducteur du gros orteil.
  - 3. Tendons du long fléchisseur commun.
  - 4. Lombricaux.
  - 5. Vaisseaux et nerfs plantaires externes.
- 3° Latéralement.. | Métatarsiens.

INNERVATION... | Branche profonde du plantaire externe.

PHYSIOLOGIE....
- 1. Fléchisseurs de la 1re phalange.
- 2. Extenseurs des deux autres.
- 3. Abducteurs.

---

2. INTEROSSEUX PLANTAIRES

INSERTIONS.
- 1° En arrière....
  - 1. Tiers supérieur du bord inférieur des trois derniers métatarsiens.
  - 2. Face inférieure de la base de ces mêmes os.
  - 3. Expansions du feuillet superficiel du ligament calcanéo-cuboïdien inférieur.
- 2° En avant..... Tubercule latéral phalangien le plus rapproché de l'axe du pied.

RAPPORTS.......
- 1° Face supérieure. Métatarsien.
- 2° Face inférieure..
  - 1. Adducteur du gros orteil.
  - 2. Vaisseaux et nerfs plantaires externes.
  - 3. Long fléchisseur du pouce.
  - 4. Lombricaux.

INNERVATION... Branche profonde du plantaire externe.

PHYSIOLOGIE....
- 1. Fléchisseurs de la 1re phalange.
- 2. Extenseurs des deux autres.
- 3. Adducteurs.

VII. — MUSCLES SURNUMÉRAIRES DU PIED.

ÉNUMÉRATION..
- I. Opposant du gros orteil.
- II. Adducteur du 2e orteil.
- III. Abducteur accessoire du petit orteil.

VIII. — ANNEXES DES MUSCLES DE LA JAMBE ET DU PIED.

1. LIGAMENT ANNULAIRE DU TARSE

I. ANTÉRIEUR.

INSERTIONS......
- 1° En dehors...
  - 1. Partie antéro-externe du calcanéum.
  - 2. Tissu fibreux du creux astragalo-calcanéen.
- 2° En dedans...
  - 1. Bande supérieure. Partie inférieure du bord antérieur du tibia.
  - 2. Bande inférieure. Bord interne du pied.
  - La réunion de ces deux bandes mérite au ligament le nom de ligament en Y (Y renversé).

RAPPORTS.
- 1° Face superficielle.. Peau.
- 2° Face profonde..... Prolongements formant trois coulisses ostéo-fibreuses pour :
  - 1. Le jambier antérieur en dedans.
  - 2. Le long extenseur du gros orteil et le paquet vasculo-nerveux au milieu.
  - 3. L'extenseur commun des orteils et le péronier antérieur en dehors.

II. INTERNE.

SITUATION....... Va du bord postérieur et du sommet de la malléole interne à la partie postéro-inférieure de la face interne du calcanéum.

RAPPORTS....... Il s'en détache plusieurs cloisons formant trois coulisses ostéo-fibreuses pour : ...
- 1. Le jambier postérieur en avant.
- 2. Le fléchisseur tibial au milieu.
- 3. Le fléchisseur péronier en arrière.

III. EXTERNE.

DESCRIPTION....
- 1. Va du sommet et du bord postérieur de la malléole externe à la face externe du calcanéum.
- 2. Une seule gaine commune aux long et court péroniers latéraux.

2. SYNOVIALES TENDINEUSES DE LA JAMBE

I. EN AVANT.

Trois bourses séreuses pour :...............
- 1. Le jambier antérieur (la plus haute).
- 2. Le long extenseur propre du gros orteil.
- 3. L'extenseur commun.

II. EN DEDANS.

Trois bourses séreuses pour :...............
- 1. Le jambier postérieur (la plus haute).
- 2. Le fléchisseur commun.
- 3. Le fléchisseur propre.

III. EN DEHORS.

Gaine séreuse des péroniers........... Ou gaine supérieure, par opposition à la gaine inférieure ou plantaire du long péronier.

IV

APONÉVROSES

I. — APONÉVROSES DU CRANE ET DE LA FACE

ÉNUMÉRATION..
- I. Aponévrose épicranienne.
- II. Aponévrose temporale.
- III. Aponévrose massétérine.
- IV. Aponévrose buccinatrice.

II. — APONÉVROSES DU COU

(Allan Burns, 1811)

1. APONÉVROSE CERVICALE SUPERFICIELLE, sous-cutanée.

DESCRIPTION.

- Se dédoublant pour les entourer complètement au niveau des deux muscles ....
  - 1. Trapèze.
  - 2. Sterno-cléido-mastoïdien.
- I. Face externe.
  - 1. Peau.
  - 2. Peaucier.
  - 3. Nerfs cutanés.
  - 4. Veines superficielles (jugulaire externe).
- II. Face interne.. — Elle répond aux organes ....
  - 1. Du cou.
  - 2. De la nuque.
- III. Prolongements.
  - 1° Prolongement latéral. — Qui divise en deux parties bien distinctes la région du cou..........
    - 1. L'une antérieure : région du cou proprement dite (antévertébrale).
    - 2. L'autre postérieure : région de la nuque (rétro-vertébrale).
  - Ce prolongement part de la région claviculaire, puis se dirige de champ vers les vertèbres cervicales et va s'insérer aux tubercules antérieurs et postérieurs des apophyses transverses de ces vertèbres après s'être dédoublé pour englober les scalènes, puis dans la région intermédiaire, interscalénique, se trouvent.......
    - 1. L'artère sous-clavière.
    - 2. Le plexus brachial.
  - 2° Prolongement sous-maxillaire. — Délimitant la loge sous-maxillaire où est logé la glande de même nom. Le feuillet superficiel s'insère au bord inférieur de la mâchoire; le feuillet profond à la ligne oblique mylo-hyoïdienne du maxillaire inférieur, après avoir tapissé le muscle mylo-hyoïdien.
  - 3° Prolongement parotidien..
    - Situé en arrière et en dedans de la glande parotide et contribuant à former en dedans la face interne de la loge parotidienne, mais cette face ne présente pas partout la même épaisseur : elle est solide en avant et en arrière; au contraire, à la partie moyenne, existe un espace triangulaire, directement en rapport avec la paroi latérale du pharynx et où pénètre un prolongement dit « pharyngien » de la parotide (travail de J.-L. Faure).
    - *Remarque* ....
      - Entre les deux loges parotidienne et sous-maxillaire existe une bandelette fibreuse résistante, délimitant nettement ces deux loges et qui va du bord antérieur du muscle sterno-cléido-mastoïdien à l'angle postérieur du maxillaire inférieur (angle mandibulaire).
      - C'est la bandelette d'insertion faciale du sterno-mastoïdien, si développée chez certains animaux, comme le cheval (Sébileau).
- IV. Circonférence supérieure.
  - Mode d'insertion.
    - 1. En haut : Protubérance occipitale externe.
    - 2. En bas : Symphyse mentonnière.
  - Entre ces deux points.
    - 1. Bord inférieur du maxillaire.
    - 2. Aponévrose massétérine.
    - 3. Tubercule zygomatique.
    - 4. Partie cartilagineuse du conduit auditif externe.
    - 5. Face externe de l'apophyse mastoïde.
    - 6. Ligne supérieure courbe de l'occipital.
- V. Circonférence inférieure.
  - Mode d'insertion.
    - 1. Fourchette sternale.
    - 2. Bord antérieur de la clavicule.
    - 3. Acromion.
    - 4. Bord postérieur spinal de l'omoplate.
    - 5. Aponévrose d'enveloppe du grand dorsal.
  - *Remarque*... — Au niveau de la fourchette sternale (manubrium), l'insertion est double : elle se fait sur les deux lèvres antérieure et postérieure du bord supérieur du sternum, délimitant là un petit espace, dit *sus-sternal*, contenant, perdu au milieu de tissu cellulaire, deux petits ganglions (adénite sus-sternale).

2. APONÉVROSE CERVICALE MOYENNE

(Omo-claviculaire de Richet, omo-hyoïdo-claviculaire de Paulet, thoraco-hyoïdienne de Testut.)

C'est la toile aponévrotique tendue d'un omo-hyoïdien à l'autre.

DESCRIPTION ET RAPPORTS.

- **1° Face externe...** — Aponévrose cervicale superficielle.
- **2° Face interne....**
  - 1. Larynx.
  - 2. Corps thyroïde.
  - 3. Trachée.
  - 4. Pharynx.
  - 5. Œsophage.
  - 6. Paquet vasculo-nerveux....
    - 1. Artère carotide (en dedans).
    - 2. Veine jugulaire interne (en avant et en dehors).
    - 3. Nerf pneumogastrique (en arrière dans le dièdre).
    - 4. Grand sympathique (très en arrière).
  - *Remarque* ...... Les trois organes principaux du cordon vasculo-nerveux du cou ont chacun leur gaine propre, les trois gaines étant elles-mêmes enveloppées dans une troisième.
- **3° Bords latéraux.** — Muscle omo-hyoïdien.
- **4° Sommet........** — Os hyoïde.
- **5° Bord inférieur..** — Va d'une échancrure coracoïdienne à l'autre....
  - **1° Au niveau du sternum ...** Insertion au bord postérieur (Dépendance pour le tronc veineux brachio-céphalique).
  - **2° Au niveau de la clavicule.** Insertion au bord postérieur (Dépendance pour la veine sous-clavière et la veine jugulaire interne).
  - **3° Insertions postérieures.**
    - 1. Première côte.
    - 2. Péricarde (ligament cervico-péricardique de Richet). C'est le ligament sterno-péricardique antérieur de Luschka.
    - 3. Aponévrose du sous-clavier.
- *Remarque* ....
  - **1. Importance de l'action de cette aponévrose..** Béance des veines de la base du cou dans les ampliations du thorax. Les vaisseaux compris dans un dédoublement de l'aponévrose sont ainsi *incompressibles*.
  - 2. Hypothèse de *Gegenbauer*.. L'aponévrose omo-hyoïdienne est le reliquat de faisceaux cléido-hyoïdiens disparus, qu'on retrouve d'ailleurs quelquefois encore chez l'homme, à simple titre d'anomalie.

3. APONÉVROSE CERVICALE PROFONDE OU PRÉVERTÉBRALE

DESCRIPTION....

- **1° Face externe.**
  - 1. Au milieu.... — 1. Pharynx. | 2. Œsophage.
  - 2. Sur les côtés. — 1. Gaine des vaisseaux. 2. Grand sympathique.
- **2° Face interne.** — Muscles prévertébraux.. — 1. Grand droit antérieur. 2. Petit droit antérieur. 3. Long du cou.
- **3° Bords........**
  - 1. Supérieur.... — Apophyse basilaire de l'occipital.
  - 2. Inférieur..... — Tissu cellulaire du médiastin.
  - 3. Latéraux..... — Apophyses transverses.

4. RÉSUMÉ ET CONNEXIONS DES APONÉVROSES DU COU

RÉSUMÉ..........

- 1. Loge antérieure, sous-cutanée.
- 2. Loges moyennes ..
  - 1. Antérieure... — Entre les deux aponévroses cervicales superficielle et moyenne.
  - 2. Postérieure.. — Entre la moyenne et la postérieure.
- 3. Loge postérieure, prévertébrale.
- *Remarque* ...... En arrière du pharynx et de l'œsophage existe un espace directement prévertébral, dit *espace rétro-viscéral de Henke*. C'est une cavité à peu près rectangulaire, limitée en avant par une lame aponévrotique rétro-œsophagienne, en arrière par les corps vertébraux recouverts de leur grand surtout ligamenteux antérieur, et latéralement par deux petites lames aponévrotiques verticales.

CONNEXIONS.....

- 1. Loge superficielle. — Tissu cellulaire sous-cutané de la face antérieure de la poitrine.
- 2. Loge moyenne antérieure... — Fermée de toutes parts.
- 3. Loge moyenne postérieure. / 4. Loge postérieure. — Cavité du thorax.

III. — APONÉVROSES DES MUSCLES DE LA NUQUE

ÉNUMÉRATION..

- **I. Aponévrose du splénius.**
  - 1. Très mince.
  - 2. Fixée en haut à l'occipital.
- **II. Aponévrose des complexus et du transversaire.** — Allant du ligament cervical aux apophyses transverses des vertèbres cervicales.
- **III. Aponévrose des muscles droits et obliques....** — Isolant ces muscles des complexus.

LOGE APONÉVROTIQUE DES MUSCLES PROFONDS DE LA NUQUE (Trolard).

THÉORIES.

- **I. Classique.......** — Les muscles droits et obliques postérieurs du cou ont comme enveloppe un feuillet fibreux.
- **II. De Trolard.....** — Ces quatre muscles sont contenus dans une *loge ostéo-fibreuse*, formant un appareil ligamenteux important...
  - **I. Muscles.**
    - 1. Oblique inférieur.
    - 2. Oblique supérieur.
    - 3. Petit droit supérieur.
    - 4. Grand droit postérieur.
  - **II. Loge ostéo-fibreuse :** Cubique à six faces.....
    - Cette loge est complètement fermée de toutes parts, sauf en un point faible, situé en haut et en dehors, où est le grand complexus.
    - *Division de la loge....*
      - 1. Partie inférieure très forte, représentée par la loge de l'oblique inférieur.
      - 2. Partie supérieure renfermant les trois autres muscles ..
        - 1. Une partie interne et profonde pour le petit droit.
        - 2. Une partie externe pour le grand droit et l'oblique supérieur.
  - **III. Rôle de ces lames fibreuses dans les moyens d'union de la tête avec la colonne vertébrale..........** — Elles renforcent le ligament postérieur proprement dit.

IV. — APONÉVROSES DE LA RÉGION DORSO-CERVICALE

1. APONÉVROSE DU TRAPÈZE

SITUATION.......
1. Enveloppant tout le muscle.
2. Présentant les mêmes insertions que lui.

2. APONÉVROSE DE L'ANGULAIRE

STRUCTURE...... | C'est un simple feuillet celluleux.

3. APONÉVROSE DU RHOMBOÏDE

STRUCTURE .....
1. Mince en haut.
2. Épaisse en bas.

4. APONÉVROSE DU GRAND DORSAL

STRUCTURE ..... | Très mince, celluleuse.

5. APONÉVROSES DES DENTELÉS POSTÉRIEURS

STRUCTURE.....
1. Lame celluleuse seulement, présentant entre les deux un épaississement.
2. Lame aponévrotique intermédiaire des dentelés.

6. APONÉVROSE LOMBAIRE

DESCRIPTION....
1. C'est une large aponévrose de la région dorso-lombo-sacrée.
2. C'est, en réalité, l'aponévrose ou le tendon du grand dorsal.

INSERTIONS .....
- 1° **Bord supérieur** .. — Faisceaux charnus du grand dorsal.
- 2° **Bord inférieur** ...
  1. Crête iliaque.
  2. Bord postérieur de l'os coxal.
- 3° **Base**.........
  1. Apophyses épineuses des dernières dorsales.
  2. Apophyses épineuses des cinq vertèbres lombaires.
  3. Ligaments interépineux correspondants.
  4. Crête sacrée.

V. — APONÉVROSES DE LA RÉGION ANTÉRO-LATÉRALE DU THORAX

1. APONÉVROSE DU GRAND PECTORAL

INSERTIONS......
- 1° **En haut**...... | Bord antérieur de la clavicule.
- 2° **En dedans**... | Sternum.
- 3° **En bas**....... — Dédoublement ..
  1. Feuillet pectoral.
  2. Feuillet axillaire.

2. APONÉVROSE DU SOUS-CLAVIER

DESCRIPTION....
1. C'est une véritable gouttière transversale allant d'un bord (antérieur) à l'autre (postérieur) de la clavicule.
2. C'est la gaine ou loge ostéo-fibreuse du petit muscle sous-clavier.

3. APONÉVROSE CLAVI-CORACO-AXILLAIRE DE RICHET

A. Opinion ancienne.

1. Elle part du bord inférieur de l'aponévrose du sous-clavier, descend jusqu'au bord supérieur du petit pectoral (aponévrose clavi-pectorale); là, elle se divise pour entourer le muscle, et ses deux feuillets se réunissent au niveau de son bord inférieur pour former le *ligament suspenseur de l'aisselle de Gerdy*, qui s'insère à la base du creux de l'aisselle.
2. Vue de face, cette large aponévrose rayonne de l'apophyse coracoïde et de la clavicule en présentant une grande base inférieure.

B. Opinion actuelle.

- 1° *Pour les Allemands* (Langer).... — Il y aurait deux arcs aponévrotiques, l'un du côté du bras (armbogen), l'autre du côté du thorax (axelbogen), entre lesquels passeraient les organes du creux de l'aisselle.
- 2° *Pour les Français* (Poirier).... — Il y aurait, en outre, entre ces deux arcs, et comblant l'espace elliptique ainsi décrit, un véritable fascia cribriformis, percé de trous par où passeraient les organes du creux de l'aisselle (analogie avec le fascia cribriformis du triangle de Scarpa).

4. APONÉVROSE DU GRAND DENTELÉ

STRUCTURE....... | C'est une simple lame celluleuse.

VI. — APONÉVROSES DE L'ÉPAULE

1. APONÉVROSE DELTOÏDIENNE

DESCRIPTION....
1. Celluleuse pour le feuillet profond.
2. Fibreuse en dehors.

INSERTIONS......
- 1° **En haut** ..... — 1. Épine scapulaire. 2. Acromion. | 3. Clavicule.
- 2° **En bas** ...... | V deltoïdien.
- 3° **En avant** .... | Aponévrose du grand pectoral.
- 4° **En arrière** ... | Aponévrose sous-épineuse.

2. APONÉVROSE SUS-ÉPINEUSE

DESCRIPTION.... — Allant en s'amincissant au-dessus de l'articulation (loge ostéo-fibreuse sus-épineuse).

3. APONÉVROSE SOUS-ÉPINEUSE

DESCRIPTION.... | Très épaisse en dedans seulement (loge ostéo-fibreuse sous-épineuse).

4. APONÉVROSE SOUS-SCAPULAIRE

STRUCTURE ..... | Celluleuse.

VII. — APONÉVROSES DU BRAS ET DE L'AVANT-BRAS

1. APONÉVROSES DU BRAS

RAPPORTS.

1° En dehors.
1. Peau.
2. Filets superficiels du nerf radial.
3. Rameau du circonflexe.
4. Nerf brachial interne.
5. Son accessoire.
6. Veine céphalique.
7. Veine basilique.

2° En dedans.
1. *Cloisons intermusculaires* interne et externe se détachant de la face profonde de cette aponévrose et s'insérant aux bords interne et externe de l'humérus en formant deux loges, une antérieure et l'autre postérieure.
2. Se rappeler que le cubital est dans la loge postérieure près de l'os.

2. APONÉVROSES DE L'AVANT-BRAS

DESCRIPTION.....
- 1° **Extrémité supérieure.** — Continue l'aponévrose brachiale.
- 2° **Extrémité inférieure..** — Continue l'aponévrose de la main.
- 3° **Face externe.**
  - 1. Peau.........
  - 2. Vaisseaux....
  - 3. Nerfs........
  - Superficiels.
- 4° **Face interne.** | Envoyant des cloisons fibreuses entre les muscles.

STRUCTURE......
- 1. Fibres circulaires et longitudinales.
- 2. Renforcement, en haut : expansion aponévrotique du biceps.

VIII. — APONÉVROSES DE LA MAIN

1. APONÉVROSES DE LA RÉGION DORSALE

DESCRIPTION.....
- 1° **Superficielle.**
  - 1. Continue l'aponévrose antibrachiale.
  - 2. S'attache aux métacarpiens extrêmes.
  - 3. Devient celluleuse en bas.
- 2° **Profonde ....** | Elle répond aux espaces interosseux.

2. APONÉVROSES DE LA RÉGION PALMAIRE

DESCRIPTION.
- 1° **Superficielle.**
  - 1. **Thénarienne..**
    - *Insertions.......*
      - 1. En dehors...
        - 1. Scaphoïde.
        - 2. Trapèze.
        - 3. Bord externe du 1er métacarpien.
      - 2. En dedans... — Bord externe de l'aponévrose palmaire moyenne.
  - 2. **Hypothénarienne.**
    - Très mince, triangulaire.
    - *Insertions.......*
      - 1. En dedans...
        - 1. Pisiforme.
        - 2. Bord interne du 5e métacarpien.
      - 2. En dehors — Bord interne de l'aponévrose palmaire moyenne.
  - 3. **Moyenne** (*ligament palmaire*)..
    - 1. *Insertions....*
      - 1. En haut...... — Ligament annulaire.
      - 2. Sur les côtés. — Aponévrose thénarienne et hypothénarienne.
      - 3. En bas....... | 1re phalange.
    - 2. *Structure....*
      - 1. Fibres longitudinales.
      - 2. Fibres transversales....
        - 1. Arcades digitales.
        - 2. Arcades interdigitales.
      - 3. Languettes cutanées de Dupuytren reliant l'aponévrose à la peau.
    - *Conclusion......* — Trois loges .....
      - 1. Externe.
      - 2. Interne.
      - 3. Moyenne.
- 2° **Profonde.......** | C'est l'aponévrose *interosseuse* antérieure.

IX. — APONÉVROSES DE LA RÉGION ANTÉRO-LATÉRALE DE L'ABDOMEN

1. APONÉVROSE ABDOMINALE ANTÉRIEURE

C'est le tendon commun des trois muscles de la région antéro-latérale (grand oblique, petit oblique et transverse).

L'étudier revient à faire l'étude de la gaine des droits.

I. — GAINE DES MUSCLES DROITS.

DESCRIPTION.....

- 1° En avant....
  1. Aponévrose du grand oblique en entier.
  2. Aponévrose du petit oblique en entier.
  3. Aponévrose du transverse dans son cinquième inférieur seulement.
- 2° En arrière...
  1. Aponévrose du petit oblique dans les quatre cinquièmes supérieurs du muscle seulement (repli semi-lunaire de Douglas à concavité inférieure et au-dessous duquel passe l'artère épigastrique).
  2. Aponévrose du transverse dans les quatre cinquièmes supérieurs du muscle.

II. — LIGNE BLANCHE.

DESCRIPTION..... Sur la ligne médiane, il y a entre-croisement des fibres tendineuses entre les grands droits : cet enchevêtrement forme la *ligne blanche*.

ASPECT (de haut en bas).....

1. Triangulaire dans sa première portion, à grande base inférieure.
2. Filiforme dans sa partie moyenne.
3. Triangulaire à base inférieure dans sa 3e portion.

L'insertion de la ligne blanche se fait en haut à l'appendice xiphoïde, en bas au pubis (ligament sus-pubien ou adminiculum avec la fossette sus-pubienne).

La première portion est en outre percée d'un grand nombre d'orifices plus ou moins grands dont le plus considérable répond à l'ombilic.

III. — OMBILIC (Nombril).

DESCRIPTION.....

1. Bourrelet cutané périphérique.
2. Sillon circulaire au fond de la fossette.
3. Mamelon ou papille.
4. Cicatrice.

CONSTITUTION...

- *Anneau ombilical* d'où part.....
  - 1° En haut..... La veine ombilicale.
  - 2° En bas.......
    1. Les deux artères ombilicales.
    2. L'ouraque au milieu.
- Entre tous ces organes est la fossette intervasculaire.

FASCIAS............

- 1° **Au-dessus de l'ombilic.** Fascia supra ombilicalis de Richet, pouvant recouvrir totalement ou ne pas recouvrir du tout l'ombilic. Ce sont des fibres transversales en avant desquelles est le canal ombilical de Richet.
- 2° **Au-dessous de l'ombilic.** Fascia infraombilicalis de Heurteaux (en gousset de montre).

IV. — CANAL INGUINAL. (Trajet inguinal.)

C'est un simple trajet à travers la paroi abdominale, mais non un canal au sens propre du mot.

DESCRIPTION.

- **I. Parois.**
  - 1° **Antérieure** .. | Aponévrose du grand oblique.
  - 2° **Postérieure**.. | Fascia transversalis.
  - 3° **Inférieure**... | Réunion des deux autres, fusionnée au niveau de l'arcade crurale.
  - 4° **Supérieure**.. | Bord inférieur du petit oblique et du transverse.
- **II. Orifices** (anneaux)......
  - 1° **Inférieur ou externe ou cutané**..... Entre les deux piliers interne et externe de l'aponévrose du grand oblique. C'est là où l'on introduit l'index pour la recherche des hernies dites inguinales.
  - 2° **Supérieur ou interne ou profond.**
    1. C'est un point faible de la paroi abdominale et par lui se font les hernies dites directes.
    2. Il répond à la fossette inguinale moyenne ou interne suivant les auteurs et est délimité de la façon suivante :
       1. En dedans.... Tendon conjoint (tendon commun du petit oblique et du transverse).
       2. En dehors .. Ligament de Hesselbach.
       3. En bas et en dedans....... Ligament de Henle (repli semi - lunaire ou falciforme).
  - *Remarque*....... | Les deux anneaux ne communiquent pas directement.
- **III. Contenu**.......
  1. Le cordon spermatique chez l'homme.
  2. Le ligament rond chez la femme.

V. — FOSSETTES INGUINALES.

DESCRIPTION.

- On les voit surtout bien en regardant la paroi abdominale par sa face postérieure.
- Elles sont délimitées par trois organes...........
  1. **Ouraque** ou pédicule allantoïdien de la vessie.
  2. **Artères ombilicales** oblitérées (cordon fibreux).
  3. **Artère épigastrique**, branche de l'iliaque externe.
- Ces trois organes forment trois replis péritonéaux, délimitant eux-mêmes trois fossettes..........
  1. **Fossette inguinale interne** (entre l'ouraque et le cordon fibreux ombilical)...
  2. **Fossette inguinale moyenne** (entre le cordon et l'artère épigastrique)........
  3. **Fossette inguinale externe** (en dehors de l'épigastrique)....................
  - D'où la grande division des hernies inguinales en,
    1. Interne.
    2. Moyenne.
    3. Externe.

VI. — ARCADE CRURALE (ligament de Fallope ou ligament de Poupart).

DESCRIPTION....

- Corde fibreuse allant de l'épine iliaque antéro-supérieure à l'épine pubienne (11-14 centimètres). C'est elle qu'on charge dans le procédé de cure radicale des hernies inguinales de Bassini pour la réunir au bord externe du tendon conjoint.
- Au point de vue de sa *signification*, ce serait.
  1. Pour les uns, un véritable ligament autonome.
  2. Pour les autres, le bord inférieur de l'aponévrose du grand oblique.
- Au-dessous d'elle sont deux formations qui en sont une dépendance...
  - 1° **La bandelette ilio-pectinée**..
    1. Oblique en bas et en dedans.
    2. Ce n'est qu'une portion du fascia iliaca.
  - 2° **Le ligament de Gimbernat.**
    1. Comblant l'angle interne pubien et affectant une forme triangulaire à sommet interne et à fibres arquées dont la base externe est très concave en dehors.
    2. La fusion de ce ligament avec l'aponévrose du pectiné en bas forme le *ligament de Cooper*.
    3. C'est lui qu'on charge et qu'on réunit à l'arcade crurale dans l'opération de la cure radicale de la hernie crurale.

VII. — ANNEAU CRURAL.

DESCRIPTION.

Entre les deux formations que nous venons de décrire se trouve un orifice............. L'*anneau crural*, fermé imparfaitement par le *septum crural*, diaphragme fibreux au travers duquel passent d'importants organes.

On peut à ce sujet diviser l'anneau crural en deux parties.........

1. L'une externe, c'est la partie vasculaire continuant l'entonnoir *fémorali-vasculaire de Thompson* et où se trouvent.................
   1. L'artère fémorale en dehors.
   2. La veine fémorale en dedans.
   (Le nerf crural passe plus en dehors avec le psoas.)
2. L'une interne, c'est la loge lymphatique qui seule (Poirier) mérite véritablement le nom de *canal crural*.

On y trouve le petit *ganglion de Cloquet* à cheval sur la concavité du ligament de Gimbernat.

C'est ce point faible qu'il faut fermer dans la cure radicale de la hernie crurale.

VIII. — FASCIAS POSTÉRIEURS.

DESCRIPTION.....

- 1° **Fascia transversalis**. Qui tapisse la face postérieure du muscle transverse.
- 2° **Fascia propria** de Cooper........ Ou membrane fibreuse résultant de la condensation de la couche externe du tissu cellulaire rétro-péritonéal.
- 3° **Tissu cellulaire sous ou rétro-péritonéal.**

---

2. APONÉVROSES ABDOMINALES POSTÉRIEURES

DESCRIPTION..... C'est le tendon d'insertion du muscle transverse qui se divise près de la colonne vertébrale en trois feuillets.

THÉORIES.

1° Opinion classique.

1. Feuillet antérieur............ S'insère à la base des apophyses transverses.
2. Feuillet moyen.............. S'insère au sommet des mêmes apophyses.
3. Feuillet postérieur........... S'insère au sommet des apophyses épineuses.

Conclusions ....
1. En avant du 1er est le psoas.
2. Entre le 1er et le 2e est le carré des lombes.
3. Entre le 2e et le 3e est la masse sacro-lombaire.

2° Opinion actuelle (Charpy-Poirier).

Il y a bien trois feuillets, mais voici comment il faut les interpréter.

Il y a deux muscles iliaques, *non aponévrotiques* ....
1. Le grand oblique.
2. Le petit oblique (courte aponévrose).

Il y a deux muscles vertébraux, *aponévrotiques*...............
1. Le grand dorsal.
2. Le transverse.

Dans ces conditions............
1. Le feuillet antérieur devient l'aponévrose du muscle carré des lombes.
2. Le feuillet moyen est *seul* l'aponévrose d'insertion transversaire du transverse.
3. Le feuillet postérieur devient l'aponévrose d'insertion épineuse du grand dorsal.

Quant au petit oblique, il ne donne que des fibres accessoires, *courtes*, en barbes de plume, à l'aponévrose du transverse et à l'aponévrose du grand dorsal.

---

3. MUSCLES SURNUMÉRAIRES TENSEURS DES APONÉVROSES DE L'ABDOMEN (Testut)

ÉNUMÉRATION.

1. Muscle tenseur du feuillet postérieur de la gaine du droit de Gruber (1873).
2. Muscle pubio-péritonéal de Macalister (1888).
3. Muscle pubio-transversalis de Luschka (1870).
4. Muscle tenseur de l'arcade crurale de Gruber (1873).
5. Muscle tenseur du feuillet postérieur de la gaine du droit et du fascia transversalis de Gruber (1873).

---

4. APONÉVROSE LOMBO-ILIAQUE, FASCIA ILIACA

- **DÉFINITION** .... C'est l'aponévrose du muscle psoas iliaque.
- **INSERTIONS.**
  - **1° En haut**.......... Arcade fibreuse qui bride le psoas et où s'insèrent des fibres du diaphragme.
  - **2° En dedans**......
    1. Toutes les vertèbres lombaires (arcades pour le passage des vaisseaux).
    2. Base du sacrum.
    3. Détroit supérieur du bassin.
  - **3° En dehors**......
    1. Aponévrose du carré des lombes.
    2. Ligament ilio-lombaire.
    3. Lèvre interne de la crête iliaque.
  - **4° En bas**.........
    1. En dehors ... Face inférieure de l'arcade crurale.
    2. En dedans... Descend sur la portion crurale du psoas.

    La loge ostéo-fibreuse ainsi délimitée est le *canal iliaque* de Velpeau.

X. — APONÉVROSE DE LA FESSE

- **INSERTIONS**......
  - **1° Interne**.......
    1. Crête iliaque.
    2. Bord postérieur du tenseur du fascia lata.
  - **2° Externe**.......
    1. Feuillet profond.. Recouvre le moyen fessier.
    2. Feuillet moyen... Face profonde du grand fessier.
    3. Feuillet superficiel. Face superficielle du grand fessier.

XI. — APONÉVROSE DE LA CUISSE (FASCIA LATA)

- **INSERTIONS** .....
  - **1° Côté antéro-interne**......
    1. Bord antérieur du ligament de Poupart.
    2. Corps du pubis.
    3. Branche ischio-pubienne.
  - **2° Côté postéro-externe** ..... Aponévrose fessière.
- **RAPPORTS.**
  - **1° Face externe**....
    1. Saphène interne.
    2. Filets nerveux.
    3. Peau.
  - **2° Face interne.**
    1. Muscles de la cuisse.
    2. Prolongements internes et externes : ce sont les *cloisons intermusculaires* interne et externe qui délimitent deux loges musculaires..............
       1. Une antérieure.
       2. Une postérieure elle-même divisée en deux portions.. par une nouvelle cloison aponévrotique.
          1. Une interne.
          2. Une externe.
- **DIVISION.**
  - **1° Portion supérieure**..
    - **1° En avant**.... Fascia cribriformis.
    - **2° En arrière et en dedans**.. Aponévrose pectinéale.
    - **3° En arrière et en dehors**... Aponévrose du psoas : fascia iliaca.
  - **2° Portion moyenne**..
    - **1° En avant**.... Feuillet aponévrotique profond du couturier.
    - **2° En dedans**... Cloison intermusculaire interne.
    - **3° En dehors**... Gaine du vaste interne.
  - **3° Portion inférieure**. (Canal de Hunter ou canal des adducteurs de Tillaux).......
    - Se terminant à l'anneau du 3e adducteur.
    - **Organes qui le traversent**....
      1. Artère grande anastomotique.
      2. Nerf saphène interne.
      3. Son accessoire.
- **STRUCTURE**......
  1. Fibres longitudinales.
  2. Fibres circulaires.
  3. Expansions des muscles.
  4. Formations annexes........ Gaine des vaisseaux fémoraux.

XII. — APONÉVROSE DE LA JAMBE

- **DESCRIPTION**....
  - 1° **En haut**..... Continue l'aponévrose de la cuisse.
  - 2° **En bas**..... Est continuée par l'aponévrose du pied.
  - 3° **En dehors**..
    1. Saphène externe.
    2. Filets nerveux superficiels.
    3. Peau.
  - 4° **En dedans**...
    1. Muscles de la jambe.
    2. Prolongements interne et externe.
  - Ce sont les *cloisons intermusculaires interne et externe* divisant la jambe en deux loges.
    1. Une antérieure.
    2. Une postérieure, cette dernière divisée en deux autres..........
       1. Une antérieure.
       2. Une postérieure par l'aponévrose jambière profonde.
- **STRUCTURE** .....
  1. Fibres longitudinales.
  2. Fibres transversales.
  3. Expansions des muscles.

XIII. — APONÉVROSES DU PIED

---

1. APONÉVROSES DE LA RÉGION DORSALE

- **DESCRIPTION.**
  - 1° **Aponévrose superficielle**....
    - **Insertions**......
      1. **En haut**.....
         1. Aponévrose jambière.
         2. Ligament annulaire antérieur.
      2. **En bas**.......
         1. Métatarsien.
         2. Phalanges.
      3. **Sur les côtés.** Bords du pied.
  - 2° **Aponévrose du pédieux**.....
    - Entourant.......
      1. Le pédieux.
      2. L'artère pédieuse.
  - 3° **Aponévrose profonde**....... C'est l'aponévrose interosseuse dorsale.

---

2. APONÉVROSES DE LA RÉGION PLANTAIRE

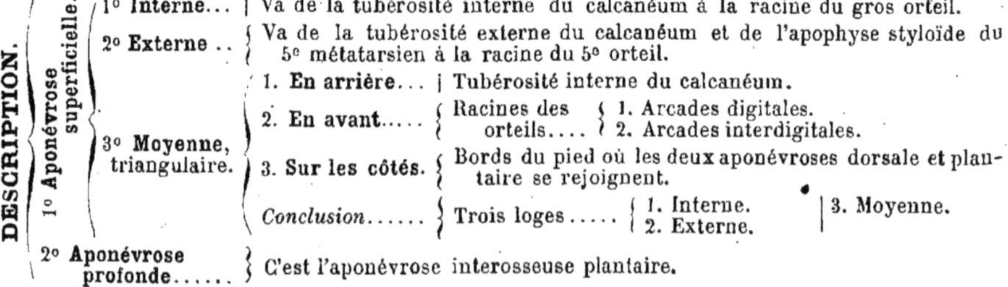

- **DESCRIPTION.**
  - 1° **Aponévrose superficielle.**
    - 1° **Interne**... Va de la tubérosité interne du calcanéum à la racine du gros orteil.
    - 2° **Externe** .. Va de la tubérosité externe du calcanéum et de l'apophyse styloïde du 5e métatarsien à la racine du 5e orteil.
    - 3° **Moyenne, triangulaire.**
      1. **En arrière**... Tubérosité interne du calcanéum.
      2. **En avant**.....
         - Racines des orteils....
           1. Arcades digitales.
           2. Arcades interdigitales.
      3. **Sur les côtés.** Bords du pied où les deux aponévroses dorsale et plantaire se rejoignent.
      - *Conclusion*...... Trois loges .....
        1. Interne.
        2. Externe.
        3. Moyenne.
  - 2° **Aponévrose profonde**...... C'est l'aponévrose interosseuse plantaire.

V

APPAREIL CIRCULATOIRE

I. — CŒUR

1. CŒUR

DÉFINITION	Muscle creux, organe central de la circulation.	
SITUATION	1. Dans le thorax, à gauche	Au-dessus du diaphragme. En arrière du sternum. En avant du médiastin postérieur. Entre les deux poumons.
	2. Répond à peu près à l'union du tiers supérieur et des deux tiers inférieurs du corps.	
FORME	Pyramide triangulaire.	1. A sommet répondant à la pointe du cœur. 2. A base répondant à la face postérieure des oreillettes.
ORIENTATION	Grand axe oblique en avant, à gauche et en bas.	
COLORATION	Rougeâtre.	
CONSISTANCE	1. Très épaisse au niveau du ventricule gauche. 2. Scléreuse chez les vieillards.	
VOLUME	1. Augmente avec l'âge. 2. Plus considérable chez l'homme. 3. Celui du poing (Laënnec).	
POIDS	250 grammes.	
CAPACITÉ	Les ventricules ont une capacité deux fois plus grande que les oreillettes.	
MOYENS DE FIXITÉ	1. Gros vaisseaux de la base du cœur. 2. Péricarde.	
MORPHOLOGIE	**I. Face antérieure sterno-costale**	1. Segment supérieur, auriculaire. 2. Segment moyen, vasculaire. 3. Segment inférieur, ventriculaire (sillon interventriculaire antérieur).
	II. Face inférieure diaphragmatique	Ancienne face postérieure des classiques (sillon interventriculaire postérieur).
	III. Face gauche pulmonaire	Très convexe dans le sens vertical.
	IV. Bords	1. Gauche et supérieur. 2. Gauche et inférieur. 3. Droit.
	V. Base	Elle est formée par la face postérieure des oreillettes (face supérieure des classiques).
	VI. Sommet ou pointe	1. Divisé en deux par la réunion des deux sillons interventriculaires antérieur et postérieur. 2. Le ventricule gauche fait une saillie beaucoup plus considérable.

- **RAPPORTS.**
  - **I. Face antérieure.....**
    - **I. Rapports directs..**
      1. Peau.
      2. Tissu cellulaire.
      3. Grand pectoral.
      4. Plastron sterno-costal.
      5. Vaisseaux mammaires.
      6. Muscle triangulaire.
      7. Culs-de-sac pleuraux.
      8. Sac fibreux du péricarde.
    - **II. Projection sterno-costale** des culs-de-sac pleuraux médiastinaux antérieurs.......
      1. **Première portion ..** — Triangulaire à sommet inférieur tronqué répondant à la 2e articulation chondro-sternale gauche.
      2. **Deuxième portion..** — Les deux culs-de-sac sont plus ou moins accolés et descendent verticalement.
      3. **Troisième portion...** — Triangulaire à sommet tronqué supérieur répondant à la 6e articulation chondro-sternale gauche.
      - Ce qu'il importe de se rappeler, c'est la *grande variabilité de direction des culs-de-sac* (Luschka-Delorme-Mignon).
    - **III. Projection sterno-costale** des bords antérieurs des poumons.........
      - **I. Inspiration.....**
        1. *Poumon droit...* — Le bord antérieur suit le même trajet que la plèvre.
        2. *Poumon gauche..* — Comme le précédent, sauf au niveau de la 5e côte : incision ou échancrure cardiaque (thoracentèse). *Processus linguiforme.*
      - **II. Expiration.....** — Les bords suivent sensiblement le bord sternal, sauf le gauche qui s'en écarte beaucoup plus.
  - **II. Face inférieure......**
    1. Centre phrénique.
    2. Ligne d'insertion horizontale (ligament phréno-péricardique antérieur de Luschka).
    3. Anastomose des deux phréniques en avant de ce ligament.
    4. Lobe gauche du foie.
  - **III. Face gauche..**
    1. Poumon et plèvre gauche (lit du cœur).
    2. Nerf phrénique.
    3. Vaisseaux diaphragmatiques.
  - **IV. Base..........**
    1. Segment médiastinal (oreillette gauche).
    2. Segment pulmonaire.
    3. Segment intermédiaire, vasculaire.......
       1. En haut, veine cave supérieure.
       2. En bas, veine cave inférieure.
       3. Au milieu, veine pulmonaire droite.
  - **V. Pointe ....** — Elle répond au 5e espace intercostal gauche.

- **TOPOGRAPHIE CARDIO-PULMONAIRE..**
  - **I. Différents procédés d'étude.....**
    1. Procédé des aiguilles (le plus ancien).
    2. Coupe de sujets congelés.
    3. Photographie.
    4. Radiographie.
  - **II. Projection du cœur sur la colonne dorsale.....** — Vertèbres cardiaques de Giacomini : 4e, 5e, 6e, 7e et 8e dorsales.
  - **III. Projection sur le plastron sterno-costal,** quadrilatère irrégulier.....
    - **1° Bord supérieur horizontal..** — Coupant la partie moyenne de l'extrémité sternale des deux premiers espaces intercostaux, à 1 centimètre à droite et à gauche du bord sternal.
    - **2° Bord inférieur, oblique en bas et à gauche ..** — Va de l'extrémité sternale du 5e espace intercostal droit à la pointe, au niveau du 5e espace intercostal, un peu en dehors du mamelon.
    - **3° Bords gauche et droit....** — Réunissant ces quatre points....
      1. Le bord droit presque vertical.
      2. Le bord gauche oblique en bas et à gauche.
  - **IV. Projection des orifices** (Voy. plus loin, p. 157).

2. PÉRICARDE

DÉFINITION .... Poche fibro-séreuse, renfermant le cœur.

FORME .... Tronc de cône aplati d'avant en arrière, à base inférieure et à sommet supérieur.

DIMENSIONS. Chez l'homme adulte.
- 1° **Diamètre vertical** ....
  - 1. En avant : 13-14 centimètres.
  - 2. En arrière : 11-12 centimètres.
- 2° **Diamètre transverse** .....
  - 1. A la base : 14 centimètres.
  - 2. Au sommet : 7 centimètres.
- 3° **Diamètre antéro-postérieur**......
  - 1. A la base : 10 centimètres.
  - 2. Au sommet : 7 centimètres.

CAPACITÉ............ 500 centimètres cubes en moyenne.

MOYENS DE FIXITÉ.
- **I. Ligament vertébro-péricardique ou de Béraud**............ Situé à droite et à gauche des gros vaisseaux de la région cervico-dorsale (ligaments suspenseurs du péricarde dans la station debout).
- **II. Ligament sterno-péricardique antérieur** ou de **Luschka**...........
  - 1° **Ligament sterno-costo-péricardique, cervico-péricardique de Richet**........... Ligament suspenseur du péricarde dans la station debout et le décubitus dorsal.
  - 2° **Ligament xipho-péricardique** .... Ligament suspenseur dans le décubitus dorsal.
- **III. Ligament phréno-péricardique antérieur**.......... Ou ligne d'insertion horizontale du sac fibreux du péricarde.
- **IV. Ligament phréno-péricardique latéral** ou **de Teutleben**.... Situé à droite et à gauche de la veine cave inférieure, le gauche étant seul réduit à un mince trousseau fibreux.

RAPPORTS.
- **I. Face antérieure.**
  - **Partie centrale,** comprise entre les bords antérieurs du poumon (zone de matité).......
    - 1° **Côté droit**........
      - 1. Vertical.
      - 2. Parallèle au bord droit du sternum.
    - 2° **Côté gauche** .....
      - 1. Très oblique en bas et en dehors.
      - 2. A 7-8 millimètres en bas } Du bord sternal.
      - 3. A 15 millimètres en haut } Du bord sternal.
  - Étendue variable.
    - 1. Avec les mouvements respiratoires.
    - 2. Avec les mouvements de la circulation.
    - 3. Avec l'état des poumons du malade (emphysème).
  - Rapports avec :
    - 1° **La paroi thoracique.**
      - 1. **Partie médiane**..
        - 1. Sternum du manubrium à la base de l'appendice xiphoïde.
        - 2. Six premiers cartilages costaux à droite.
        - 3. A gauche, les sept premiers cartilages costaux.
        - 4. Couche de tissu cellulo-graisseux et ligaments.
        - 5. Vaisseaux.
      - 2. **Parties latérales** ....
        - 1. Cartilages costaux.
        - 2. Muscles intercostaux.
        - 3. Triangulaire du sternum.
        - 4. Vaisseaux mammaires internes.
    - 2° **Le thymus**.. Qui disparaît avec l'âge et est remplacé par du tissu cellulo-graisseux.
    - 3° **Les goitres plongeants rétro-sternaux**, à l'état pathologique.
    - 4° **Les plèvres** (Voy. *Cœur*).
- **II. Face postérieure.** Tous les *organes du médiastin postérieur* groupés autour de l'*œsophage*..
  - 1° **Au milieu**
    - 1. Groupe ganglionnaire inter-trachéo-bronchique de Baréty.
    - 2. Veines pulmonaires.
    - 3. Cul-de-sac de Haller.
    - 4. Tissu cellulo-graisseux.
  - 2° **A droite**.
    - 1. Grande azygos.
    - 2. Cul-de-sac inter-azygo-œsophagien.
    - 3. Pneumogastrique.
  - 3° **A gauche**.
    - 1. Aorte thoracique.
    - 2. Cul-de-sac inter-aortico-œsophagien.
    - 3. Pneumogastrique gauche.
    - 4. Canal thoracique.
    - 5. Petite azygos.
- **III. Bords latéraux.** *Hile du poumon,* dont les rapports sont, en allant d'avant en arrière : ......
  - 1° **A droite**.
    - 1. Veines pulmonaires.
    - 2. Artère pulmonaire.
    - 3. Bronche droite.
    - 4. Veines bronchiques.
    - 5. Ganglions.
    - 6. Nerfs.
    - 7. Tissu cellulaire.
  - 2° **A gauche**.
    - 1. Veines pulmonaires.
    - 2. Bronche gauche avec l'artère sus-jacente..
    - 3. Veines bronchiques.
    - 4. Ganglions.
    - 5. Nerfs.
    - 6. Tissu cellulaire.
- **IV. Base**................ Répond à la foliole antérieure du trèfle aponévrotique.
- **V. Sommet**........... Tronqué, répondant aux gros troncs vasculaires.

SÉREUSE PÉRICARDIQUE..

- **I. Disposition générale...**
  - Deux feuillets..
    - 1. Un externe, pariétal...
    - 2. Un interne, viscéral...
    - Se réfléchissant suivant une ligne très irrégulière au niveau du pédicule vasculaire du cœur.
- **II. Sinus transversum de Henle** (canal de Theile).
  - 1. Sur une coupe verticale, triangle à sommet inférieur, situé entre la face postérieure des vaisseaux en avant (aorte et artère pulmonaire), et la face antérieure des oreillettes et l'auricule droit, l'oreillette et l'auricule gauche en arrière.
  - 2. La base répond à la face inférieure des deux grands bras de l'artère pulmonaire qui lui forment dôme.
- **III. Vestige ou canal veineux de Marschall.**
  - C'est le vestige de la veine cave supérieure gauche, situé au-dessus du canal de Theile, entre la face supérieure et le bord inférieur de l'artère pulmonaire.
- **IV. Ligne de réflexion péricardique.**
  - 1° **Sur l'aorte...** — Origine du tronc brachio-céphalique, c'est-à-dire au-dessus du cartilage de la 2e côte.
  - 2° **Sur l'artère pulmonaire.** — Un peu au-dessous de sa bifurcation.
  - 3° **Sur la veine cave supérieure.**
    - 1. 3 centimètres en avant.
    - 2. 2 centimètres en arrière.
  - 4° **Sur les deux veines pulmonaires supérieures.** — Les deux tiers de leur circonférence.
  - 5° **Sur les deux veines pulmonaires inférieures..** — Les quatre cinquièmes de leur circonférence.
- **V. Diverticule..**
  - Prolongement en cæcum de Haller, ou grand cul-de-sac, ou cul-de-sac de Haller, divisant le pédicule veineux du cœur en deux hiles secondaires.
- **VI. Formations particulières.**
  - 1° **Pli vestigial de Theile...** — A gauche du toit du sinus transverse.
  - 2° **Plis semi-lunaires de Rindfleisch.** — Embrassant par leur concavité la convexité de l'aorte.
  - 3° **Vincula aortæ** — Liens entre l'artère pulmonaire et l'aorte.

STRUCTURE.

- **I. Feuillet pariétal.....**
  - 1. Fibres conjonctives et élastiques (lame pseudo-aponévrotique).
  - 2. Membrane vitrée.
  - 3. Cellules endothéliales....
    - 1. Larges.
    - 2. A gros noyaux.
    - 3. Finement dentelées.
- **II. Feuillet viscéral.....**
  - Présentant la même constitution histologique, mais changeant d'aspect avec le volume du cœur.
- **III. Liquide péricardique.**
  - Renfermant.....
    - 1. De la fibrine.
    - 2. Des substances extractives.
    - 3. Des sels.
- **IV. Vaisseaux.**
  - 1° Sac fibreux.
    - 1. **Artères......**
      - 1. Thymiques.
      - 2. Bronchiques.
      - 3. Œsophagiennes.
      - 4. *Diaphragmatiques supérieures.*
    - 2. **Veines.......**
      - 1. Face postérieure. — Se jettent dans la grande azygos.
      - 2. Face inférieure.. — S'anastomosent avec la mammaire interne.
      - 3. Face antérieure..
        - 1. Veine diaphragmatique supérieure.
        - 2. Veine cave supérieure.
    - 3. **Lymphatiques......** — Peu nombreux.
  - 2° **Feuillet viscéral...** — Les vaisseaux sanguins appartiennent au système du muscle cardiaque.
- **V. Nerfs..........**
  - 1° **Sac fibreux..**
    - 1. Phrénique.
    - 2. Récurrent droit.
    - 3. Pneumogastrique gauche.
    - 4. Plexus cardiaque.
  - 2° **Feuillet viscéral....** — Plexus cardiaque.

ANOMALIES.......

- 1. Absence totale ou partielle du péricarde.
- 2. Absence congénitale sans ectopie.

3. ENDOCARDE

DÉFINITION....... C'est la membrane interne qui tapisse les cavités cardiaques.

INTERPRÉTATION ANATOMO-EMBRYOLOGIQUE. Ce n'est pas une membrane séreuse comme le péricarde qui limite un département isolé de la cavité générale du cœlome, mais une dépendance de la tunique interne des gros vaisseaux sanguins dont il possède toute la valeur morphologique.

DISPOSITION ANATOMIQUE.....
- 1° **Chez le fœtus.** Sac double par communication au niveau du trou de Botal.
- 2° **Chez l'adulte.** Deux sacs isolés.

ÉPAISSEUR.......
- 1° **Point maximum**.. Oreillette gauche.
- 2° **Point minimum**... Ventricule droit.

VALVULES........
- Au niveau des parties rétrécies intermédiaires aux ventricules et aux oreillettes ou au cœur et aux gros vaisseaux.
- Ce ne sont pas de simples replis au sens propre du mot, mais des formations particulières, autonomes avec présence d'une *lame valvulaire*.

DESCRIPTION HISTOLOGIQUE

I. Endocarde proprement dit.

(A rapprocher de l'histologie du système veineux.)

- 1° **Couche endothéliale**.. Formée de cellules minces, polygonales, ondulées.
- 2° **Couche homogène hyaline**....... Donnant à la membrane son aspect poli.
- 3° **Couche de fibres élastiques**.... Relativement épaisse.
- 4° **Couche** surajoutée au niveau de l'oreillette gauche.
- 5° **Réseau de Purkinje**.... A fibres cardiaques embryonnaires, mais n'existant pas chez l'homme et seulement chez certains animaux.
- 6° **Vaisseaux sanguins**... Ils n'existeraient pas d'après Cadiat.
- 7° **Vaisseaux lymphatiques.** Ils n'existent que dans les couches sous-jacentes.
- 8° **Nerfs**........
  1. Réseau délicat venant du plexus sous-endocarditique et découvert par Jacques ; fines arborisations vues par Smirnow.
  2. Nerf sensitif dépresseur de la circulation de Cyon. Ces filets, autonomes chez le lapin, seraient chez l'homme contenus dans le pneumogastrique.

II. Valvules.

(Homologie avec les valvules des veines.)

- 1° **Lames**........
  1. Lame endocarditique auriculaire ou vasculaire.
  2. Lame valvulaire formée de tissu conjonctif.
  3. Lame endocarditique ventriculaire.
- 2° **Vaisseaux sanguins**......
  - **A. Recherches de Darier et Curtis (1887).**
    - 1. *A l'état normal.*
      - 1. Nouveau-né.. La plus grande partie (sauf le cinquième externe) des valvules auriculo-ventriculaires est dépourvue de vaisseaux.
      - 2. Adulte.
        1. Jamais il n'existe de vaisseaux dans la portion membraneuse fibro-élastique des valvules auriculo-ventriculaires.
        2. La valve aortique seule de la mitrale qui, à sa partie supérieure, présente une région charnue, est vasculaire à peine dans le sixième de la hauteur totale de la valve.
    - 2. *A l'état pathologique*..
      1. On peut trouver des vaisseaux dans toute l'étendue des valvules sigmoïdes aortique et mitrale.
      2. Néoformation vasculaire sous l'influence d'une inflammation.
      3. Hématomes des valvules chez les nouveau-nés, dus peut-être à une régression des vaisseaux.
  - **B. Recherches de Weber et Deguy (1898).** Les valvules du cœur possèdent un système lacunaire et sont pourvues de véritables lacs sanguins.

4. MYOCARDE

I. — ZONES FIBREUSES DU CŒUR.

(Anneaux fibreux. — Cercles tendineux.)

DÉFINITION...... Ils entourent les quatre orifices de la base des ventricules.

PARTICULARITÉS............... *Os du cœur.* Dépôt calcaire embrassant parfois la partie antérieure de l'aorte et constant chez certains mammifères.

CONSTITUTION... Ces anneaux sont constitués de tissu fibreux très dense et de fines fibres élastiques.

II. — FIBRES MUSCULAIRES (éléments nobles du myocarde).

I. — FIBRES DES VENTRICULES, s'insérant à leurs deux extrémités aux zones fibreuses.

DESCRIPTION....
- 1° **Fibres propres**... Formant deux sacs ventriculaires juxtaposés, autonomes.
- 2° **Fibres communes** ou *unitives* de Gerdy, enveloppant les deux sacs précédents...
  1. Fibres antérieures.
  2. Fibres postérieures.
- D'après Winslow.... Le cœur est composé de deux sacs musculeux renfermés dans un 3e également musculeux.

COMMENT LES FIBRES TRAVERSENT-ELLES LES ORIFICES DU CŒUR?......... Elles forment des anses ouvertes en haut, se contournant en 8 de chiffre, les fibres qui sont superficielles en avant devenant au contraire profondes en arrière.

TERMINAISON... Deux sortes de fibres.........
1. Fibres pariétales, s'appliquant à la face interne des ventricules.
2. Fibres papillaires, pour les muscles papillaires.

CONCLUSION..... Trois plans.....
- 1° **Plan superficiel**. Fibres descendantes communes.
- 2° **Plan profond**. Fibres ascendantes communes.
- 3° **Plan intermédiaire**. Fibres propres.

II. — FIBRES DES OREILLETTES.

DESCRIPTION....
1. **Fibres propres**... Annulaires, *orificielles* : ce sont des fibres en anse.
2. **Fibres communes**.
   1. Antérieures.
   2. Postérieures, plus faibles.

CONCLUSION GÉNÉRALE....... Les divergences entre les auteurs au sujet de la vieille théorie de Vinslow-Gerdy (1823) viennent surtout du fait de la continuité ou de la non-continuité des fibres les plus superficielles et des fibres les plus profondes des ventricules.

HISTOLOGIE DE LA FIBRE CARDIAQUE....
1. Interstices entre les faisceaux musculaires : ce sont les *fentes de Henle*.
2. Présence de *tractus anastomotiques* entre les différents faisceaux.
3. *Absence* de sarcolemme.
4. *Noyaux* placés tous au centre, formant une *pile unique*.
5. Présence des *disques obscurs* et des *espaces clairs*.
6. *Décomposition de la fibre musculaire cardiaque en une série de cellules musculaires* (action de la potasse à 40 p. 100).
7. Présence des *traits scalariformes d'Eberth*.

5. ORIFICES ET VALVULES DU CŒUR

I. — ORIFICES ET VALVULES AURICULO-VENTRICULAIRES.

GÉNÉRALITÉS.

- **1° Orifices.** — 1. Arrondis sur un cœur injecté. | 2. Ovalaires sur un cœur mou.
- **2° Valvules qui leur sont annexées.**
  - 1. *Forme* — Entonnoir membraneux.
  - 2. *Description...*
    - 1. Base (ligne d'insertion).
    - 2. Sommet avec échancrures.
    - 3. Face axiale. — 1. Auriculaire. 2. Lisse. | 3. Unie.
    - 4. Face pariétale.
      - 1. Ventriculaire.
      - 2. Avec saillies pour les cordages.
        - 1. Cordages de 1er ordre insérés sur l'anneau fibreux — 1. Cordages adhérents. 2. Cordages libres.
        - 2. Cordages de 2e ordre se fixant à une distance plus ou moins considérable du bord libre de la valve.
        - 3. Cordages de 3e ordre, les plus ténus, s'insérant au bord libre.
  - *Remarque* — Les cordages de 3e ordre sont situés sur un *plan sous-jacent* aux cordages de 1er et de 2e ordre, de sorte que ceux-ci tirés recouvrent les 3es relâchés.

DESCRIPTION SPÉCIALE.

- **1° Orifice auriculo-ventriculaire droit.**
  - 1. *Axe* — Oblique en avant, à droite et en bas, presque horizontal.
  - 2. *Diamètre* — Plus grand chez l'homme : 120 millimètres.
- **2° Valvule tricuspide ou triglochine.**
  - 1. *Description.*
    - 1. *Forme* — Cylindre membraneux.
    - 2. Trois valves — 1. Une antérieure. 2. Une inférieure. | 3. Une interne.
    - 3. Deux languettes accessoires — 1. Entre l'antérieure et l'inférieure. 2. Entre l'interne et l'inférieure.
  - *titution.*
    - 1. La valve antérieure reçoit des cordages du pilier antérieur et du petit muscle papillaire de la paroi interne.
    - 2. La valve inférieure reçoit des cordages du pilier inférieur et du pilier antérieur.
    - 3. La valve interne reçoit des cordages du pilier inférieur et des piliers venant directement de la cloison, mais courts.
- **3° Orifice auriculo-ventriculaire gauche.**
  - 1. *Forme* — Arrondie.
  - 2. *Diamètre* — 110 millimètres.
  - 3. *Axe* — Oblique en avant, en bas et à gauche, se rapprochant plus de l'horizontale.
- **4° Valvule bicuspide ou mitrale.**
  - 1. *Forme* — Cylindre membraneux.
  - 2. *Description.*
    - 1. Deux valves. — 1. Une interne droite : grande valve quadrilatère. 2. Une externe : petite valve, irrégulière
    - 2. Languettes accessoires.

II. — ORIFICES ET VALVULES ARTÉRIELS.

GÉNÉRALITÉS.

- **1° Orifices.**
  - 1. Diamètre moindre.
  - 2. Circulaire régulièrement.
- **2° Valvules dites** *sigmoïdes.*
  - 1. *Nombre* — Trois pour chaque orifice.
  - 2. *Forme* — Gousset de montre ou nid de pigeon.
  - 3. *Description.* — 1. Face axiale ventriculaire. 2. Face pariétale vasculaire. | 3. Bord adhérent. 4. Bord libre : nodule au milieu.

DESCRIPTION SPÉCIALE.

- **1° Orifice de l'artère pulmonaire et ses valvules.**
  - 1. Circulaire.
  - 2. Très antérieur.
  - 3. Trois valvules.
    - 1. Valve antérieure.
    - 2. Valve postérieure. — 1. Une droite. 2. Une gauche.
  - 4. Nodule de Morgagni.
- **2° Orifice de l'artère aorte.**
  - 1. Arrondi.
  - 2. 70 millimètres de circonférence.
  - 3. Avec trois valves.
    - 1. En arrière.
    - 2. En avant. — 1. Une droite. 2. Une gauche.
    - (C'est le contraire de l'orifice pulmonaire.)
  - 4. Nodule d'Arantius.

III. — ORIFICES VEINEUX.

DESCRIPTION....
- 1° Orifice de la veine cave supérieure.
  - 1. Circulaire.
  - 2. A la partie supérieure de l'oreillette droite.
  - 3. Sans valvule.
- 2° Orifice de la veine cave inférieure..
  - 1. Circulaire.
  - 2. Oblique : crosse.
  - 3. *Valvule d'Eustachi* en forme de croissant.

IV. — ORIFICES VEINEUX NOURRICIERS.

DESCRIPTION....
- 1. Orifice de la grande veine coronaire.
- 2. Foramina et foraminula.

V. — ORIFICES DES QUATRE VEINES PULMONAIRES DANS L'OREILLETTE GAUCHE.

RAPPORTS.......
- 1° Des orifices entre eux..
  - 1. O A V D......
    - 1. A droite de l'O A V G.
    - 2. En arrière et à droite de l'O A.
    - 3. Au-dessous de l'O P.
  - 2. O A V G......
    - 1. A gauche du D.
    - 2. En arrière et à gauche de l'O A.
- 2° Des orifices avec la paroi. *Schéma de Merkel.*
- 3° Avec les points thoraciques d'auscultation (1).

STRUCTURE.....
- I. Cercles tendineux de Lower. Les valvules s'en détachent suivant trois modes........
  - 1. Du bord supérieur.
  - 2. Du bord interne.
  - 3. Du bord interne angulaire.
- II. Tissu fibreux et fibres élastiques.
- III. Vaisseaux et nerfs (Voy. plus bas).

---

6. VAISSEAUX DU CŒUR

I. — ARTÈRES.

I. — ARTÈRE CORONAIRE GAUCHE OU ANTÉRIEURE.

ORIGINE .... Portion ascendante de la crosse de l'aorte, au-dessus de la valvule sigmoïde gauche.

DIRECTION ...... Oblique en avant, à gauche et en bas.

TERMINAISON ... Pointe du cœur (anastomose avec la fin de l'artère coronaire droite).

RAPPORTS.......
- 1. Entre l'infundibulum de l'artère pulmonaire et l'auricule gauche.
- 2. Sillon interventriculaire antérieur.
- 3. Veines lymphatiques et nerfs coronaires.

BRANCHES....... B. auriculo-ventriculaire gauche qui naît au niveau du sillon interventriculaire antérieur, se dirigeant horizontalement de droite à gauche dans le sillon auriculo-ventriculaire gauche et se terminant dans le sillon auriculo-ventriculaire postérieur.

II. — ARTÈRE CORONAIRE DROITE OU POSTÉRIEURE.

ORIGINE.......... Au-dessous de la coronaire gauche, au-dessus de la valvule sigmoïde droite.

DIRECTION....... Horizontale à droite jusqu'à la partie médiane du sillon auriculo-ventriculaire postérieur, puis verticale jusqu'à la pointe du cœur où elle s'anastomose avec la terminaison de la coronaire gauche.

ASPECT D'ENSEMBLE.....
- 1. Cercle artériel horizontal, auriculo-ventriculaire ou de Haller.
- 2. Cercle artériel vertical, interventriculaire perpendiculaire au premier.
- 3. Branches....
  - 1. Artère de la cloison.
  - 2. Rameaux descendants ventriculaires.
  - 3. Rameaux ascendants.
    - 1. Auriculaires.
    - 2. Aortiques.
    - 3. Pulmonaires.
    - 4. Graisseux.
- 4. Branches erratiques. .... Coronaires supplémentaires.

VARIÉTÉS.........
- 1° Les deux coronaires.... Peuvent naître par un tronc commun.
- 2° La coronaire droite..... Se sépare de l'aorte par trois branches.
- 3° La coronaire gauche..... Naît de la crosse aortique.
- 4° La coronaire........... Naît de l'artère pulmonaire.

(1) Voy. *Tableaux synoptiques de Pathologie interne* du Dr Villeroy, 2e édition, p. 111.

II. — VEINES.

. — GRANDE VEINE CORONAIRE.

ORIGINE........... | Extrémité inférieure du sillon interventriculaire antérieur.

DIRECTION........ { Oblique de bas en haut puis de gauche à droite suivant....... { 1. Le sillon interventriculaire antérieur. 2. Le sillon auriculo-ventriculaire.

TERMINAISON... { A l'oreillette droite, au-dessous et en dedans de l'orifice de la veine cave inférieure.

II. — VEINES CORONAIRES ACCESSOIRES.

I. — *Canaux de Lannelongue* (1867).

ORIGINE........... | Convergence de presque toutes les veines auriculaires.

DIRECTION........ | Sous-péricardiques, puis intramusculaires.

TERMINAISON.
- **1° Oreillette gauche**....... { Plexus veineux de la cloison, anastomosé avec le système veineux de l'oreillette droite.
- **2° Oreillette droite**........ {
  - 1. Foramina.
  - 2. Foraminula.. {
    1. A l'embouchure de la veine cave supérieure.
    2. A l'extrémité gauche de l'auricule droite.
    3. A l'extrémité droite de l'auricule droite.
    4. A l'orifice de la grande veine coronaire.

II. — *Veines de Galien.*

Naissent à la partie antérieure du ventricule droit et se terminent au foramen de l'auricule droite.

III. — *Canaux d'union des foramina.*

Reliant deux foramina.

III. — CAPILLAIRES.

DISPOSITION GENERALE......... { Ils sont très fragiles, se rompant sous la force de l'injection et ne présentant ni les dilatations ni les sinuosités des capillaires des muscles ordinaires.

DESCRIPTION.
- **1° Capillaires sous-péricardiques**... { Anastomosés avec les veines bronchiques.
- **2° Capillaires sous-endocardiques.**
- **3° Capillaires myocardiques**... { Formant un riche réseau à mailles allongées s'anastomosant avec les deux réseaux précédents et en rapport avec les *fentes de Henle.*

IV. — VAISSEAUX LYMPHATIQUES (Sappey, 1886).

DESCRIPTION.
- **1° Réseau sous-péricardique.** { 1. Ventriculaire. | 2. Auriculaire. Aboutissant à deux troncs à droite et à gauche de l'artère pulmonaire.
- **2° Réseau sous-endocardique.** { Seulement ventriculaire.
- **3° Réseau myocardique** { Relié aux deux autres.

7. NERFS DU CŒUR

I. — BRANCHES AFFÉRENTES.

I. — PNEUMOGASTRIQUE.

BRANCHES........
1. Rameaux cardiaques supérieurs ou cervicaux.
2. Rameaux cardiaques inférieurs ou thoraciques.

ANASTOMOSES... Avec le grand sympathique ou ses branches.

II. — GRAND SYMPATHIQUE.

BRANCHES........
1. Nerf cardiaque supérieur.
2. Nerf cardiaque moyen (grand nerf cardiaque de Scarpa).
3. Nerf cardiaque inférieur (petit nerf cardiaque de Scarpa).

Se détachant des 1er, 2e et 3e ganglions cervicaux.

II. — PLEXUS CARDIAQUE.

DESCRIPTION .... En avant de la face antérieure de la crosse de l'aorte est le petit *ganglion de Wrisberg*, compris dans un espace triangulaire dont le bord supérieur est représenté par le bord inférieur de la crosse de l'aorte, le bord inférieur par le bord supérieur de l'artère pulmonaire, la base par le canal artériel oblitéré de Botal.

III. — BRANCHES EFFÉRENTES.

DESCRIPTION. ...
1. Origine de l'aorte et de l'artère pulmonaire.
2. Le cœur et le péricarde.....
   1. Plexus coronaire droit.
   2. Plexus coronaire gauche.

IV. — DISTRIBUTION DANS LE MYOCARDE.

DESCRIPTION.....
1. Plexus sous-péricardique ventriculaire.
2. Plexus sous-péricardique auriculaire.
3. Plexus sous-endocarditique.

Chaque couche musculaire ayant un territoire nerveux distinct.

V. — FIBRES NERVEUSES TERMINALES.

DESCRIPTION ....
- 1° **Fibres motrices**.....
  1. Avec plaques motrices et renflements terminaux.
  2. On peut dire que chaque cellule musculaire des fibres du cœur reçoit une fibre nerveuse propre.
- 2° **Fibres sensitives** (Smirnow).... Existence d'un substratum granuleux, point de départ d'action réflexe.

VI. — GANGLIONS NERVEUX INTRACARDIAQUES.

HISTORIQUE......
1. Remak.
2. Kolliker.
3. His (le jeune).
4. Vignal.

SITUATION... ....
- 1° **Animaux inférieurs** (batraciens anoures, grenouilles)...
  - 1° **Ganglion de Remak**....... Au niveau de la paroi postérieure de la veine pulmonaire.
  - 2° **Ganglion de Ludwig**..... Dans la cloison des oreillettes.
  - 3° **Ganglion de Bidder**....... Au niveau du septum auriculaire.
- 2° **Chez le veau.** Celui de Ludwig est constant.
- 3° **Chez l'homme.**
  - 1° **Embryon**.... Trois districts embryonnaires :
    1. Région du bulbe artériel en rapport avec le nerf cardiaque supérieur.
    2. Région intermédiaire, en rapport avec le nerf cardiaque moyen.
    3. Région des oreillettes, en rapport avec le nerf cardiaque inférieur.
  - 2° **Adulte** ...... Grand nombre de ganglions microscopiques formés d'une multitude de cellules disséminées et irrégulières.

STRUCTURE ......
1. Cellules uni ou multipolaires.
2. Cellules nerveuses spéciales chez les batraciens, au niveau du ganglion de Remak. Ce sont des cellules *unipolaires à fibres spirales de Beale.*
3. Cellules pressées les unes contre les autres.
4. Chez les primates, les cellules se rapprochent de celles de l'axe cérébro-spinal.
5. Chez les autres animaux, il y a des fibres de Remak et des fibres à myéline.

II. — ARTÈRES

I. — GROSSES ARTÈRES DU THORAX ET DU COU

1. ARTÈRE PULMONAIRE (Veine artérieuse)

ORIGINE........... | Infundibulum du ventricule droit.

DIRECTION........ | Oblique en haut, à gauche et en arrière.

TRAJET............ | 3-4 centimètres.

DIVISION.......... | 1. Artère pulmonaire droite. | 2. Artère pulmonaire gauche.

RAPPORTS........
- **1° En arrière**... — En avant de l'aorte, puis lui est interne et décrit autour d'elle un tour de spire.
- **2° En avant**.... — Feuillet séreux du péricarde.
- **3° Latéralement**. — Deux auricules.

BRANCHES... ....
- **I. Artère pulmonaire droite**.....
  - **1° En avant**.... — 1. Portion ascendante de l'aorte. 2. Veine cave supérieure.
  - **2° En arrière**... — Branche droite.
  - **3° En bas**....... — Oreillette droite.
- **II. Artère pulmonaire gauche**....
  - **1° En avant**.... — 1. Péricarde. 2. Veines pulmonaires gauches.
  - **2° En arrière**... — Branche correspondante.
  - **3° En bas**....... — Oreillette gauche.

CANAL ARTÉRIEL (Conduit de Botal)...
- **I. Chez le fœtus**.... — Fait communiquer la branche gauche de l'artère pulmonaire avec la concavité de l'aorte.
- **II. Chez l'adulte**...... — Il s'atrophie en s'oblitérant plus ou moins et n'est plus qu'un simple cordon ou ligament au-dessous duquel passe le nerf récurrent gauche (Chaput).

2. CROSSE DE L'AORTE

DÉFINITION....... — C'est la première portion de l'artère aorte, artère originelle de toutes les artères du corps.

DÉVELOPPEMENT........
1. *Quatrième arc aortique gauche.*
2. Descente du cœur de la région cervicale dans le médiastin.

DIRECTION........
1. Naît à l'infundibulum du ventricule gauche (canal aortique de Marc Sée).
2. Ascendante oblique.
3. Verticalement descendante.
4. Transversale.
5. Verticalement descendante.
6. Terminaison. — 1. Troisième vertèbre dorsale pour Testut. 2. Quatrième vertèbre dorsale pour Sappey.

CALIBRE.......... — 27 millimètres.. — 1. Rétrécissement de Stahel. 2. Sinus de Valsalva. 3. Grand sinus de l'aorte.

RAPPORTS.
- **I. Portion ascendante**....
  - **1° Intra-péricardique.**
    - **1. En avant**....
      1. Gaine séreuse commune au pédicule artériel.
      2. Artère pulmonaire (trajet en pas de vis autour de l'aorte).
      3. Vinculæ aortæ (crampons cicatriciels).
      4. Filets nerveux.
    - **2. En arrière**...
      1. Canal de Theile ou sinus transversum de Henle.
      2. Face antérieure de l'oreillette gauche.
    - **3. A droite**...... — Auricule droite.
    - **4. A gauche**.... — Auricule gauche.
  - **2° Extra-péricardique.**
    - **1. En avant**....
      1. Tissu cellulaire chez l'adulte.
      2. Thymus chez l'enfant.
      3. Goitres rétro-sternaux.
      4. Plan osseux.
    - **2. A droite**.....
      1. Veine cave supérieure.
      2. Petit diverticule séreux de Luschka.
    - **3. A gauche**.... — Tronc de l'artère pulmonaire et sa bifurcation.

RAPPORTS (*Suite*).

- II. Portion horizontale....
  - 1° **Face antéro-externe**.....
    - 1. **En avant**.....
      - 1. Vaisseaux diaphragmatiques supérieurs gauches.
      - 2. Phrénique gauche.
      - 3. Nerf cardiaque.
      - 4. Pneumogastrique.
    - 2. **En arrière**...
      - 1. Empreinte pleurale.
      - 2. Filets sympathiques.
      - 3. Fosse pleurale sus-aortique.
      - 4. Ganglion de Neubauer (3e ganglion cervical).
  - 2° **Face postéro-interne**.....
    - 1. Veine cave supérieure.
    - 2. Trachée......
      - 1. Empreinte de Nicaise-Lejars.
      - 2. Bourse séreuse de Calori.
    - 3. Œsophage et muscle aortico-œsophagien.
    - 4. Canal thoracique.
    - 5. Colonne dorsale, partie gauche.
    - 6. Nerfs cardiaques sympathiques.
  - 3° **Face supérieure ou d'origine des troncs**.......
    - 1. Trou artériel brachio-céphalique droit....
      - 1. Artère carotide primitive droite.
      - 2. Artère sous-clavière droite.
    - 2. Artère carotide primitive gauche.
    - 3. Artère sous-clavière gauche.
  - 4° **Face inférieure concave**......
    - 1. Branche gauche de l'artère pulmonaire.
    - 2. Ligament artériel de Botal.
    - 3. Ganglion de Wrisberg.
    - 4. Bronche gauche.
    - 5. Vaisseaux nourriciers post-bronchiques des poumons.
    - 6. Nerf récurrent gauche, passant non au-dessous de la crosse, mais au-dessous du canal artériel (Chaput).

RAPPORTS OSSEUX ET PÉRICARDIQUES.

- **I. Projection sur le sternum de la portion verticale de l'aorte.**
  - 2e espace intercostal gauche.
- **II. Distance qui sépare la convexité de la crosse du bord supérieur du sternum**........
  - 1. Moins grande chez les enfants (à sternum insuffisamment développé).
  - 2. Moins grande chez les vieillards.
- **III. Rapport de la ligne de réflexion péricardique**..........
  - 1. L'artère pulmonaire est seule complètement entourée de séreuse.
  - 2. La veine cave supérieure est recouverte en partie.
  - 3. L'aorte : au-devant d'elle est un cul-de-sac remontant très haut presque à l'origine du tronc brachio-céphalique.

DISTRIBUTION...
- 1. Coronaires.
- 2. Gros vaisseaux de la convexité (Voy. plus haut).

VARIÉTÉS.........
- 1. Elles sont innombrables tant au point de vue de leur origine et de leur trajet que de leur nombre et de leurs branches.
- 2. Ces anomalies s'expliquent aisément par l'embryologie.

CONFIGURATION INTÉRIEURE...
- 1. Orifice artériel ventriculaire.
- 2. Valvules sigmoïdes avec nodule d'Arantius.
- 3. Sinus.

STRUCTURE...... | C'est une artère à type élastique.

---

3. TRONC BRACHIO-CÉPHALIQUE

DÉFINITION....... | La plus grosse des branches de l'aorte.

DIRECTION......... | Oblique en haut, en dehors et en arrière.

TERMINAISON.... | Face postérieure de l'articulation sterno-claviculaire droite.

BRANCHES........ | Donnant la carotide primitive droite et la sous-clavière droite.

RAPPORTS........
- 1° **En avant**....
  - 1. Sternum.
  - 2. Tronc veineux brachio-céphalique gauche.
  - 3. Thymus.
  - 4. Muscle sterno-thyroïdien.
- 2° **En arrière** .. | Trachée.
- 3° **En dehors**... | Plèvre et poumon droit.
- 4° **En dedans**... | Origine de la carotide primitive gauche.

---

4. CAROTIDE PRIMITIVE

DIRECTION........ Va de l'articulation sterno-claviculaire au bord supérieur du corps thyroïde.

LONGUEUR....... La gauche est la plus longue.

SITUATION GÉNÉRALE...... La droite, à l'origine, est sur un plan plus antérieur.

DIRECTION........
1. Oblique en haut et en dehors.
2. Puis verticale, les deux carotides primitives devenant parallèles.

CALIBRE..........
1. Non uniforme.
2. *Rétrécissement de Stahel* à la partie moyenne.
3. Bulbe carotidien ou dilatation à la partie supérieure.

RAPPORTS.

- **I. Portion intra-thoracique de la carotide primitive gauche** (3 centimètres).
  - **1° En avant**.....
    1. Tronc veineux brachio-céphalique.
    2. Sternum.
    3. Muscle sterno-thyroïdien.
    4. Nerfs cardiaques supérieurs du pneumogastrique.
  - **2° En arrière**...
    1. Artère sous-clavière gauche.
    2. Origine de la vertébrale.
  - **3° En dehors**...
    1. Plèvre et poumon gauche.
    2. Pneumogastrique.
  - **4° En dedans**...
    1. Origine du tronc brachio-céphalique.
    2. Face latérale gauche de la trachée.
    3. Nerf récurrent.
    4. Œsophage.

  La carotide primitive droite n'a pas de portion intrathoracique.

- **II. Portion cervicale**......
  - **1° En avant**....
    1. Peau.
    2. Peaucier.
    3. Tissu cellulaire sous-cutané..
       1. Filets cervicaux.
       2. Jugulaire accessoire.
    4. Sterno-mastoïdien (muscle satellite)
       1. D'abord externe.
       2. Puis sous le muscle.
       3. Puis interne.
    5. Ganglions lymphatiques.
    6. Ventre supérieur de l'omo-hyoïdien.
    7. Branche descendante de l'hypoglosse.
    8. Rameaux cardiaques du pneumogastrique.
    9. Bord postérieur des lobes du corps thyroïde.
  - **2° En arrière**...
    1. Apophyse transverse de la 6e cervicale (tubercule de Chassaignac).
    2. Muscle long du cou.
    3. Droit antérieur.
    4. Aponévrose prévertébrale.
    5. Grand sympathique.
    6. Nerf sympathique cardiaque supérieur et moyen.
    7. Artère thyroïdienne inférieure.
  - **3° En dedans**...
    1. Trachée.
    2. Œsophage.
    3. Nerf récurrent.
    4. Larynx.
    5. Pharynx.
    6. Thyroïdienne supérieure.
  - **4° En dehors**...
    1. Jugulaire interne.
    2. Pneumogastrique.

GAINE.............
1. Commune.
2. Propre aux trois organes (*Septum vasorum*)....
   1. Carotide.
   2. Jugulaire interne.
   3. Pneumogastrique.

CONNEXIONS....
- **1° En dedans**... Gaine viscérale de Henke.
- **2° En dehors**... Aponévrose moyenne du cou.
- **3° En arrière de la gaine**.... Coussinet adipeux de Merkel.
- **4° En avant de la gaine**.... Espace prévisceral.

BRANCHES........ Rameaux insignifiants pour la jugulaire interne.

CORPUSCULE INTER- ou RÉTRO-CAROTIDIEN (Haller-Rieffel)....
- Signification philosophique.
  - On a émis de multiples théories :.....
    1. Glande à sécrétion interne.
    2. Glande vasculaire sanguine.
    3. Ganglion nerveux.
    4. Reste d'une disposition ancestrale.
    5. Reste d'un réseau vasculaire.

5. CAROTIDE INTERNE

LIMITES .... Va du bord supérieur du corps thyroïde à l'apophyse clinoïde antérieure.

VOLUME .... Plus grand que celui de la carotide externe.

DIRECTION ....
- 1. En dehors de la carotide externe.
- 2. Puis sous-parotidienne.
- 3. Enfin, verticale, juxtapharyngienne et oblique en avant et en dedans.

RAPPORTS.

- **I. Portion cervicale.**
  - **1° Au-dessous du digastrique.**
    - **1° En avant**.... Portion initiale de la carotide externe.
    - **2° En arrière**...
      - 1. Apophyse transverse des vertèbres cervicales.
      - 2. Long du cou.
      - 3. Droit antérieur.
      - 4. Aponévrose cervicale.
      - 5. Grand sympathique.
    - **3° En dedans**... Pharynx.
    - **4° En dehors**...
      - 1. Jugulaire interne.
      - 2. Bord antérieur du sterno-mastoïdien.
      - 3. Peau et peaucier.
  - **2° Au-dessus du digastrique.**
    - **1° Limites**......
      - **1° En avant**.
        - 1. Prolongement pharyngien de la parotide.
        - 2. Cloison fibreuse.
      - **2° En arrière.** Apophyses transverses des vertèbres cervicales.
      - **3° En dedans.** Pharynx.
      - **4° En dehors.** Va jusqu'à la face profonde du sterno.
      - **5° En haut**.. Base du crâne.
      - **6° En bas**.... Communique avec la région carotidienne.
      - *Rapports avec l'amygdale.* Pas si intimes qu'on l'a cru, l'amygdale étant en réalité dans l'espace sous-parotidien antérieur, distant de 2 centimètres.
    - **2° Organes contenus**...
      - 1. Jugulaire interne.
      - 2. Spinal.
      - 3. Pneumogastrique.
      - 4. Glosso-pharyngien.
      - 5. Grand hypoglosse.
      - 6. Ganglion cervical supérieur.
      - 7. Ganglions lymphatiques.
- **II. Portion intra-pétreuse, dans le canal carotidien, entourée d'un plexus veineux et sympathique.**
  - **A. Portion verticale.**
    - **1° En avant**..
      - 1. Paroi postérieure de la portion osseuse de la trompe.
      - 2. Conduit du muscle du marteau.
    - **2° En arrière.** Limaçon.
    - **3° En dehors.** Jonction de la paroi antérieure et tubaire de la caisse.
  - **B. Portion horizontale.**
    - **1° En avant**.. Tronc du grand pétreux superficiel et du grand pétreux profond.
    - **2° En haut** ..
      - 1. Paroi supérieure du canal carotidien.
      - 2. Prolongement dure-mérien.
      - 3. Lingula.
    - **3° En bas**... Paroi inférieure du canal.
- **III. Portion cranienne.**
  - **1° Dans le sinus**.....
    - **1° Face supérieure.** Fixée à la paroi dorsale.
    - **2° Face inférieure.** Où s'attache le ligament carotidien.
    - **3° Face interne**.... Portion vasculaire du corps pituitaire.
    - **4° Face externe**.... Croisée par les nerfs du sinus (Voy. *Sinus cranien*).
  - **2° Hors du sinus**..... **En dedans** .... Nerf optique.

BRANCHES.

- **I. Collatérales.**
  - **I. Portion cervicale.** Quelquefois........
    - 1. Une pharyngienne.
    - 2. Une occipitale.
  - **II. Portion intrapétreuse.**
    - 1. Rameaux périostiques.
    - 2. Rameaux carotico-tympaniques.
- **II. Terminales.**
  - **Au nombre de quatre.**
    - 1. Artère cérébrale antérieure ..... Les deux opposées reliées par la communicante antérieure.
    - 2. Artère cérébrale moyenne ...... Longeant les apophyses d'Ingrassias.
    - 3. Artère choroïdienne antérieure.
    - 4. Artère communicante postérieure. Reliant le système carotidien antérieur au système vertébral postérieur.
    - Les deux systèmes forment le *polygone de Willis* à la base du crâne.
  - **II. Portion intra-cranienne.**
    - 1. Rameau anastomotique pour l'artère vidienne.
    - 2. Rameau anastomotique pour l'artère méningée moyenne.
    - 3. Rameaux dure-mériens.
    - 4. Ophtalmique.
      - 1. Branches collatérales....
        - 1. Artère centrale de la rétine.
        - 2. Artère lacrymale.
        - 3. Artère sus-orbitaire frontale externe.
        - 4. Artères ciliaires longues.
        - 5. Artères ciliaires courtes.
        - 6. Artères musculaires.
        - 7. Artères ethmoïdales.
        - 8. Artères palpébrales inférieures.
        - 9. Artères palpébrales supérieures.
        - 10. Artère frontale interne.
      - 2. Branche terminale...... Artère nasale.

6. ARTÈRE CAROTIDE EXTERNE

(Centrale, faciale ou antérieure de Farabeuf).

LIMITES......
- 1° **Inférieure**.......
  - 1. **En avant**........ | Bord supérieur du corps thyroïde.
  - 2. **En arrière**....... | 3e cervicale.
- 2° **Supérieure**....... | Col condylien.

CALIBRE.....
- 1° **En bas**.......... | 5-6 millimètres.
- 2° **En haut**......... | 4-5 millimètres.

DIRECTION..
- Elle traverse trois régions, d'où pour les rapports une division toute naturelle de l'artère en.
  - 1. Sous-hyoïdienne.
  - 2. Sus-hyoïdienne..
  - 3. Parotidienne.....
  - Entre lesquelles est l'espace maxillo-pharyngien.

RAPPORTS.

I. Portion sous-hyoïdienne (1 cm.).
- 1° **En dedans**... | Squelette.
- 2° **En arrière**... | Colonne vertébrale.
- 3° **En dehors**... | Sterno-cléido-mastoïdien.
- Puis, en allant d'avant en arrière.........
  - 1. Peau.
  - 2. Tissu cellulaire sous-cutané.
  - 3. Veine jugulaire oblique de Kocher.
  - 4. Aponévrose cervicale superficielle et moyenne.
  - 5. Veine carotide interne.
  - 6. Ganglion rétro-carotidien de Rieffel.
  - 7. Ligament de Meyer.
  - 8. Veine jugulaire interne.
  - 9. Tronc thyro-linguo-facial.
  - 10. Nerfs.
    - 1. Filets descendants de l'hypoglosse.
    - 2. Laryngé supérieur.
  - 11. Thyroïdienne supérieure.

II. Portion sus-hyoïdienne latérale.
- 1° **En edans**...
  - *Muscles styliens.*
    - 1. Superficiels..
      - 1. Digastrique.
      - 2. Stylo-hyoïdien.
    - 2. Profonds.....
      - 1. Stylo-glosse.
      - 2. Stylo-pharyngien.
  - (Fourche artérielle de Farabeuf.)
- 2° **En dehors**... | Sterno-mastoïdien.
- 3° **En avant**....
  - 1. Jugulaire externe.
  - 2. Aponévrose d'insertion faciale.
  - 3. Rameaux descendants de l'hypoglosse.
  - 4. Glosso-pharyngien.
- 4° **En arrière**... | Grand sympathique.

III. Région parotidienne.
- L'artère traverse la parotide au niveau du tiers inférieur de sa face interne..................
  - 1. Veine jugulaire externe.
  - 2. Nerf facial.

BRANCHES.

1. La thyroïdienne seule naît dans la région sous-hyoïdienne.
2. L'auriculaire postérieure dans la région parotidienne.
3. Toutes les autres dans la région sus-hyoïdienne.

I. Collatérales.

- 1° **Artère thyroïdienne supérieure.**
  - 1. **Branches collatérales.**
    - 1. Artère sterno-mastoïdienne.
    - 2. Artère laryngée supérieure.
    - 3. Artère laryngée inférieure.
  - 2. **Branches terminales.**
    - 1. Interne.
    - 2. Externe.
    - 3. Postérieure.
- 2° **Artère linguale...**
  - 1. **Branches collatérales.**
    - 1. Rameau hyoïdien.
    - 2. Artère dorsale de la langue.
    - 3. Artère sublinguale (artère du filet).
  - 2. **Branche terminale.** | Artère ranine.
- 3° **Artère faciale....**
  - 1. **Branches collatérales.**
    - 1. Artère palatine inférieure.
    - 2. Artère ptérygoïdienne.
    - 3. Artère sous-mentale.
    - 4. Artère sous-maxillaire.
    - 5. Artère massétérine inférieure.
    - 6. Artère coronaire inférieure.
    - 7. Artère coronaire supérieure.
    - 8. Artère de l'aile du nez.
  - 2. **Branche terminale.** | Artère angulaire.
- 4° **Artère occipitale.**
  - 1. **Branches collatérales.**
    - 1. Artère sterno-mastoïdienne supérieure.
    - 2. Artères musculaires.
    - 3. Artère stylo-mastoïdienne.
    - 4. Artère méningée.
  - 2. **Branches terminales.**
    - 1. Filet interne.
    - 2. Filet externe.
- 5° **Artère auriculaire postérieure.**
  - 1. **Branches collatérales.**
    - 1. Artère parotidienne.
    - 2. Artère stylo-mastoïdienne.
  - 2. **Branches terminales.**
    - 1. Artère auriculaire.
    - 2. Artère mastoïdienne.
- 6° **Artère pharyngienne inférieure..**
  - (Pharyngo-méningée de Theile.)
  - 1. **Branches collatérales.**
    - 1. Branche pharyngienne.
    - 2. Branche prévertébrale.
  - 2. **Branche terminale.** | Artère méningée postérieure.

BRANCHES (*Suite*).

- **II. Terminales.**
  - **1° Artère temporale superficielle.**
    - **1. Branches collatérales.**
      - 1. Artère transverse de la face.
      - 2. Artère articulaire.
      - 3. Artère temporale profonde moyenne.
      - 4. Artère auriculaire antérieure.
    - **2. Branches terminales.**
      - 1. Artère orbitaire.
      - 2. Branche frontale.
      - 3. Branche pariétale.
  - **2° Artère maxillaire interne.**
    - **1. Branches collatérales.**
      - **1. Ascendantes.**
        - 1. Artère tympanique.
        - 2. Artère méningée moyenne.
        - 3. Artère petite méningée.
        - 4. Artère temporale profonde antérieure.
        - 5. Artère temporale profonde postérieure.
      - **2. Descendantes.**
        - 1. Artère dentaire inférieure.
        - 2. Artère massétérine.
        - 3. Artère buccale.
        - 4. Artère ptérygoïdienne.
        - 5. Artère palatine supérieure.
      - **3. Antérieures.**
        - 1. Artère alvéolaire.
        - 2. Artère sous-orbitaire.
      - **4. Postérieures.**
        - 1. Artère vidienne.
        - 2. Artère ptérygo-palatine.
    - **2. Branches terminales.** — Artère sphéno-palatine.

---

7. ARTÈRE SOUS-CLAVIÈRE

ORIGINE
- 1° **A droite**..... | Tronc artériel brachio-céphalique.
- 2° **A gauche**.... | Crosse de l'aorte.

LONGUEUR...... La droite est plus courte.

DIRECTION........
- 1. La gauche verticale, à son origine.
- 2. La droite oblique, en haut et en dedans.

RAPPORTS.

- **I. En dedans des scalènes.**
  - **1° Sous-clavière droite.....**
    - **1° En avant..**
      - 1. Extrémité de la clavicule.
      - 2. Pressoir rétro-claviculaire.
      - 3. Muscle sterno-cléido-hyoïdien.
      - 4. Muscle sterno-cléido-mastoïdien.
      - 5. Nerf pneumogastrique.
      - 6. Anse de Vieussens du grand sympathique.
      - 7. Phrénique.
    - **2° En arrièr .**
      - 1. Nerf récurrent.
      - 2. Veine vertébrale.
      - 3. Apophyse transverse de la 7ᵉ cervicale.
    - **3° En dedans.** | Carotide primitive droite.
    - **4° En dehors.** | Plèvre et poumon droit.
  - **2° Sous-clavière gauche....**
    - **1° En avant..** | Tronc veineux brachio-céphalique.
    - **2° En arrière.** | 1ʳᵉ dorsale.
    - **3° En dedans.** | Canal thoracique (crosse).
    - **4° En dehors.** | Plèvre et poumon gauche.
- **II. Entre les scalènes.**
  - **1° En avant.**
    - 1° Scalène antérieur.
    - 2° Nerf phrénique.
    - 3° Nerf du sous-clavier.
    - 4° Veine sous-clavière.
  - **2° En arrière et en haut.** — *Plexus brachial.*
  - **3° En bas...** | Gouttière de la face supérieure de la 1ʳᵉ côte.
- **III. En dehors des scalènes.**
  - **1° En avant.** | 1. Veine sous-clavière. | 2. Muscle sous-clavier.
  - **2° En arrière.** | Plexus brachial.
  - **3° En bas...** | Grand dentelé.
  - **4° En haut..** | Aponévrose cervicale.

BRANCHES.

- **I. Collatérales ascendantes.**
  - **1° Artère vertébrale.**
    - **1. Branches collatérales.**
      - 1. *Au cou.* | 1. Rameaux musculaires. | 2. Rameaux spinaux.
      - 2. *Au crâne.*
        - 1. Artère méningée postérieure.
        - 2. Artère spinale postérieure.
        - 3. Artère spinale antérieure.
        - 4. Artère cérébelleuse inférieure.
        - 5. Artère cérébelleuse postérieure et antérieure.
      - 3. *Au crâne (basilaire)*..
        - 1. Artère protubérantielle.
        - 2. Artère auditive interne.
        - 3. Artère cérébelleuse inférieure et antérieure.
        - 4. Artère cérébelleuse postérieure.
    - **2. B. terminale.** | Artères cérébrales postérieures.
  - **2° Artère thyroïdienne inférieure.**
    - **1. Branches collatérales.**
      - 1. Artères œsophagiennes.
      - 2. Artères trachéennes.
      - 3. Artère laryngée postérieure.
      - 4. Artère cervicale ascendante.
    - **2. Branches terminales.**
      - 1. Rameau inférieur.
      - 2. Rameau postérieur.
      - 3. Rameau profond.
- **II. Collatérales descendantes.**
  - **1° Artère mammaire interne...**
    - **1. Branches collatérales.**
      - 1. Rameau antérieur.
      - 2. Rameau postérieur.
      - 3. Rameau interne.
      - 4. Rameau externe.
    - **2. Branches terminales.**
      - 1. Rameau externe musculo-phrénique.
      - 2. Rameau interne ou abdominal.
  - **2° Artère intercostale supérieure.**
- **III. Collatérales externes.**
  - **1° Artère scapulaire supérieure.....**
    - **1. B. collatérales.** | Rameaux musculaires.
    - **2. B. terminales..** | 1. Rameau sus-épineux. | 2. Rameau sous-épineux.
  - **2° Artère scapulaire postérieure....**
    - **1. B. collatérales.** | Rameaux musculaires.
    - **2. B. terminales..** | 1. Rameaux internes. | 2. Rameaux externes.
  - **3° Artère cervicale profonde.......**
    - **1. B. collatérales.** | Rameaux spinaux.
    - **2. B. terminales..** | 1. Rameaux ascendants. | 2. Rameaux descendants.

8. AORTE THORACIQUE

TRAJET............ Elle continue la crosse de l'aorte au niveau de la 3e ou de la 4e vertèbre dorsale et parcourt tout le médiastin postérieur jusqu'à la 7e ou 8e dorsale.

RAPPORTS (en allant de haut en bas).

- **I. Médiastin**......
  - 1° **Face antérieure** .
    - 1. **Œsophage**... D'abord à droite, puis à gauche, ensuite à la face antérieure, enfin à gauche.
    - 2. **Cul-de-sac aortico-œsophagien gauche.**
    - 3. **Éléments du pédicule pulmonaire gauche**..........
      - 1. Artère pulmonaire.
      - 2. Bronche gauche.
      - 3. Veine pulmonaire.
    - 4. **Pneumogastrique gauche.**
    - 5. **Piliers du diaphragme.**
  - 2° **Face postérieure.**
    - 1. **Colonne dorsale** (3-7 en haut) (4-8 en bas).
    - 2. **Ligament vertébral commun antérieur.**
    - 3. **Tissu cellulaire**........
      - 1. Veinules.
      - 2. Fin de l'hémi-azygos.
      - 3. Tronc des veines intercostales supérieures gauches.
    - 4. **Canal thoracique.**
    - 5. **Artères intercostales**.... Qui naissent de la face postérieure de l'aorte et non des faces latérales, les droites passant nécessairement au-devant des corps vertébraux.
  - 3° **Face droite**..
    - 1. Plèvre et poumon droit.
    - 2. Cul-de-sac aortico-œsophagien droit.
    - 3. Grande veine azygos.
  - 4° **Face gauche.**
    - 1. Plèvre et poumon gauche.
    - 2. Veinules.
    - 3. Filets nerveux.
- **II. Canal diaphragmatique.** 1-2 vertèbres lombaires.

BRANCHES COLLATÉRALES.

- **I. Artères bronchiques** (nourricières du poumon) ....
  - 1. Origine....... Portion la plus élevée de l'aorte.
  - 2. Nombre...... Deux...........
    - Une à droite.
    - Une à gauche.
  - 3. Distribution.. Face postérieure de la bronche. (Signalons toutefois les artères bronchiques antérieures prébronchiques de Meyer et Zuckerkandl.)
- **II. Artères œsophagiennes moyennes** (au nombre de 5-7). Anastomoses....
  - 1. Supérieures. Œsophagiennes supérieures, branches de la thyroïdienne inférieure.
  - 2. Inférieures.. Œsophagiennes inférieures, branches des diaphragmatiques inférieures.
- **III. Artères médiastinales postérieures.**
- **IV. Artères intercostales aortiques** ......
  - 1° **Branche postérieure ou dorso-spinal.**
    - 1. Rameau dorsal....... Muscles des gouttières vertébrales.
    - 2. Rameau spinal.......
      - 1. Rameau vertébral.
      - 2. Rameau médullaire.
  - 2° **Branche antérieure ou intercostale proprement dite**......... Courant dans la gouttière costale au niveau du bord inférieur des côtes.

II. — ARTÈRES DU MEMBRE SUPÉRIEUR

1. ARTÈRE AXILLAIRE

DIRECTION........ Elle suit la paroi antérieure du creux de l'aisselle, allant de la sous-clavière à l'humérale, c'est-à-dire du milieu de la clavicule au bord inférieur du petit pectoral.

RAPPORTS.

- **I. Avec les parois du creux**.......
  - 1° **Première portion**.....
    - 1. **En dedans**... Deuxième digitation supérieure du grand dentelé.
    - 2. **En arrière**... Interligne scapulo-thoracique.
    - 3. **En avant**..... Paroi antérieure du creux.
  - 2° **Deuxième portion**.....
    - 1. **En avant**..... Face profonde du petit pectoral.
    - 2. **En dedans**... L'artère s'éloigne de la paroi interne.
    - 3. **En dehors**.. Insertion supérieure du coraco-brachial et biceps.
    - 4. **En arrière**... Tendon du sous-scapulaire.
  - 3° **Troisième portion**.....
    - 1. **En avant**..... Bord inférieur du coraco-brachial.
    - 2. **En arrière**... Tendon du grand dorsal et du grand rond.
    - 3. **En dehors**.... Muscle coraco-biceps et grand dorsal.
    - 4. **En dedans**... Aponévrose et téguments.
- **II. Avec les éléments du paquet vasculo-nerveux**.......
  - 1° **Première portion**.....
    - 1. **En dedans**... Veine.
    - 2. **En arrière et en dehors**.. Plexus brachial.
    - 3. **En avant**..... Nerf du grand pectoral ou thoracique antérieur de Bourgery.
  - 2° **Deuxième portion**.....
    - 1. **En arrière**...
      - 1. Radial.
      - 2. Circonflexe.
    - 2. **En dehors**... Racine externe du médian.
    - 3. **En dedans**... Racine interne du médian..
    - (Racines externe et interne) Formant un véritable collier enserrant l'artère.
  - 3° **Troisième portion** (en allant de haut en bas)......
    - 1. Musculo-cutané.
    - 2. Médian *en dedans de l'artère.*
    - 3. Artère (profonde).
    - 4. Brachial cutané interne et son accessoire.
    - 5. Cubital.
    - 6. Veine (plus superficielle).
- **III. Avec les ganglions lymphatiques**.. Groupe externe ou brachial de Kirmisson-Poirier, longeant les vaisseaux.
- **IV. Avec les faisceaux musculaires anormaux**.....
  - 1. Faisceau surnuméraire du long dorsal.
  - 2. Costo-coracoïdien de Wood.
  - 3. Faisceau surnuméraire du petit pectoral.

BRANCHES........

- 1° **Acromio-thoracique**...
  - 1. Rameau externe ou acromial.
  - 2. Rameau interne ou thoracique.
- 2° **Thoracique inférieure ou mammaire externe**.......
  - 1. Rameaux mammaires.
  - 2. Rameaux musculaires.
  - 3. Rameaux cutanés.
- 3° **Scapulaire inférieure**....
  - 1. **Branches collatérales**... Rameaux musculaires.
  - 2. **Branches terminales**...
    - 1. Rameau interne thoracique.
    - 2. Rameau externe scapulaire.
- 4° **Circonflexe antérieure**....
  - 1. **Branches collatérales**... Rameaux musculaires.
  - 2. **Branches terminales**....
    - 1. Rameau ascendant.
    - 2. Rameau externe.
- 5° **Circonflexe postérieure**...
  - 1. **Branches collatérales**...
    - 1. Rameaux musculaires.
    - 2. Rameaux articulaires.
    - 3. Rameaux cutanés.
  - 2. **Branches terminales**.... Rameau deltoïdien.

2. ARTÈRE HUMÉRALE

DIRECTION : C'est l'artère du bras ; elle va du bord inférieur du grand pectoral au pli du coude.

RAPPORTS.

- I. Au bras
  - **1° En avant**
    1. Coraco-brachial.
    2. Biceps (bord interne) : *Muscle satellite.*
  - **2° En arrière**
    1. Vaste interne.
    2. Brachial antérieur.
  - **3° En dedans**
    1. Peau.
    2. Aponévrose.
  - **4° En dehors** : Coraco-brachial.
- II. Au coude
  - **1° En avant** : Expansion aponévrotique du biceps.
  - **2° En arrière** : Brachial antérieur.
  - **3° En dedans** : Faisceau coronoïdien en haut du rond pronateur.
  - **4° En dehors** : Tendon du biceps.

RAPPORTS AVEC LES NERFS

1. Le médian d'abord externe à l'artère en haut la croise en X à la partie moyenne et lui devient interne plus bas.
2. Le cubital est en dedans, dans la loge musculaire postérieure.
3. Le brachial cutané interne devient sous-cutané.
4. Le radial est très postérieur.

BRANCHES

- **1° Rameaux musculaires** (muscles de l'épaule et du bras).
- **2° Artère nourricière.**
- **3° Collatérale externe**
  1. Rameau antérieur.
  2. Rameau postérieur.
- **4° Collatérale interne supérieure ou humérale profonde.**
- **5° Collatérale interne inférieure avec**
  1. Rameau antérieur.
  2. Rameau postérieur.

---

3. ARTÈRES DE LA RÉGION DU COUDE ET LEURS ANASTOMOSES

Importance vasculaire de la région.

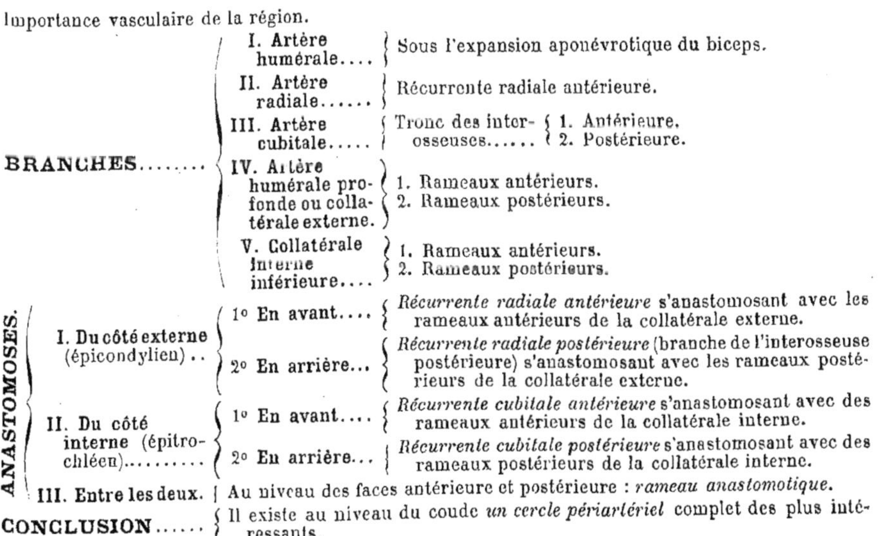

BRANCHES

- **I. Artère humérale** : Sous l'expansion aponévrotique du biceps.
- **II. Artère radiale** : Récurrente radiale antérieure.
- **III. Artère cubitale** : Tronc des interosseuses
  1. Antérieure.
  2. Postérieure.
- **IV. Artère humérale profonde ou collatérale externe.**
  1. Rameaux antérieurs.
  2. Rameaux postérieurs.
- **V. Collatérale interne inférieure**
  1. Rameaux antérieurs.
  2. Rameaux postérieurs.

ANASTOMOSES.

- **I. Du côté externe** (épicondylien)
  - **1° En avant** : *Récurrente radiale antérieure* s'anastomosant avec les rameaux antérieurs de la collatérale externe.
  - **2° En arrière** : *Récurrente radiale postérieure* (branche de l'interosseuse postérieure) s'anastomosant avec les rameaux postérieurs de la collatérale externe.
- **II. Du côté interne** (épitrochléen)
  - **1° En avant** : *Récurrente cubitale antérieure* s'anastomosant avec des rameaux antérieurs de la collatérale interne.
  - **2° En arrière** : *Récurrente cubitale postérieure* s'anastomosant avec des rameaux postérieurs de la collatérale interne.
- **III. Entre les deux.** Au niveau des faces antérieure et postérieure : *rameau anastomotique.*

CONCLUSION : Il existe au niveau du coude *un cercle périartériel* complet des plus intéressants.

4. ARTÈRE RADIALE A L'AVANT-BRAS

(Branche de bifurcation externe de l'humérale).

DIRECTION
- 1. Oblique en bas et en dehors.
- 2. Verticale ensuite jusqu'à l'apophyse styloïde du radius.
- 3. Contourne ensuite l'apophyse.
- 4. Perfore le premier muscle interosseux.

RAPPORTS
- 1° **Avant-bras** — Gouttière formée par
  - 1. *En dedans*
    - 1. Le rond pronateur.
    - 2. Le grand palmaire.
  - 2. *En dehors* — Le long supinateur.
  - 3. *En arrière*
    - 1. Le court supinateur.
    - 2. Le rond pronateur.
    - 3. Le fléchisseur commun superficiel des doigts.
    - 4. Le fléchisseur propre du pouce.
    - 5. Le carré pronateur.
  - 4. *En avant*
    - 1. Long supinateur.
    - 2. Aponévrose.
    - 3. Peau.
- 2° **Poignet**
  - 1. Face externe du ligament latéral et radio-carpien.
  - 2. Face dorsale du scaphoïde et du trapèze.
  - 3. Face inférieure des tendons de la tabatière anatomique.

BRANCHES
- I. **Collatérales**
  - 1° **A l'avant-bras**
    - 1. Artère récurrente radiale antérieure.
    - 2. Rameaux musculaires.
    - 3. Transverse antérieure du carpe.
    - 4. Radio-palmaire.
  - 2° **Au poignet**
    - 1. Artère dorsale du pouce.
    - 2. Artère dorsale du carpe
      - 1. Rameaux ascendants.
      - 2. Rameaux descendants.
    - 3. Interosseuse du 2e espace.
    - 4. Interosseuse du 1er espace.
- II. **Terminales** — Arcade palmaire profonde.

---

5. ARTÈRE CUBITALE A L'AVANT-BRAS

(Branche de bifurcation interne de l'humérale).

DIRECTION
- 1. Oblique en dedans sous la masse musculaire interne et superficielle.
- 2. Verticale dans ses deux tiers inférieurs.
- 3. Allant du pli du coude au côté externe du pisiforme.

RAPPORTS
- I. **Avant-bras**
  - 1° **Tiers supérieur**
    - 1. *En avant*
      - 1. Rond pronateur.
      - 2. Grand palmaire.
      - 3. Petit palmaire.
      - 4. Fléchisseur commun superficiel des doigts.
    - 2. *En arrière*
      - 1. Brachial antérieur.
      - 2. Fléchisseur commun des doigts.
  - 2° **Deux tiers inférieurs**
    - 1. *En dedans* — Cubital antérieur.
    - 2. *En dehors* — Fléchisseur commun superficiel des doigts.
    - 3. *En arrière* — Carré pronateur.
- II. **Poignet**
  - 1° *En avant* — Ligament annulaire.
  - 2° *En dedans*
    - 1. Pisiforme.
    - 2. Cubital.
  - 3° *En dehors* — Médian.

BRANCHES
- I. **Branches collatérales**
  - 1. Tronc des récurrentes cubitales
    - 1. Antérieure.
    - 2. Postérieure.
  - 2. Tronc des interosseuses
    - 1. Antérieures.
    - 2. Postérieures.
  - 3. Rameaux musculaires.
  - 4. Cubito-dorsale.
  - 5. Transverse antérieure du carpe.
  - 6. Cubito-palmaire.
- II. **Branches terminales** — Arcade palmaire superficielle.

6. ARTÈRES DE LA MAIN

I. — ARTÈRES DE LA FACE DORSALE.

DESCRIPTION.

- 1° **Artère radiale** donnant l'artère transverse dorsale du carpe qui s'anastomose avec la cubito - dorsale : c'est l'*arcade dorsale* située au-dessous des tendons extenseurs..
  - 1° Rameaux ascendants ... Nombreux ; s'anastomosant avec l'interosseuse antérieure.
  - 2° Rameaux descendants ..
    1. Donnant les *artères interosseuses dorsales.*
    2. Se terminant à la face dorsale des premières phalanges et pouvant donner de véritables *collatérales dorsales.*
- 2° **L'artère interosseuse du deuxième espace** ou *dorsale du métacarpe.*
- 3° **L'artère interosseuse du premier espace.**
- 4° **L'artère dorsale du pouce.**

II. — ARTÈRES DE LA FACE PALMAIRE.

ORIGINE.........
1. Artère radiale (Voy. p. 188).
2. Artère cubitale.

BRANCHES.

- 1° **Arcade transverse antérieure du carpe..........** Longeant le bord inférieur du carré pronateur (anastomose avec l'artère du nerf médian).
- 2° **Arcade palmaire superficielle....**
  - 1° **Origine......**
    1. Cubitale.
    2. Radio-palmaire (grande variabilité d'irrigation des muscles thénariens).
  - 2° **Rapports....**
    1. Peau.
    2. Tissu cellulo-graisseux sous-cutané.
    3. Aponévrose palmaire superficielle.
  - 3° **Branches....**
    1. Concavité = 0.
    2. Convexité.... *Artères digitales* (donnant les collatérales).
  - 4° **Topographie.** Ligne transversale passant par la commissure du pouce.
- 3° **Arcade palmaire profonde.......**
  - 1° **Origine......** 1. Radiale. | 2. Cubito-palmaire.
  - 2° **Rapports....**
    1. Tendons des fléchisseurs...
       1. Superficiels.
       2. Profonds.
    2. Muscles lombricaux.
    3. Tissu cellulaire sous-cutané.
    4. Aponévrose palmaire profonde.
    5. Espaces métacarpiens.
  - 3° **Branches....**
    1. Concavité.... | Quelques artérioles articulaires.
    2. Convexité....
       1. Quatre interosseuses palmaires.
       2. Artère interosseuse du 1er espace.
       3. Artères perforantes.
  - 4° **Topographie.** | Un centimètre au-dessus de l'arcade superficielle.

III. — ARTÈRES DES DOIGTS.

DESCRIPTION.

- I. **Collatérales dorsales.........**
  1. La première. | Donnant la collatérale interne du petit doigt.
  2. La deuxième. La collatérale externe du petit doigt et interne de l'annulaire.
  3. La troisième. | La collatérale externe de l'annulaire et interne du médius.
- II. **Collatérales palmaires.......**
  1. La première. | Digitale ; donne la collatérale interne du petit doigt.
  2. La deuxième. La collatérale externe du petit doigt et interne de l'annulaire.
  3. La troisième. | La collatérale externe de l'annulaire et interne du médius.
  4. La quatrième. | La collatérale externe du médius et interne de l'index.

ANOMALIES....... Grande richesse des anomalies artérielles à la main ....
1. Absence de la radiale ou de la cubitale.
2. Absence de l'une ou de l'autre arcade.

ANASTOMOSES...

- 1° **Transversales**
  1. En avant ....
     1. Arcade transverse antérieure du carpe.
     2. Arcade palmaire superficielle.
     3. Arcade palmaire profonde.
     4. Arcades digitales.
  2. En arrière.... | Arcade dorsale du carpe.
- 2° **Antéro-postérieures.** *Perforantes* aux extrémités des espaces intermétacarpiens.
- 3° **Canaux de Sucquet....** Canaux faisant *directement* communiquer les veines avec les artères.

III. — ARTÈRES ABDOMINALES

1. AORTE ABDOMINALE

DÉFINITION...... C'est le 3e segment, sous-diaphragmatique de l'artère aorte.

TRAJET............
- 1. Elle va de l'orifice du diaphragme à la terminaison de l'aorte, c'est-à-dire au disque intervertébral qui sépare la 4e de la 5e vertèbre lombaire.
- 2. Il faut considérer la sacrée moyenne comme la continuation de l'aorte abdominale répondant à l'artère sacro-coccygienne des mammifères à queue et alors les iliaques primitives ne seraient plus que des branches antérieures naissant de l'aorte.

BRANCHES........
- 1° **Naissant de la face antérieure**.
  - 1. Tronc des diaphragmatiques.
  - 2. Tronc cœliaque.
  - 3. Mésentérique supérieure.
  - 4. Spermatique (utéro-ovarienne).
  - 5. Mésentérique inférieure.
- 2° **Naissant latéralement**.
  - 1. Capsulaire moyenne.
  - 2. Rénale.
- 3° **Naissant de la face postérieure**. — Les lombaires.

2. ARTÈRES DIAPHRAGMATIQUES INFÉRIEURES

ORIGINE........... Face antérieure de l'aorte immédiatement au-dessous du diaphragme, seule ou par un tronc commun.

TRAJET............ Oblique en haut, en avant et en dehors.

TERMINAISON...
- 1. Branches internes....
- 2. Branches externes...

S'anastomosant par inosculation.

BRANCHES........
- 1. Pariétales..... — Rameaux diaphragmatiques.
- 2. Viscérales...
  - 1. Rameaux œsophagiens.
  - 2. Rameaux hépatiques.
  - 3. Rameaux pancréatiques.
  - 4. Artère capsulaire supérieure.

3. ARTÈRES LOMBAIRES

ORIGINE........... Face postérieure de l'aorte.

TRAJET............ Horizontal.

NOMBRE........... Cinq.

BRANCHES........
- 1° **Branches collatérales**. — Rameaux vertébraux.
- 2° **Branches terminales**..
  - 1. **Branches dorso-spinales**.
    - 1. Rameau spinal....
      - 1. Rameau vertébral.
      - 2. Rameau médullaire.
    - 2. Rameau dorsal...
      - 1. Rameaux musculaires.
      - 2. Rameaux cutanés.
  - 2. **Branches abdominales**.
    - 1. Rameaux musculaires.
    - 2. Rameaux cutanés.

4. TRONC CŒLIAQUE

ORIGINE........... Face antérieure de l'aorte, au-dessous des diaphragmatiques.

TRAJET............ Horizontal.

LONGUEUR....... 12 millimètres.

BRANCHES.
- 1° **Coronaire stomachique**....
  - 1° **Branches collatérales**..
    - 1. Par sa concavité. — Rameaux épiploïques.
    - 2. Par sa convexité.
      - 1. Rameaux œsophagiens.
      - 2. Rameaux cardiaques.
      - 3. Rameaux gastriques.
  - 2° **Branche terminale**... — Anastomosée avec la pylorique.
- 2° **Hépatique**......
  - 1. Pylorique.
  - 2. Gastro-duodénale........
    - 1. Pancréatico-duodénale.
    - 2. Gastro-épiploïque droite.
  - 3. Cystique..... — 1. Rameau supérieur. | 2. Rameau inférieur.
- 3° **Splénique**......
  - 1. **Branches collatérales**.
    - 1. Pancréatiques.
    - 2. Gastro-épiploïque gauche..........
      - 1. Gastriques.
      - 2. Epiploïques.
    - 3. Vaisseaux courts.
  - 2. **Branches terminales**... — Artères de la rate.

5. ARTÈRE MÉSENTÉRIQUE SUPÉRIEURE

ORIGINE............ Face antérieure de l'aorte, à 2 centimètres au-dessous du tronc cœliaque.

TRAJET............
- 1. Postérieure au pancréas.
- 2. Se dégage au niveau de son bord inférieur.
- 3. En avant de la 3e portion du duodénum.
- 4. Feuillets péritonéaux du mésentère.

BRANCHES........
- **1° Branches collatérales.**
  - 1. Rameaux pancréatiques.
  - 2. Rameaux duodénaux.
  - 3. Artères coliques droites.
    - 1. Colique droite supérieure.
    - 2. Colique droite moyenne.
    - 3. Colique droite inférieure.
  - 4. Artères de l'intestin grêle.
- **2° Branche terminale**.... Rameau anastomotique.

---

6. ARTÈRES CAPSULAIRES MOYENNES

ORIGINE........... Faces latérales de l'aorte.

TRAJET............ Horizontal.

TERMINAISON.... Capsule surrénale, s'anastomosant avec les capsulaires supérieures et inférieures.

---

7. ARTÈRES RÉNALES

ORIGINE............ Faces latérales de l'aorte.

TRAJET............. Horizontal.

RAPPORTS........
- 1. En avant ....
  - 1. Veines rénales.
  - 2. Péritoine.
  - 3. Veine cave inférieure à droite.
- 2. En arrière ...
  - 1. Colonne lombaire.
  - 2. Piliers du diaphragme.

BRANCHES........
- **1° Branches collatérales.**
  - 1. Capsulaire inférieure.
  - 2. Rameaux musculaires.
  - 3. Artère du bassinet et de l'uretère.
  - 4. Artère adipeuse.
- **2° Branches terminales** ... Artères rénales proprement dites.

---

8. ARTÈRES SPERMATIQUES DE L'HOMME (UTÉRO-OVARIENNES DE LA FEMME)

ORIGINE .... Face antérieure de l'aorte.

TRAJET............ Très obliques en bas et en dehors.

LONGUEUR .... Les plus longues artères du corps.

RAPPORTS ....
- 1. Croisent le psoas et l'uretère.
- 2. Traversent le canal inguinal.
- 3. Descendent dans la glande séminale.

BRANCHES.........
- **I. Artère spermatique.**
  - **1° Branches collatérales** ..
    - 1. Rameau uretérin.
    - 2. Rameau rénal.
    - 3. Rameau pour le cordon.
  - **2° Branches terminales** ...
    - 1. Rameau épididymaire.
    - 2. Rameau testiculaire.
- **II. Artères utéro-ovariennes**
  - **1° Branches collatérales.** En plus des autres .... Rameaux pour les ligaments larges.
  - **2° Branches terminales** ..
    - 1. Rameau ovarien.
    - 2. Rameau utérin.

---

9. ARTÈRE MÉSENTÉRIQUE INFÉRIEURE

ORIGINE........... Face antérieure de l'aorte à 5 ou 6 centimètres de sa terminaison.

TRAJET .... Oblique en bas et en dehors.

DIRECTION .... Grande courbe à concavité à droite.

BRANCHES........
- **1° Branches collatérales.**
  - 1. Artère colique gauche supérieure.
  - 2. Artère colique gauche moyenne.
  - 3. Artère colique gauche inférieure.
- **2° Branches terminales**... Artère hémorroïdale supérieure.

IV. — ARTÈRES PELVIENNES

1. ARTÈRE SACRÉE MOYENNE

DIRECTION....... Elle continue l'artère aorte abdominale, allant de la 5e vertèbre lombaire au coccyx.

BRANCHES........
- 1° **Branches collatérales.**
  - 1. Pariétales....
    - 1. Cinquième lombaire.
    - 2. Branches sacrées.
  - 2. Viscérales.... | Branches hémorroïdales.
- 2° **Branches terminales...** Va à la glande coccygienne de Luschka.

2. ARTÈRES ILIAQUES PRIMITIVES

DIRECTION .... Elles vont du bord inférieur de la 4e vertèbre lombaire à la symphyse sacro-iliaque.

RAPPORTS........
- 1. En avant ....
  - 1. Péritoine.
  - 2. Uretère (en X).
- 2. En arrière ...
  - 1. Cinquième vertèbre lombaire.
  - 2. Bord interne du psoas.
- 3. En arrière et en dehors .... Veines iliaques primitives.

BRANCHES........
- 1. Externe.
- 2. Interne.

3. ARTÈRE ILIAQUE INTERNE (Hypogastrique).

ORIGINE........... | Elle naît au niveau de la symphyse sacro-iliaque.
TRAJET............ | Oblique en bas et en arrière.

RAPPORTS........ Elle descend dans le petit bassin sous le péritoine...... Couverture séreuse des vaisseaux ou Gaine hypogastrique.

BRANCHES.
- I. Intrapelviennes.
  - 1° Pariétales..
    - 1. **Artère ilio-lombaire...**
      - 1. Branche ascendante, lombaire.
      - 2. Artère transversale, oblique..........
        - 1. Rameau superficiel.
        - 2. Rameau profond.
    - 2. **Artère sacrée latérale....**
      - 1. Supérieure.
      - 2. Inférieure ....
        - 1. Rameaux externes.
        - 2. Rameaux internes.
        - 3. Rameaux spinaux, postérieurs.
  - 2° Viscérales..
    - 1. **Artère ombilicale..** Transformée en cordon fibreux chez l'adulte.
    - 2. **Artère vésicale inférieure..** Artère déférentielle.
    - 3. **Artère hémorroïdale moyenne.**
    - 4. **Artère utérine.....** Rameau tubo-ovarien.
    - 5. **Artère vaginale.**
- II. Extrapelviennes.
  - 1° **Artère obturatrice.**
    - 1. **Branches collatérales**
      - 1. Rameaux musculaires.
      - 2. Rameau pubien.
      - 3. Rameau vésical.
      - 4. Rameau anastomotique.
    - 2. **Branches terminales..**
      - 1. Branche interne.
      - 2. Branche externe.
  - 2° **Artère fessière ...**
    - 1. Branche superficielle.
    - 2. Branche profonde.
  - 3° **Artère ischiatique.**
    - 1. Branches postérieures.
    - 2. Branches descendantes.
    - (Artère du grand nerf sciatique.)
  - 4° **Artère honteuse interne....**
    - 1. **Branches collatérales.**
      - 1. Rameaux viscéraux.
      - 2. Rameaux musculaires.
      - 3. Artère hémorroïdale inférieure.
      - 4. Artère périnéale superficielle.
      - 5. Artère périnéale profonde.
    - 2. **Branches terminales..**
      - 1. Artère caverneuse.
      - 2. Artère dorsale.
        - 1. De la verge.
        - 2. Du clitoris.

4. ARTÈRE ILIAQUE EXTERNE

DÉFINITION — C'est la branche de bifurcation externe de l'iliaque primitive.

TRAJET — Elle va de la symphyse sacro-iliaque à l'anneau crural.

DIRECTION — Oblique en bas, en avant et en dehors.

RAPPORTS

- 1° **En arrière** :
  - 1. Psoas.
  - 2. Veine iliaque externe.
- 2° **En dedans** : Uretère.
- 3° **En avant** :
  - 1. Péritoine.
  - 2. Nerf génito-crural.
  - 3. Veine circonflexe iliaque.
  - 4.
    - 1. A droite : Terminaison de l'iléon.
    - 2. A gauche : Portion iliaque du côlon.
  - 5. Ganglions.

BRANCHES

- 1° **Épigastrique** :
  - 1. **Branches collatérales** :
    - 1. Artère funiculaire.
    - 2. Artère sus-pubienne.
    - 3. Artère anastomotique de l'obturatrice.
  - 2. **Branches terminales** :
    - 1. Rameaux musculaires.
    - 2. Rameaux cutanés.
- 2° **Circonflexe iliaque** :
  - 1. Branche ascendante, abdominale.
  - 2. Branche transversale, iliaque.

V. — ARTÈRES DU MEMBRE INFÉRIEUR

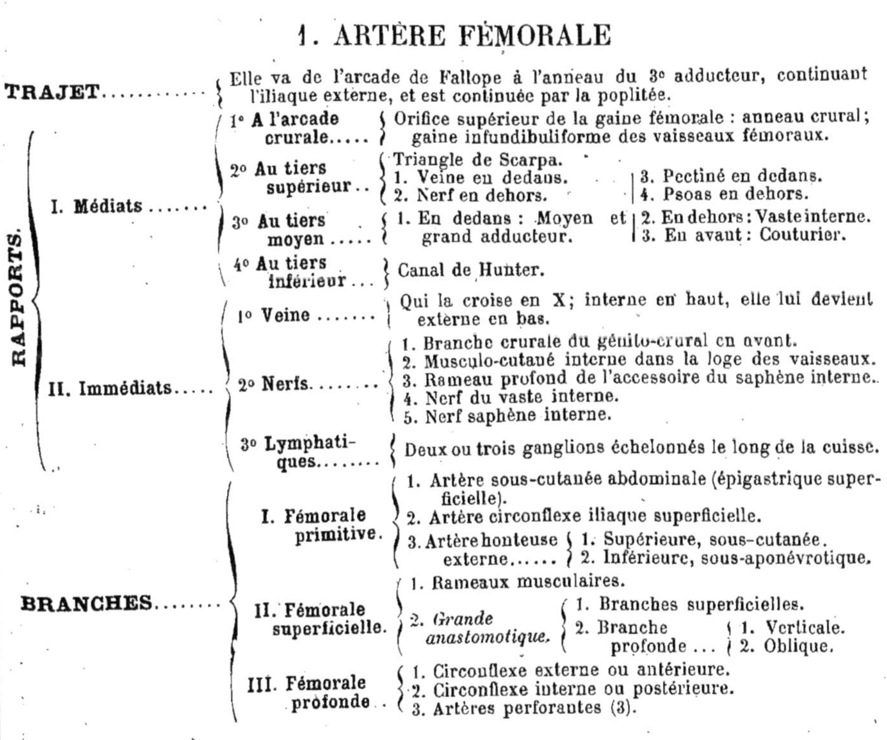

1. ARTÈRE FÉMORALE

TRAJET — Elle va de l'arcade de Fallope à l'anneau du 3e adducteur, continuant l'iliaque externe, et est continuée par la poplitée.

RAPPORTS

- I. **Médiats** :
  - 1° **A l'arcade crurale** : Orifice supérieur de la gaine fémorale : anneau crural; gaine infundibuliforme des vaisseaux fémoraux.
  - 2° **Au tiers supérieur** : Triangle de Scarpa.
    - 1. Veine en dedans.
    - 2. Nerf en dehors.
    - 3. Pectiné en dedans.
    - 4. Psoas en dehors.
  - 3° **Au tiers moyen** :
    - 1. En dedans : Moyen et grand adducteur.
    - 2. En dehors : Vaste interne.
    - 3. En avant : Couturier.
  - 4° **Au tiers inférieur** : Canal de Hunter.
- II. **Immédiats** :
  - 1° **Veine** : Qui la croise en X; interne en haut, elle lui devient externe en bas.
  - 2° **Nerfs** :
    - 1. Branche crurale du génito-crural en avant.
    - 2. Musculo-cutané interne dans la loge des vaisseaux.
    - 3. Rameau profond de l'accessoire du saphène interne.
    - 4. Nerf du vaste interne.
    - 5. Nerf saphène interne.
  - 3° **Lymphatiques** : Deux ou trois ganglions échelonnés le long de la cuisse.

BRANCHES

- I. **Fémorale primitive** :
  - 1. Artère sous-cutanée abdominale (épigastrique superficielle).
  - 2. Artère circonflexe iliaque superficielle.
  - 3. Artère honteuse externe :
    - 1. Supérieure, sous-cutanée.
    - 2. Inférieure, sous-aponévrotique.
- II. **Fémorale superficielle** :
  - 1. Rameaux musculaires.
  - 2. *Grande anastomotique* :
    - 1. Branches superficielles.
    - 2. Branche profonde :
      - 1. Verticale.
      - 2. Oblique.
- III. **Fémorale profonde** :
  - 1. Circonflexe externe ou antérieure.
  - 2. Circonflexe interne ou postérieure.
  - 3. Artères perforantes (3).

2. ARTÈRE POPLITÉE

- **ORIGINE** : Elle continue la fémorale et va de l'anneau du grand adducteur à l'anneau du soléaire.
- **DIRECTION** : Vertical.
- **TRAJET** : Croise perpendiculairement le losange poplité.
- **RAPPORTS** :
  - 1° **En avant** :
    1. Face postérieure des condyles fémoraux.
    2. Face postérieure des plateaux tibiaux.
    3. Face postérieure du ligament postérieur de l'articulation du genou.
    4. Muscle poplité.
  - 2° **En arrière** :
    1. Demi-membraneux.
    2. Aponévrose du creux poplité.
    3. Jumeaux.
    4. Plantaire grêle.
  - 3° **En dedans** :
    1. Demi-membraneux.
    2. Jumeau interne.
  - 4° **En dehors** :
    1. Biceps.
    2. Jumeau externe.
    3. Trois organes qui sont à la fois externes et postérieurs :
       1. Veine poplitée.
       2. Nerf sciatique.
       3. Nerf sciatique poplité interne.
- **BRANCHES** :
  - I. **Collatérales.**
    - 1° **Jumelles** : 1. Interne. 2. Externe.
    - 2° **Articulaires supérieures** : 1. Interne. 2. Externe.
    - 3° **Articulaire moyenne.**
    - 4° **Articulaires inférieures** : 1. Interne. 2. Externe.
  - II. **Terminales** :
    1. Artère tibiale antérieure.
    2. Tronc tibio-péronier.

---

3. ARTÈRES DE LA RÉGION DU GENOU ET LEURS ANASTOMOSES

Importance vasculaire de la région.

- **BRANCHES.**
  - I. **Artère poplitée.**
    1. Artères articulaires supérieures :
       1. Internes : 1. Rameau supérieur. 2. Rameau profond.
       2. Externes : 1. Rameau supérieur. 2. Rameau profond.
    2. Artère articulaire moyenne.
    3. Artères jumelles.
    4. Artères articulaires inférieures :
       1. Internes.
       2. Externes.
  - II. **Branche superficielle de la grande anastomotique.**
  - III. **Récurrente tibiale antérieure.**
- **ANASTOMOSES.**
  - 1° **En arrière** : Anastomoses entre les branches descendantes des artères articulaires inférieures externes et la récurrente tibiale postérieure, branche de la tibiale antérieure.
  - 2° **En avant** :
    1. Anastomoses entre les branches inférieures des articulaires supérieures externe et interne et les branches supérieures des artères articulaires inférieures externe et interne.
    2. Anastomoses.
       1. *En haut.* Entre les artères articulaires supérieures externe et interne et la grande anastomotique.
       2. *En bas.* Entre les artères articulaires inférieures externe et interne et :
          1. Récurrente tibiale postérieure.
          2. Récurrente péronière.
          3. Récurrente tibiale antérieure.
          4. Récurrente tibiale interne.
- **CONCLUSION** : Il existe au niveau du genou un cercle périartériel complet des plus intéressants.

---

4. ARTÈRE TIBIALE ANTÉRIEURE

TRAJET — Elle va de l'anneau du soléaire à l'extrémité supérieure du ligament interosseux qu'elle perfore, puis descend jusqu'au ligament annulaire antérieur du tarse, où elle se continue par la pédieuse.

RAPPORTS
- 1° **En avant**
  - 1. *En haut* : 1. Extenseur commun des orteils. 2. Jambier antérieur.
  - 2. *En bas* : 1. Peau. 2. Aponévrose. 3. Tendon de l'extenseur. 4. Propre du gros orteil.
- 2° **En arrière**
  - 1. *En haut* : Face antérieure du ligament interosseux.
  - 2. *En bas* : Face externe du tibia.
- 3° **En dedans** : Jambier antérieur.
- 4° **En dehors** : 1. Extenseur commun des orteils. 2. Extenseur propre du gros orteil.

BRANCHES
- 1° **Artère récurrente tibiale antérieure.**
- 2° **Artères musculaires** : 1. Internes. 2. Externes. 3. Postérieures.
- 3° **Artère malléolaire interne** : 1. Rameaux malléolaires. 2. Rameaux articulaires.
- 4° **Artère malléolaire externe** : 1. Rameaux malléolaires. 2. Rameaux articulaires. 3. Rameaux calcanéens.

---

5. TRONC TIBIO-PÉRONIER

DÉFINITION — C'est la branche de bifurcation postérieure de la poplitée.

RAPPORTS
- 1° **En avant** : Jambier postérieur.
- 2° **En arrière** : 1. Aponévrose jambière profonde. 2. Soléaire. 3. Plantaire grêle. 4. Jumeaux.
- 3° **Latéralement** : 1. Veines. 2. Nerf tibial postérieur.

BRANCHES
- 1° **Branches collatérales** : 1. Rameaux musculaires. 2. Artère nourricière du tibia.
- 2° **Branches terminales** : 1. Artère péronière. 2. Artère tibiale postérieure.

---

6. ARTÈRE TIBIALE POSTÉRIEURE

DÉFINITION — Branche de bifurcation interne du tronc tibio-péronier ; va jusqu'à la gouttière calcanéenne.

RAPPORTS
- 1° **En avant** : 1. Jambier postérieur en haut. 2. Fléchisseur commun des orteils en bas.
- 2° **En arrière** : 1. Soléaire. 2. Jumeaux. 3. Côté interne du tendon d'Achille.
- 3° **En bas** (gouttière calcanéenne).
  - 1. En avant : Tendon du fléchisseur commun des orteils.
  - 2. En arrière : Tendon du fléchisseur propre du gros orteil.
- 4° **En dehors** : Nerf tibial postérieur.

BRANCHES
- 1° **Branches collatérales** : 1. Rameaux jambiers. 2. Rameau anastomotique. 3. Rameaux calcanéens internes.
- 2° **Branches terminales** : Artères plantaires.

---

7. ARTÈRE PÉRONIÈRE

TRAJET............ Branche de bifurcation externe du tronc tibio-péronier, va jusqu'à l'extrémité inférieure du ligament interosseux.

RAPPORTS........
- 1° **En avant**.... Jambier postérieur.
- 2° **En arrière**...
  1. Aponévrose jambière moyenne.
  2. Soléaire.
  3. Fléchisseur propre du gros orteil.
  4. Jambier postérieur.

BRANCHES........
- 1° **Branches collatérales**..
  1. Rameaux musculaires.
  2. Artère nourricière du péroné.
- 2° **Branches terminales**.
  1. Artère péronière antérieure.
  2. Artère péronière postérieure.

---

8. ARTÈRES DU PIED

I. — ARTÈRES DE LA FACE DORSALE : PÉDIEUSE.

ORIGINE........... Artère tibiale antérieure.

TRAJET............ Oblique en avant et en dedans.

TERMINAISON.... 1er espace interosseux antérieur.

RAPPORTS........ Muscle pédieux.

BRANCHES.. .....
- 1° **Dorsale du tarse.**
- 2° **Dorsale du métatarse**... La plus grande ; c'est en réalité une interosseuse dorsale.
- 3° **Interosseuse.** Dorsale du 1er espace avec la perforante antérieure qui va vers la plante donner naissance aux trois collatérales plantaires.

II. — ARTÈRES DE LA FACE PLANTAIRE.

ARTÈRE TIBIALE POSTÉRIEURE.

DÉFINITION....... Se dirigeant obliquement dans la gouttière calcanéenne et se divisant en deux branches.

I. — *Artère plantaire interne.*

DIRECTION........ Horizontale directement en avant.

RAPPORTS........
1. Abducteur du gros orteil.
2. Tendon du long fléchisseur propre du gros orteil.

TERMINAISON.... Partie antérieure du 1er espace interosseux (Artère de Henle). Il faut en réalité considérer cette branche comme une ébauche d'un système superficiel sous-aponévrotique se superposant au système profond formé par le plantaire externe.

II. — *Artère plantaire externe.*

FORME............. Véritable arcade.

DIRECTION........
1. D'abord oblique en dehors.
2. Puis horizontale.

TERMINAISON.... Extrémité antérieure du 1er espace interosseux.

RAPPORTS........
- 1° **Portion oblique**..... Traverse les trois loges : interne, moyenne et externe.
- 2° **Portion transverse**.. Très profonde au niveau des articulations métatarso-phalangiennes.

BRANCHES ....
- 1° **Portion oblique**......
  1. Rameau inférieur.
  2. Rameau supérieur.
- 2° **Portion transverse**.
  1. Branche supérieure.
  2. Branche inférieure.
  3. Branche postérieure.
  4. Branche antérieure..
     1. Collatérale plantaire externe du petit orteil.
     2. Interosseuses plantaires au nombre de quatre.
     3. Interosseuse plantaire du 1er espace.

III. — ORTEILS.

DÉFINITION....... Arcades à concavité inférieure, d'où partent un grand nombre de branches.

ANASTOMOSES...
1. Transversales.
2. Antéro-postérieures : perforantes.

ANOMALIES...... Encore plus nombreuses qu'à la main.

III. — VEINES

1. VEINES DE LA TÊTE

DESCRIPTION.....
- **I. Veines encéphaliques** (Voy. t. II).
- **II. Veines dure-mériennes** (Voy. *Sinus dure-mériens*).
- **III. Veines méningées..** — Dont les plus importantes sont les méningées moyennes, avec le carrefour veineux orbito-méningé de Trolard.
- **IV. Veines du diploé.......**
  - 1. Cavités, aréoles ou canaux.
  - 2. Canaux collecteurs de Breschet...
    - 1. Frontal.
    - 2. Occipital.
    - 3. Pariétal.
- **V. Veines tégumentaires.** — Très nombreuses avec trois territoires..
  - 1. Frontal.
  - 2. Occipital.
  - 3. Pariétal.

2. SINUS CRANIENS (DURE-MÉRIENS)

DÉFINITION....... — Ce sont des canaux fibreux d'origine de la jugulaire interne.

FORME.............
- 1. Arrondie.
- 2. Prismatique (triangulaire à la coupe).

DÉVELOPPEMENT............. — (Voy. *Jugulaires*, p. 200.)

DESCRIPTION.
- **I. Sinus torcularien ou sinus du carrefour postérieur.**
  - Torcular ou pressoir d'Hérophyle, répondant à la protubérance occipitale interne.
  - Il présente de grandes variations de forme (Dumont)..........
    - 1. Sinus adossés.
    - 2. Sinus en îlots.
    - 3. Sinus fusionnés.
  - **I. Vaisseaux afférents...**
    - **1° Sinus longitudinal supérieur.**
      - Avec, dans son intérieur, des *trabécules* ou cordes de Willis, qui représentent les vestiges de la division primitive de l'organe.
      - Ce sinus suit la voûte du crâne dans le sillon longitudinal antérieur.
      - *Affluents...*
        - 1. Réseau du trou borgne.
        - 2. Veine cérébrale du lobule orbitaire de Zuckerkandl.
        - 3. Veines durales.
        - 4. Veines diploïques.
        - 5. Veines cérébrales supérieures.
          - 1. Grande anastomotique de Trolard.
          - 2. Petite anastomotique de Labbé.
    - **2° Sinus longitudinal inférieur.** — Longeant le bord inférieur, concave en bas, de la face du cerveau.
    - **3° Sinus droit...** — Dans la tente du cervelet, recevant comme affluents..
      - 1. Le sinus longitudinal inférieur.
      - 2. Les veines de Galien.
      - 3. Les veines cérébrales inférieures et moyennes.
      - 4. La veine cérébelleuse inférieure moyenne.
  - **II. Vaisseaux efférents...**
    - **1° Sinus latéral.**
      - 1. Le droit : sinus latéral major.
      - 2. Le gauche : sinus latéral minor.
      - Avec deux portions..
        - Une horizontale, occipitale.
        - Une verticale, descendante, temporale.
      - D'où son nom de *sinus sigmoïde*.
      - *Affluents...*
        - 1. Sinus droit.
        - 2. Sinus occipital postérieur.
        - 3. Sinus pétreux supérieur.
        - 4. Veines de l'aqueduc du vestibule.
        - 5. Grande veine anastomotique.
        - 6. Veine émissaire mastoïdienne.
    - **2° Sinus occipital postérieur..** — C'est la corde de l'arc formé par le sinus latéral, avec......
      - 1. Une portion verticale postérieure.
      - 2. Une portion horizontale : le sinus marginal.

DESCRIPTION (*Suite*).

II. Sinus atorcularions ou sinus du carrefour antérieur.

Sinus caverneux ou confluent latéral antérieur de Cruveilhier.

C'est un sinus formé de tissu spongieux, *aréolaire*, que Winslow comparait au parenchyme de la rate, contenant, dans son intérieur, la carotide séparée du sang veineux par une couche endothéliale, et dans sa paroi externe, superposés, les nerfs suivants........
- 1. Nerf moteur oculaire commun.
- 2. Nerf pathétique.
- 3. Nerf ophtalmique.
- 4. Nerf moteur oculaire, externe quelquefois.
- 5. Nerf maxillaire supérieur.

I. Vaisseaux afférents...
- 1° **Sinus coronaire** avec......
  - 1. Une portion antérieure.
  - 2. Une portion postérieure.
- 2° **Veine ophtalmique**
  - 1. *Division*..
    - 1. Supérieure de Testut.
    - 2. Inférieure de Walther.
  - 2. *Branches*.
    - 1. Veine ethmoïdale antérieure.
    - 2. Veine ethmoïdale postérieure.
    - 3. Veines ciliaires courtes.
    - 4. Veines ciliaires longues.
    - 5. Veine lacrymale.
    - 6. Veine centrale de la rétine.
  - 3. *Anastomoses*...
    - 1. Entre les deux ophtalmiques.
    - 2. Avec les veines voisines.
  - 4. *Valvules*. | 0.
- 3° **Sinus sphéno-pariétal de Breschet.**

II. Vaisseaux efférents...
- 1° **Sinus pétreux supérieur.** | Longeant le bord supérieur du rocher.
- 2° **Sinus pétreux inférieur.** Qui sort du crâne pour se jeter dans le golfe de la jugulaire (plexus veineux de l'hypoglosse de Luschka, ou confluent condylien antérieur de Trolard, analogue du trou de conjugaison).
- 3° **Si ns occipital transverse, ou occipital antérieur, ou sinus basilaire.** C'est le plexus basilaire de Virchow.
- 4° **Sinus carotidien de Rektorzik,** ou **plexus veineux aréolaire.**
- 5° **Sinus pétro-occipitaux d'Englisch (exo-craniens).** C'est le sinus pétro-occipital inférieur de Trolard.
- 6° **Veines émissaires propres du sinus caverneux.**
  - 1. Veine du trou ovale.
  - 2. Veine du trou grand rond de Nühn.
  - 3. Veine du trou déchiré antérieur.
  - 4. Veine du trou de Vésale ou veine émissaire sphénoïdale de Merckel.
- 7° **Veines diploïques de Breschet**...............
  - 1. Frontales.
  - 2. Temporo-pariétales.
  - 3. Occipitales.
- *Lacs sanguins de Trolard.*

ANOMALIES........
- 1. Par absence.
- 2. Par changement.
  - 1. De calibre.
  - 2. De longueur.
- 3. Par changement de direction.
- 4. Par changement dans le nombre.

HISTOLOGIE.
- 1. Paroi interne...... | Endothéliale pavimenteuse simple.
- 2. Paroi externe...... | Conjonctive (fibres entre-croisées).
- 3. Vaisseaux.........
  - 1. Artères....... | Branches méningées.
  - 2. Lymphatiques.
    - 1. Affirmés par Mascagni.
    - 2. Niés par Sappey.
- 4. Nerfs.............
  - 1. Filet ethmoïdal de l'ophtalmique.
  - 2. Filets émanés de Gasser.
  - 3. Nerfs récurrents d'Arnold.
  - 4. Filets sympathiques.

ANASTOMOSES.
- **I. Principales**.....
  - 1. Veines rachidiennes.
  - 2. Veines ophtalmiques.
  - 3. Veines méningées moyennes.
- **II. Accessoires**...
  - 1. Veines émissaires pariétales vraies de Santorini.
  - 2. Veines émissaires mastoïdiennes.
  - 3. Veines émissaires pariétales.
  - 4. Veines émissaires du trou borgne.

TOPOGRAPHIE EXO-CRANIENNE.
- 1° **Sinus longitudinal supérieur**.... Ligne sagittale, sur un bon centimètre de largeur.
- 2° **Lacs sanguins** 3 centimètres de largeur. *Conclusion :* trépaner toujours à 2 centimètres au moins en dehors de la ligne médiane.
- 3° **Torcular**..... | Protubérance occipitale externe.
- 4° **Sinus latéral.**
  - 1. **Horizontal**... Ligne menée de la partie supérieure du méat auditif à la protubérance occipitale externe.
  - 2. **Oblique**...... | Tiers moyen de l'apophyse mastoïde.

3. VEINES DE LA FACE

I. — VEINES SUPERFICIELLES.

DESCRIPTION.

- **1° Veine faciale....**
  - (Préparate au front).
  - *Affluents*........
    1. Veine nasale externe.
    2. Veine labiale.
    3. Veine buccale.
    4. Veine massétérine antérieure.
    5. Veine alvéolaire.
    6. Veine sous-mentale.
    7. Veine palatine inférieure.
    8. Veine de la glande sous-maxillaire.
- **2° Veine temporale superficielle.....**
  - *Affluents* ....
    1. Veines palpébrales.
    2. Veines orbitaires
    3. Veinules faciales.

II. — VEINES PROFONDES.

DESCRIPTION. ...

- **1° Veine maxillaire interne.....**
  1. Plexus alvéolaire.
  2. Plexus ptérygoïdien.
  3. Veine sus-ptérygoïdienne.
- **2° Veine linguale....**
  1. Profondes.
  2. Dorsales.
  3. Racines.
  4. Tronc linguo-facial.
  5. Tronc thyro-linguo-pharyngo-facial du professeur Farabeuf.

---

4. VEINES DU COU

DIVISION.

- I. **Veines jugulaires.** (Voy. p. 182.)
- II. **Veines vertébrales affluentes** ......
  1. Veinules postérieures.
  2. Veinules antérieures.
  3. Veinules internes (veinules des trous de conjugaison).
  4. Veine cervicale ascendante.
  5. Veine cervicale profonde.
- III. **Veines thyroïdiennes**...
  1. Supérieures.. } Se jetant dans la jugulaire interne.
  2. Moyennes.... }
  3. Inférieures, correspondant à l'artère de Neubaüer et se jetant dans le tronc veineux brachio-céphalique gauche.

---

5. VEINES JUGULAIRES

DÉFINITION...... Canaux veineux de la région cervico-céphalique, reliant la circulation cérébrale à l'organe central de la circulation.

DÉVELOPPEMENT..........
- Il est lié à celui des sinus de la dure-mère.
- 1° **Système supérieur ou de la veine jugulaire primitive**......... Qui traverse le crâne par le trou temporal ou foramen spurinum : c'est la future veine jugulaire externe.
- 2° **Système inférieur ou de la veine jugulaire interne**. Venant d'un bourgeon naissant du sinus de Cuvier.

NOMBRE..........
- Quatre, de chaque côté......
  - 1. Une antérieure.
  - 2. Une postérieure.
  - 3. Une externe.
  - 4. Une interne.
- Reliées par les deux confluents supérieur et inférieur.

DESCRIPTION.

I. Confluent supérieur ou **parotidien** (Launay-Farabeuf).
- Situé au-dessous d'une horizontale passant par l'extrémité inférieure de l'apophyse mastoïde.........
- Branches constituantes.
  - 1. **Veine temporale superficielle**, en haut.
  - 2. **Veine maxillaire interne** en bas.. Formant le tronc temporo-maxillaire ou veine faciale postérieure de Sébileau-Demoulin.
  - 3. **Veine auriculaire postérieure**, en arrière et en haut.
  - 4. **Veine occipitale** en arrière.... Formant le tronc auriculo-occipital des mêmes auteurs.

II. Confluent inférieur ou **hyoïdien** (Launay-Farabeuf).
- Situé au niveau de la bifurcation de la carotide primitive.
- Branches constituantes.
  - 1. **Veine faciale**, en avant.
  - 2. **Veine linguale**, au-dessous.
  - 3. **Veine pharyngienne**, au-dessus.
  - 4. **Veine thyroïdienne supérieure** ou **laryngo-thyroïdienne**, en bas.
  - C'est le confluent thyro-linguo-pharyngo-facial du Pr Farabeuf, à qui revient l'honneur d'avoir exposé cette loi de circulation générale................
    - 1. Le système des veines profondes est fixe et régulier.
    - 2. Le système des veines superficielles est variable et sujet aux anomalies.

III. Veine carotide externe.......... Entre les deux confluents précédents avec une prise de sang sous et derrière la mâchoire.

IV. Jugulaire externe..........
- Drainant le confluent supérieur et se jetant dans le pressoir rétro-claviculaire interne de Sébileau-Demoulin.
- On sait que pour ces auteurs il n'y a qu'un seul vaisseau important : la *jugulaire interne*. Tous les autres ne sont que des canaux de dérivation, des canaux collatéraux secondaires, des drains naissant du système profond pour y retourner, soit directement, soit en prenant un chemin plus ou moins détourné.

V. Jugulaire antérieure.......
- Drainant le confluent inférieur.........
  - 1. **Jugulaire antérieure superficielle** venant du plexus sous-mental.
  - 2. **Jugulaire antérieure profonde de Tillaux** (tronc commun des veines thyroïdiennes se rendant au tronc veineux brachio-céphalique).

VI. Jugulaire interne.......... Tronc noble, vertical, commençant à la fosse jugulaire au niveau du trou déchiré postérieur et se terminant avec la sous-clavière pour constituer le tronc veineux brachio-céphalique.

VII. Jugulaire postérieure (Walther).......
- Dépendance du système extra-rachidien naissant au niveau du confluent occipito-vertébral de Verneuil par un certain nombre de veines : ...
  - 1. Veine mastoïdienne.
  - 2. Veine condylienne postérieure.
  - 3. Veine occipitale profonde.
  - 4. Branche plexiforme du trou occipital.
  - 5. Veine de la nuque.

RAPPORTS.

- **I. Plan superficiel.....**
  - **1° Jugulaire antérieure...**
    - 1. **En avant....**
      - 1. Portion verticale...
        - 1. Peau.
        - 2. Tissu cellulaire.
        - 3. Canal fibreux.
      - 2. Portion horizontale...
        - Perfore l'aponévrose superficielle et moyenne.
    - 2. **En arrière...**
      - 1. Muscle thyro-hyoïdien.
      - 2. Lobes thyroïdiens.
  - **2° Jugulaire externe.....**
    - 1. Recouverte par la peau et le peaucier.
    - 2. Elle est sus-aponévrotique.
    - 3. Trois portions.........
      - 1. Une carotidienne.
      - 2. Une sterno-mastoïdienne (plexus nerveux cervical superficiel).
      - 3. Une sus-claviculaire perforant l'aponévrose (repli falciforme de Dittel).
- **II. Plan profond........**
  - **1° Jugulaire postérieure..**
    - 1. Entre l'occiput et l'atlas.
    - 2. Gouttière vertébrale.
    - 3. Entre la 1re côte et la 7e cervicale (apophyse transverse).
    - 4. Dôme pleural.
    - 5. Partie postérieure du tronc veineux brachio-céphalique.
  - **2° Jugulaire interne......**
    - 1. **En dehors** : Sterno-cléido-mastoïdien.
    - 2. **En dedans...**
      - 1. Artère carotide interne et primitive.
      - 2. Glosso-pharyngien.
      - 3. Grand hypoglosse.
    - 3. **En avant et en haut** : Spinal (Anse de Haller).
    - 4. **En arrière...**
      - 1. Pneumogastrique.
      - 2. Grand sympathique.

VALVULES.......

- **1° Jugulaire interne......** Deux valvules suffisantes à son embouchure.
- **2° Jugulaire externe.....** Deux valvules insuffisantes..
  - 1. Une à l'embouchure.
  - 2. Une à 4-5 centimètres au-dessus.

ANASTOMOSES.

- **I. Entre les jugulaires.....**
  - 1. **Entre les jugulaires antérieures...**
    - 1. Veine transverse inférieure du cou (Arcade des jugulaires. Confluent veineux sus-sternal).
    - 2. Veine transverse supérieure du cou de Sébileau-Demoulin.
  - 2. **Entre les jugulaires externes...** Canal de Marcellin Duval (?).
  - 3. **Entre les jugulaires internes** = 0.
  - 4. **Entre les jugulaires postérieures....** Anastomose transversale sur l'apophyse épineuse de l'axis avec branche descendante, perpendiculaire : *azygos dorsale de Godman.*
  - 5. **Entre les jugulaires antérieures et externes.**
    - 1. Anastomoses transversales.
    - 2. Anastomoses obliques.
  - 6. **Entre les jugulaires antérieure et interne..** Une existant à la hauteur du cartilage thyroïde.
- **II. Avec les veines des régions voisines.......**
  - 1. **Entre la jugulaire postérieure et les veines intrarachidiennes....**
    - 1. Schéma de Foucher.
    - 2. Plexus de Verneuil (tumeurs érectiles).
  - 2. **Entre la jugulaire externe et les veines céphaliques.**
- **III. Avec la circulation intracranienne sinusienne.....**
  - 1. Veine mastoïdienne.
  - 2. Veine de Krause, etc.

6. VEINES DU RACHIS

ANASTOMOSES

- **I. Veines intra-rachidiennes...**
  - 1. Veines longitudinales... 1. Antérieures — 2. Postérieures.
  - 2. Avec anastomoses transversales multiples et nombreuses, surtout au niveau des trous de conjugaison (plexus veineux).
- **II. Veines des corps vertébraux.**
- **III. Veines médullaires...** Voy. t. II.
- **IV. Veines extrarachidiennes.**

---

7. VEINES PULMONAIRES

DÉFINITION...... Canaux destinés à apporter dans l'oreillette gauche le sang de l'artère pulmonaire, artérialisé dans les poumons.

ORIGINE.......... Lobules et ramifications bronchiques.

TRAJET............
- 1. Veine pulmonaire supérieure. | 2. Veine pulmonaire inférieure.
- Toutes deux courtes, se dirigeant en dedans.......
  - 1. Les supérieures. | Obliques de haut en bas.
  - 2. Les inférieures.. | Horizontales.

TERMINAISON... Partie supérieure de l'oreillette gauche.

CALIBRE......... C'est la supérieure qui est la plus grosse.

VALVULES....... = 0.

RAPPORTS.
- Elles sont toutes prébronchiques et prépulmonaires à droite, leur face antérieure est croisée par.............................
  - 1. La veine cave supérieure.
  - 2. La portion ascendante de la crosse.
- *Péricarde* qu'elles soulèvent au niveau de l'oreillette.

ANOMALIES...... 1. Augmentation de nombre. | 2. Réunion en un seul tronc.

---

8. VEINE CAVE SUPÉRIEURE (Veine cave descendante)

DÉFINITION...... C'est le tronc commun où aboutissent toutes les veines (sauf les veines cardiaques) de la portion sus-diaphragmatique du corps.

DÉVELOPPEMENT...........
- 1. Veines cardinales supérieures droite et gauche.
- 2. Canal de Cuvier.

LIMITES........... Il n'existe chez l'homme qu'une seule veine cave commençant au niveau du 2ᵉ cartilage costal droit et formée par la réunion des deux troncs veineux brachio-céphaliques droit et gauche.

TRAJET........... Vertical entre l'aorte et la plèvre, en arrière du sternum.

LONGUEUR....... 4-5 centimètres.

CALIBRE......... Un peu plus faible que celui de la veine cave inférieure.

TRONCS FORMATEURS.

- **Troncs veineux brachio-céphaliques...** Se réunissent à angle droit au niveau de la 1ʳᵉ articulation costo-sternale droite et, comme ils naissent tous deux au niveau de l'articulation sterno-claviculaire, c'est-à-dire en deux points également distants de la ligne médiane, il en résulte que...
  - **1. La longueur.**
    - 1. A droite, est de 3 centimètres.
    - 2. A gauche, de 5-6.
  - **2. La direction est.........**
    - 1. A droite, presque verticale.
    - 2. A gauche, horizontale.
  - **3. Les rapports diffèrent...**
    - 1. A droite.
      - 1. En avant.
        - 1. Extrémité interne de la clavicule.
        - 2. Portion droite de la poignée sternale.
        - 3. Muscle sterno-cléido-thyroïdien.
      - 2. En arrière. Tronc artériel brachio-céphalique droit.
    - 2. A gauche.
      - 1. Courbe à concavité dirigée en arrière.
      - 2. Partie la plus élevée de la crosse aortique.

AFFLUENTS
- Ces troncs sont avalvulaires.
- 1. Veines du membre supérieur.
- 2. Veines de la tête.
- 3. Veines de la face.
- 4. Veines du thorax et du rachis.
- 5. En arrière, la *grande azygos.* — Logée dans le médiastin à droite de la colonne dorsale et qui, au niveau de la 4e dorsale, vient faire une crosse à concavité inférieure au-dessus de la bronche droite pour se diriger ensuite horizontalement dans le sens antéro-postérieur et se mettre en rapport avec la plèvre droite en dehors.

RAPPORTS.

I. Portion supérieure extrapéricardique.

Commençant au niveau de l'articulation de la 1re côte droite avec le sternum.

- **1° En avant**
  - 1. Peau.
  - 2. Tissu cellulaire.
  - 3. Fascia superficialis.
  - 4. Extrémité interne du 2e espace intercostal.
  - 5. Muscle intercostal interne.
  - 6. Espace perforé antérieur.
  - 7. Nerf perforant antérieur.
  - 8. Première articulation costo-sternale.
  - 9. Faisceau supérieur du triangulaire.
  - 10. Thymus et tissu cellulaire.
  - 11. Goîtres plongeants rétro-sternaux.
- **2° En arrière.**
  - 1. Moitié droite de la trachée.
  - 2. Pédicule du poumon... On trouve en allant d'avant en arrière...
    - 1. L'artère pulmonaire.
    - 2. Les deux veines pulmonaires sus- et sous-jacentes.
    - 3. La bronche droite.
    - 4. Les vaisseaux et nerfs bronchiques en arrière.
    - 5. Les ganglions lymphatiques.
    - 6. Les filets du plexus pulmonaire droit.
    - 7. L'azygos, très en arrière.
- **3° En dedans.**
  - 1. Partie ascendante de la crosse aortique située un peu en avant d'elle.
  - 2. Sinus transversum de Henle.
- **4° En dehors.**
  - 1. Face interne de la plèvre droite (sillon de Farabeuf).
  - 2. Nerf phrénique droit.
  - 3. Vaisseaux diaphragmatiques.

II. Portion inférieure intrapéricardique.

- **1° En avant.**
  - Où se fait la réflexion péricardique?
  - 1. La séreuse n'entoure seulement que les trois quarts de sa circonférence, qui reste ainsi libre en arrière.
  - 2. De plus, elle s'immisce entre ce vaisseau et l'aorte, avec l'artère pulmonaire au-dessous, le cul-de-sac mesurant une profondeur moyenne de 28 millimètres.
  - 3. Face antérieure..... — La séreuse atteint une longueur de 3 centimètres et de 2 centimètres seulement en arrière.
- **2° En arrière.** — Vaisseaux pulmonaires droits qui lui sont perpendiculaires.
- **3° En dedans.** — Infundibulum de l'aorte.
- **4° En dehors.** — Poumon et plèvre droits.

III. Terminaison.
- 1. Oreillette droite du cœur à la jonction de la partie supérieure et postérieure.
- 2. Orifice circulaire de 18-22 millimètres de diamètre pour Cruveilhier.
- 3. Absence de valvules.

ANOMALIES......
- 1. Duplicité, normale chez certains animaux.
- 2. Ouverture dans l'oreillette gauche.
- 3. Transposition des viscères.

STRUCTURE.....
- **1° Tunique interne ....**
  - 1. Couche endothéliale.
  - 2. Couche conjonctive ...
    - 1. Cellules plates.
    - 2. Faisceaux conjonctifs.
    - 3. Fibres élastiques.
- **2° Tunique moyenne...** — Mailles et fibres élastiques.
- **3° Tunique externe ....** — Conjonctive.

---

9. VEINES DU THORAX

STRUCTURE.. ...
- **A. Pariétales...**
  - 1. Veines mammaires internes.
  - 2. Veines azygos et intercostales.
  - 3. Veines diaphragmatiques supérieures...
    - 1. Droite.
    - 2. Gauche.
- **B. Viscérales...**
  - 1. Thymiques.
  - 2. Péricardiques.
  - 3. Médiastines.
  - 4. Œsophagiennes.

---

10. VEINES AZYGOS

NOMBRE — Deux : grande et petite azygos. — 1. La première à droite. 2. La seconde à gauche. — De la colonne vertébrale.

ORIGINE — Continuité des veines lombaires dans la cavité abdominale.

TERMINAISON — Veine cave supérieure.

DÉVELOPPEMENT — Veine cardinale droite sous-jacente au canal de Cuvier.

I. — GRANDE AZYGOS.

ORIGINE — A la face antérieure des vertèbres lombaires continuant les veines lombaires longitudinales.

VARIÉTÉS D'ORIGINE
1. Série d'arcades anastomotiques.
2. Dernières branches intercostales droites.

TRAJET — Vertical ou oblique en haut, en dehors et à droite ; elle pénètre dans le thorax par le même orifice que le grand sympathique droit (quelquefois par l'orifice aortique), longe la partie latérale droite de la colonne vertébrale jusqu'à la 3e dorsale. Puis fait sa crosse pour se jeter à la face postérieure de la veine cave supérieure.

RAPPORTS
- **I. A la région abdominale.** — Région de l'aine ou cœliaque (Voy. *Diaphragme*, *Rapports*).
- **II. Dans le médiastin** — (Voy. *Tableaux synoptiques d'Anatomie topographique.*)
- **III. Au niveau de sa crosse.** — (Voy. *Veine cave supérieure.*)

VALVULES
1. Sappey dit qu'il n'en existe pas à l'orifice même.
2. Testut en aurait rencontré une *suffisante* à 3 ou 4 centimètres en amont.
3. Walther deux ou trois.

AFFLUENTS
- **I. Tronc commun des intercostales supérieures droites** — Qui collecte le sang des deux et trois premiers espaces intercostaux, mais peut aussi se jeter dans la veine cave supérieure ou dans le tronc veineux brachio-céphalique.
- **II. Intercostales droites.** — 1. Branche intercostale proprement dite. 2. Branche dorso-spinale postérieure.
- **III. Bronchiques et œsophagiennes.**

STRUCTURE — C'est celle des veines en général.

II. — PETITE AZYGOS (hémi-azygos).

ORIGINE — (Voy. *Grande azygos.*) (Communication avec la veine rénale gauche quelquefois.)

TRAJET — Partie latérale gauche de la colonne dorsale.

TERMINAISON — A la 7e dorsale, *crosse* et terminaison dans la grande azygos après avoir croisé transversalement le corps vertébral.

RAPPORTS — (Voy. *Médiastin*, *Tableaux synoptiques d'Anatomie topographique.*)

AFFLUENTS
- **I. Tronc commun des intercostales gauches supérieures.**
- **II. Veines intercostales gauches, avec les deux branches** — 1. Antérieure ou intercostale proprement dite. 2. Postérieure ou dorso-spinale.

CONCLUSION
1. La grande azygos résume en définitive toute la circulation veineuse des espaces intercostaux et du rachis.
2. Ce système des azygos forme au dos une série de canaux anastomotiques communiquant par chaque trou de conjugaison avec les veines intrarachidiennes et forme ainsi un courant collatéral extrarachidien allant des veines iliaques internes à la veine cave supérieure.
3. Ajoutons que ce même système existe au cou (azygos cervicale de Cruveilhier) et l'on voit, par la suppléance veineuse facilitée au cours d'obstruction de gros troncs, toute l'importance pathologique du système azygos extra- et périrachidien.

ANOMALIES
1. Azygos occupant la ligne médiane et se divisant inférieurement en deux branches, une droite et une gauche.
2. Il existe deux azygos égales et parallèles.

11. VEINES DU MEMBRE SUPÉRIEUR

I. — VEINES PROFONDES DU MEMBRE SUPÉRIEUR.

DESCRIPTION.....
- **1° Main........**
  - 1. Veines interosseuses.
  - 2. Arcades veineuses profondes.
- **2° Avant-bras...**
  - 1. Deux veines radiales.
  - 2. Deux veines cubitales.
- **3° Bras.........** Deux veines humérales.
- **4° Aisselle......**
  - Veine axillaire.
  - *Affluents* .....
    - 1. Veines acromio-thoraciques.
    - 2. Veines thoraciques inférieures.
    - 3. Veines scapulaires inférieures.
    - 4. Veines circonflexes......
      - 1. Antérieure.
      - 2. Postérieure.
- **5° Région claviculaire.**
  - *Affluents*.....
    - 1. Veine sous-clavière.
    - 2. Veines intercostales supérieures.

II. — VEINES SUPERFICIELLES DU MEMBRE SUPÉRIEUR.

I. — MAIN.

DESCRIPTION.....
- **A. Face palmaire.....** Développement peu considérable.
- **B. Face dorsale.......**
  - **1° Collatérales des doigts** (arcades plexiformes).
  - **2° Salvatelle** ou **collatérale interne du petit doigt**
  - **3° Céphalique du pouce** ou **collatérale externe du pouce.**
  - **4° Arcade veineuse du dos de la main.**

II. — AVANT-BRAS.

DESCRIPTION.....
- **A. Face antérieure....**
  - 1. Veine cubitale en dedans.
  - 2. Veine radiale en dehors.
  - 3. Veine médiane, à peu près parallèle aux deux autres.
- **B. Face postérieure...** Veine cubitale postérieure.

III. — PLI DU COUDE.

DESCRIPTION.....
- En avant.......
  - M veineux du coude, formé de...........
    - 1. La médiane céphalique en dehors.
    - 2. La médiane basilique en dedans.

IV. — BRAS.

DESCRIPTION.....
- **1° En dehors...** Veine céphalique qui, après avoir perforé l'aponévrose en haut du bras, vient se jeter dans la veine axillaire.
- **2° En dedans...** Veine basilique.

ANASTOMOSES ENTRE LES VEINES SUPERFICIELLES ET PROFONDES.
- 1. Céphalique du pouce au niveau du poignet.
- 2. Médiane du coude par la perforante.
- 3, Basilique le long du bras.

---

12. VEINES DU BASSIN

I. — VEINES EXTRAPELVIENNES.

DESCRIPTION....
- 1. Fessières.
- 2. Ischiatiques.
- 3. Obturatrices.
- 4. Honteuses internes.......
  - 1. Veine dorsale profonde de la verge.
  - 2. Plexus de Santorini.
  - 3. Veines périnéales........
    - 1. Superficielles.
    - 2. Profondes.
  - 4. Veines hémorroïdales inférieures.

II. — VEINES INTRA-PELVIENNES.

DESCRIPTION....
- **A. Pariétales ...**
  - 1. Veine ilio-lombaire.
  - 2. Veine sacrée moyenne.
  - 3. Veines sacrées latérales.
- **B. Viscérales..**
  - 1. Veines vésicales.
  - 2. Veines hémorroïdales moyennes.
  - 3. Veines utérines.
  - 4. Veines vaginales.

---

13. VEINES DE L'ABDOMEN

DESCRIPTION.

- **A. Pariétales.**
  - 1. Veines diaphragmatiques inférieures.
  - 2. Veines lombaires.
  - 3. Veines tégumenteuses abdominales.
  - 4. Veines épigastriques.
  - 5. Veines circonflexes iliaques.
- **B. Viscérales.**
  - **1. Veines capsulaires moyennes.**
  - **2. Veines rénales**......
    - Nombre : deux.
    - 1. *Rapports*..... A gauche, la veine rénale est moins oblique et plus longue que la droite.
    - 2. *Affluents*..... 1. Veines capsulaires inférieures. | 2. Veines adipeuses.
    - 3. *Anastomoses*. Canal veineux réno-azygo-lombaire de Tuffier-Lejars.
  - **3. Veine porte.** (Voy. plus bas.)
  - **4. Veines sus-hépatiques**..
    - 1. Groupe supérieur (petites veines sus-hépatiques).
    - 2. Groupe inférieur (grandes veines sus-hépatiques).
  - **5. Veines spermatiques** (Périer)......
    - 1. Plexus spermatique.
    - 2. Groupe veineux antérieur.
    - 3. Groupe veineux postérieur.
  - **6. Veines utéro-ovariennes**.. Chez la femme (plexus pampiniforme).
  - **7. Veine ombilicale**...
    - 1. **Fœtus**.......
      - 1. Canal de communication de la veine ombilicale avec la veine porte.
      - 2. Canal de communication de la veine ombilicale avec la veine cave inférieure.
    - 2. **Adulte**....... Ligament rond du foie.

14. VEINE PORTE

DÉFINITION...... C'est l'anastomose entre le réseau capillaire des viscères de l'abdomen (à l'exception des capsules surrénales et des organes génito-urinaires) et le réseau capillaire du foie.

ANATOMIE COMPARÉE.....
- 1. L'homme ne possède nettement que le système porte abdominal.
- 2. Système porte pulmonaire . | Vertébrés.
- 3. Système porte rénal.........
  - 1. Oiseaux.
  - 2. Reptiles.

DÉVELOPPEMENT.......... La veine porte provient des veines omphalo-mésentériques à la suite d'une série de changements successifs.

I. — RAMEAUX D'ORIGINE.

DISPOSITION GÉNÉRALE.....
- 1. **Réseau sous-épithélial.**
- 2. **Réseau sous-muqueux.**
- 3. **Réseau sous-péritonéal.**

DISPOSITION PARTICULIÈRE..
- 1. **Estomac**.....
  - 1. Figures étoilées.
  - 2. Corbeilles périglandulaires.
- 2. **Intestin grêle**.........
  - 1. Plexus périglandulaire.
  - 2. Plexus périfolliculaire.
- 3. **Rectum**...... Plexus hémorroïdal (ampoules).
- 4. **Rate**.........
  - 1. Réseau capillaire.
  - 2. Système lacunaire.
  - 3. Anastomose par inosculation.
- 5. **Pancréas**.. . Réseaux péri-acineux.
- 6. **Vésicule biliaire**........ Trois plexus répondant aux tuniques.

II. — BRANCHES D'ORIGINE.

I. — PETITE MÉSARAÏQUE OU VEINE MÉSENTÉRIQUE INFÉRIEURE.

ORIGINE.......... Gros intestin (veines hémorroïdales supérieures).

TRAJET.......... Arc à concavité inférieure et droite s'engageant sous le pancréas.

RAPPORTS.......
- 1. Méso-rectum.
- 2. Méso-côlon pelvien.
- 3. Face antérieure du rein gauche.
- 4. Vaisseaux rénaux gauches.
- 5. Repli duodénal supérieur.
- 6. Bord inférieur et face postérieure du pancréas.

BRANCHES....... Les trois veines coliques gauches.

II. — VEINE SPLÉNIQUE.

ORIGINE.......... Hile de la rate.

TRAJET.......... Horizontale de gauche à droite, se creusant un lit dans le bord supérieur du pancréas, et non flexueuse comme l'artère.

RAPPORTS.......
- 1. En avant de la capsule surrénale gauche.
- 2. De l'aorte.
- 3. De la veine cave inférieure.

BRANCHES.......
- 1. Vasa breviora.
- 2. Veinules pancréatiques.
- 3. Veinules duodénales.
- 4. Petite mésaraïque.
- 5. Veine gastro-épiploïque gauche.

III. — GRANDE MÉSARAÏQUE OU VEINE MÉSENTÉRIQUE SUPÉRIEURE.

ORIGINE .... 1. Intestin grêle. 2. Moitié droite du gros intestin.

TRAJET .... Trois séries d'arcades veineuses dans le mésentère.

RAPPORTS .... 1. Artère mésentérique. 2. Vaisseaux lymphatiques. 3. Duodénum (3e portion) en avant. 4. Bord inférieur et face postérieure du pancréas.

BRANCHES .... 1. Trois veines coliques droites. 2. Veines pancréatiques. 3. Gastro-épiploïque droite.

III. — TRONC DE LA VEINE PORTE.

ORIGINE .... Réunion de la splénique et de la grande mésaraïque.

LONGUEUR .... 8 à 12 centimètres.

TRAJET .... Va du bord supérieur du pancréas au sillon transverse du foie.

DIRECTION .... Oblique en haut, à droite et en avant.

RAPPORTS.
- I. En dehors du péritoine ....
  - 1. En avant ... 1. Face postérieure du pancréas. 2. 1re portion transversale du duodénum.
  - 2. En arrière ... 1. Première, deuxième, troisième vertèbres lombaires. 2. Veine cave inférieure. 3. Plexus solaire.
- II. Au niveau du péritoine ....
  - 1. Bord droit du petit épiploon ou épiploon gastro-hépatique.
  - 2. Flanqué à droite du canal cholédoque, à gauche et en avant de l'artère hépatique.
  - 3. C'est le bord antérieur de l'*hiatus de Winslow*.

BRANCHES .... 1. Veines pylorique, et duodénales. 2. Veine cystique. 3. Veine coronaire stomachique. 4. Veines pancréatiques.

IV. — PORTION TERMINALE.

DESCRIPTION ....
- I. Extra-hépatique .... Ce sont les deux branches droite et gauche de la veine porte (sinus) occupant le sillon transverse.
- II. Intra-hépatique .... Ramifications non anastomosées entre elles formant : .... 1. Un réseau périlobulaire. 2. Un réseau intralobulaire. 3. Une veine intralobulaire, origine des veines sus-hépatiques.

VEINES PORTES ACCESSOIRES DE SAPPEY ....
- I. Groupe de l'épiploon gastro-hépatique.
- II. Groupe des veines venant du fond de la vésicule biliaire. | Douze à quinze.
- III. Groupe des veines venant des parois .... 1. De la veine porte. 2. De l'artère hépatique. 3. Du cholédoque.
- IV. Groupe du ligament suspenseur venant du diaphragme.
- V. Groupe parombilical (partie sus-ombilicale de la paroi abdominale antérieure).

ANASTOMOSES AVEC LES VEINES CAVES.
- I. Anastomoses directes ..... Elles n'existent que chez le cheval (Cl. Bernard).
- II. Anastomoses indirectes.
  - 1o Avec la veine cave supérieure. 1. Veines œsophagiennes. 2. Veines diaphragmatiques supérieures. 3. Veines mammaires internes. 4. Veines intercostales. 5. Veine azygo-splénique.
  - 2o Avec la veine cave inférieure. 1. Veines porto-sus-hépatiques de Sabourin. 2. Veines diaphragmatiques inférieures. 3. Veines épigastriques. 4. Veines sous-cutanées abdominales. 5. Veines hémorroïdales. 1. Supérieures. 2. Inférieures. 6. Veines de Retzius. 7. Veines porto-capsulaires. 8. Veines porto-rénales (canal veineux rénal azygo-lombaire de Tuffier-Lejars). 9. Veines porto-uretérines. 10. Veines porto-utérines. 11. Veines porto-vaginales. 12. Veines porto-vésicales. 13. Veines porto-spermatiques. 14. Veine ombilicale.

STRUCTURE ...... 1. Fibres externes longitudinales. 2. Fibres internes circulaires. 3. Tissu musculaire plus épais que dans les muscles en général. 4. Vaisseaux avalvulés.

15. VEINE CAVE INFÉRIEURE (Veine cave ascendante)

DÉFINITION...... Gros canal veineux ramenant au cœur tout le sang veineux de la portion sous-diaphragmatique du corps.

DÉVELOPPEMENT........... Elle se développe aux dépens d'un vaisseau impair et indépendant entre les deux veines cardinales.

SITUATION...... Abdomen et thorax, sur le flanc droit de la colonne vertébrale.

ORIGINE.........
- 1. Disque intervertébral des 4e et 5e vertèbres lombaires.
- 2. Veines iliaques primitives formant un angle de 65°.

TRAJET........... Beaucoup plus superficielle en haut (foie) qu'en bas.

LONGUEUR...... Beaucoup plus grande que la veine cave supérieure.

CALIBRE..........
- 1. Non uniforme.
- 2. Deux renflements.
  - 1. Rénal.
  - 2. Hépatique.

RAPPORTS.

- **I. Dans l'abdomen.**
  - 1° **En avant**...
    - 1° **Racine du mésentère** avec........
      - 1. Ganglions mésentériques.
      - 2. Artère mésentérique inférieure.
      - 3. Artère colique droite.
      - 4. Artère et veine spermatique.
    - 2° **Portion rétro-duodéno-pancréatique.**
      - 1. Troisième portion transversale du duodénum.
      - 2. Face postérieure de la tête du pancréas.
      - 3. Grande veine mésaraïque.
      - 4. Tronc commun de la splénique et de la mésaraïque.
      - 5. Veine porte croisant en X.
      - 6. *Quadrilatère biliaire* de Quénu.
    - 3° **Portion sous-péritonéale.**
      - *Hiatus de Winslow* dont la veine cave inférieure forme le bord postérieur..
        - 1. Bord antérieur. — Bord libre du petit épiploon.
        - 2. Bord supérieur. — Face inférieure du lobe de Spiegel.
        - 3. Bord inférieur. — Première portion du duodénum.
    - 4° **Portion hépatique**..
      - 1. Gouttière ou canal du bord postérieur du foie.
      - 2. Ligament coronaire.
      - 3. Ligament suspenseur du foie.
      - 4. Ligaments triangulaires.
  - 2° **En arrière**..
    - 1. Partie latérale droite de la colonne vertébrale (des 4e et 5e lombaires à la 9e dorsale).
    - 2. Pilier droit du diaphragme.
    - 3. Ganglions du sympathique abdominal.
    - 4. Artères lombaires droites.
    - 5. Artères capsulaires moyennes.
  - 3° **A droite**....
    - 1. Duodénum.
    - 2. Psoas.
    - 3. Uretère.
    - 4. Plexus veineux uretérique.
    - 5. *Hile du rein.*
    - 6. Bord interne de la capsule surrénale.
  - 4° **A gauche**...
    - 1. Aorte abdominale.
    - 2. Citerne de Pecquet.
    - 3. Canal thoracique.
    - 4. Plexus lombo-aortique.
    - 5. Plexus solaire.
    - 6. Ganglion de Luschka.
- **II. Au niveau du diaphragme**...
  - 1. A droite de l'orifice aortique.
  - 2. En arrière de l'orifice œsophagien.
  - 3. A l'union de la foliole, médiane et droite.
  - 4. Foramen dextrum, le plus volumineux des orifices du diaphragme.
  - 5. Forme quadrilatère ou ellipsoïdale.
- **III. Dans le thorax.**
  - 1° **Hypothèse classique**... Perfore le feuillet fibreux avec le diaphragme et glisse entre les deux feuillets, puis soulève la séreuse.
  - 2° **Hypothèse de Lagoutte**... Il existe véritablement une portion extrapéricardique intrathoracique de la veine cave inférieure.

BRANCHES.......
- 1. Veines du membre inférieur.
- 2. Veines lombaires et sacrées.
- 3. Veines rénales.
- 4. Veines spermatiques.
- 5. Veines capsulaires.
- 6. Veines diaphragmatiques.
- 7. Veines sus-hépatiques..
  - 1. Accessoires.
  - 2. Principales.

Toutes abordant *perpendiculairement* la veine cave, sauf les spermatiques (angle très aigu).

ANOMALIES.....
- 1. Absence.
- 2. Transposition des viscères.
- 3. Ouverture dans l'oreillette gauche.

STRUCTURE.....
- 1. Deux plans de fibres...
  - 1. Longitudinal externe.
  - 2. Circulaire interne.
- 2. Adhérences au foie et au diaphragme.
- 3. Valvule d'Eustache nulle.
- 4. Valvule de Robert Donnel. — Contestée.

ANASTOMOSES...
- 1° **Anastomoses cave-caves.**
  - 1. **Au diaphragme**.. — Entre les diaphragmatiques supérieures et inférieures.
  - 2. **Au niveau de la colonne**...
    - 1. Anastomoses intrarachidiennes (Walther).
    - 2. Anastomoses extra-rachidiennes
      - 1. Antérieures. — Azygos.
      - 2. Postérieures. — Gouttières vertébrales.
- 2° **Anastomoses porto-caves.**
  - 1. Groupe parombilical de Sappey (Voy. *Veine porte*, p. 206).
  - 2. Groupe sous-péritonéal ou veine du système de Retzius.
  - 3. Anastomoses porto-rénales directes de Tuffier-Lejars.
  - 4. Veines portes sus-hépatiques de Sabourin.

CONCLUSION..... Ces anastomoses ont une haute importance pathologique, car elles permettent, dans le cas d'obstacle en un point du système sanguin, de ramener au cœur tout le sang veineux.

---

16. VEINES DU MEMBRE INFÉRIEUR

I. — VEINES PROFONDES DU MEMBRE INFÉRIEUR.

DESCRIPTION....
- 1. Deux pédieuses.
- 2. Deux tibiales antérieures et deux tibiales postérieures et péronières.
- 3. Deux troncs tibio-péroniers.
- 4. Veine poplitée.
- 5. Veine fémorale.
- 6. Veine iliaque externe.....
  - 1. Veines épigastriques.
  - 2. Veines circonflexes iliaques.

II. — VEINES SUPERFICIELLES DU MEMBRE INFÉRIEUR.

DESCRIPTION.... Il s'agit d'un réseau superficiel à mailles allongées se résumant aux deux veines saphènes externe et interne qui se jettent dans les veines profondes..............
- 1. La première au creux poplité.
- 2. La deuxième à l'aine.

I. — VEINES SUPERFICIELLES DU PIED.

DESCRIPTION....
- 1° **Veines des orteils**..... — **Veines digitales dorsales**....
  - 1. Réseau sous-unguéal.
  - 2. Arcade péri-unguéale.
- 2° **Veines plantaires**..
  - 1. Semelle veineuse intradermique de Bourceret-Lejars, à rôle calorifique et sécréteur.
  - 2. Arcade plantaire sous-cutanée de Braune.
  - 3. Veines interdigitales, perforantes.
- 3° **Veines dorsales** ...
  - 1. Réseau dorsal ou arcade superficielle du pied.
  - 2. Veines métacarpiennes.

II. — VEINES DE LA JAMBE ET DE LA CUISSE.

I. — *Saphène interne (grande saphène).*

SITUATION	Face interne de la jambe et de la cuisse.
LONGUEUR	80 centimètres.
ORIGINE	Double pour certains auteurs.
TRAJET	Trois portions.. 1. Une pédieuse (Voy. *Marginale interne*). 2. Une jambière, croisant le tibia. 3. Une fémorale, croisant en avant le condyle tibial.
TERMINAISON	A 1 centimètre au-dessous de l'arcade fémorale, se terminant en *crosse* au-dessus du *repli en faux de Allan Burns*.
RAPPORTS	1. Sous-cutanée, entre le fascia superficialis et l'aponévrose d'enveloppe. 2. Accompagnée par le nerf saphène interne. 3. Accompagnée par des lymphatiques.
CANAL COLLATÉRAL	A la région jambière seulement.
BRANCHES COLLATÉRALES	1. Réseau dorsal du pied. 2. Veines superficielles internes de la jambe. 3. Veines sous-cutanées de la cuisse. 4. Veine honteuse externe. 5. Veine dorsale superficielle de la verge. 6. Veine sous-cutanée abdominale (réseau abdominal sous-cutané).
VALVULES	Douze paires, suffisantes (une valvule ostiale).

II. — *Saphène externe (petite saphène).*

SITUATION	Face postérieure de la jambe.
LONGUEUR	55 centimètres.
ORIGINE	Extrémité externe de la dorsale du pied et une origine profonde.
TRAJET	Deux portions .. 1. Une pédieuse (Voy. *Marginale externe*). 2. Une jambière.
TERMINAISON	Face postéro-supérieure de la veine poplitée, se terminant en *crosse*.
RAPPORTS	1. Sus-aponévrotique à la jambe. 2. Sous-aponévrotique au creux poplité. 3. Plusieurs troncs lymphatiques. 4. Nerf saphène externe. 5. Blanche du petit sciatique. 6. Nerf saphène péronier.
BRANCHES COLLATÉRALES	1. Veines plantaires. 2. Veine calcanéenne externe. 3. Veine du réseau superficiel de la jambe. 4. Veines sous-cutanées postérieures de la cuisse.
VALVULES	Douze.

III. — *Anastomoses : Circulation collatérale.*

ANASTOMOSES	1. Entre les deux saphènes. 2. Entre les saphènes et les veines profondes.
VOIES COLLATÉRALES PRINCIPALES	1. Voie obturatrice. 2. Voie ischiatique.
VOIES ACCESSOIRES	1. Voie honteuse externe. 2. Voie rachidienne.
RECHERCHES de Jaboulay et Condamin	1. Voie postérieure la plus large. 2. Voie antéro-interne. 3. Voie postérieure profonde.
CONCLUSION	Ces faits ont une grande importance chirurgicale, car ils permettent le rétablissement de la circulation veineuse après oblitération du tronc principal.

IV. — LYMPHATIQUES

1. CANAL THORACIQUE

DÉFINITION....... Canal collecteur de tous les lymphatiques de l'économie (avec la grande veine lymphatique) pour déverser leur contenu dans le système veineux général.

ORIGINE........... 2e et 3e vertèbres lombaires (citerne de Pecquet).

DIRECTION........ A peu près verticale, en avant des corps vertébraux; puis, arrivé à la 3e vertèbre dorsale, le canal thoracique décrit une courbe (crosse) pour aller se jeter à gauche, en arrière du pressoir rétro-claviculaire.

CALIBRE...........
1. 5-6 millimètres au niveau de la citerne de Pecquet.
2. 3-4 sur son trajet, de sorte que le canal se rétrécit à mesure qu'il monte et reçoit des affluents, ce qui est le contraire de la loi générale qui régit le système sanguin.

RAPPORTS.

- I. Portion lombaire.
  - A. Rapports immédiats.
    - 1o En arrière... Entre l'aorte abdominale et le pilier droit du diaphragme, en avant du corps de la 2e lombaire et du disque des 2e et 3e, recouverts par le ligament vertébral commun, antérieur, et ganglion semi-lunaire droit.
    - 2o A droite..... 1. Veine cave inférieure. 2. Pilier droit du diaphragme.
    - 3o A gauche.... Aorte abdominale.
  - B. Rapports médiats. Région cœliaque (Voy. *Diaphragme*).
- II. Portion diaphragmatique. Orifice aortique en arrière de l'aorte.
- III. Portion médiastinale ou thoracique.
  - 1o En arrière. 1. Colonne vertébrale (12e dorsale à 2e lombaire). 2. Crosse de la petite azygos, en bas. 3. Plus haut, tronc commun des veines intercostales supérieures gauches. 4. Ligament vertébral commun antérieur.
  - 2o En avant. 1. Face postérieure de l'œsophage. 2. Aorte thoracique à gauche. 3. Culs-de-sac pleuraux. 4. Bifurcation de la trachée et de l'artère pulmonaire.
  - 3o A droite.. 1. Grande azygos. 2. Cul-de-sac inter-azygo-aortique. 3. Pneumogastrique droit.
  - 4o A gauche. 1. Petite azygos jusqu'à la 7e dorsale. 2. Tronc commun des intercostales supérieures gauches. 3. Aorte thoracique. 4. Pneumogastrique gauche. 5. Face postérieure de la bronche gauche.
- IV. Portion sus-médiastinale ou cervicale.. La crosse du canal se dirige obliquement à gauche et en arrière en décrivant une courbe à concavité inférieure et vient se jeter en arrière de l'origine de la jugulaire, en arrière du confluent veineux rétro-claviculaire.

AFFLUENTS...... Cinq troncs au niveau des vertèbres lombaires :
1. Deux ascendants. | 1. Un droit. 2. Un gauche.
2. Deux descendants. | 1. Un droit. 2. Un gauche.
3. Un, antéro-postérieur (intestin grêle).

Tous s'ouvrant dans la citerne de Pecquet.

VALVULES....... Deux suffisantes à l'embouchure de la sous-clavière gauche, s'ouvrant dans le sens de la lymphe, et s'opposant ainsi au reflux du sang veineux.

VARIÉTÉS........
1. Dédoublement.
2. Anastomoses en plexus.
3. Terminaison dans l'azygos.
4. Inversion viscérale.
5. Avalvulé.
6. Anomalie réversive.

STRUCTURE.....
1. Tunique interne endothéliale avec cellules à bords sinueux et ondulés.
2. Réseau sous-endothélial de fibres élastiques à direction longitudinale.
3. Tunique moyenne à fibres lisses longitudinales transversales ou obliques.
4. Tunique externe, adventice, conjonctive.
5. Vaisseaux : plexus à mailles allongées.
6. Nerfs : peu connus.

2. GRANDE VEINE LYMPHATIQUE

DÉFINITION....... C'est le canal collecteur de tous les lymphatiques qui ne se rendent pas au canal thoracique.

SITUATION........ Partie antéro-latérale de la base du cou, entre la jugulaire interne et la sous-clavière.

LONGUEUR........ 1-2 centimètres.

DIRECTION........ Oblique en bas et en dedans.

TERMINAISON... Point de confluence des veines sous-clavière droite et jugulaire interne droite.

AFFLUENTS......
1. Lymphatiques du membre supérieur droit.
2. Lymphatiques de la moitié droite de la tête et du cou.
3. Lymphatiques du poumon droit.
4. Lymphatiques de la moitié droite du thorax (sauf les intercostaux).

3. GANGLIONS LYMPHATIQUES

I. — TÊTE.

GANGLIONS......
- 1. Ganglions sous-occipitaux : 2-3.
- 2. Ganglions mastoïdiens : 4-5.
- 3. Ganglions parotidiens (ganglion préauriculaire) : ils sont intraparotidiens.
- 4. Ganglions sous-maxillaires : 12-15.
- 5. Ganglions sus-hyoïdiens : 2-3.

VAISSEAUX AFFÉRENTS......
- **I. Crâne**......
  - 1. Vaisseaux extra-craniens...... 1. Frontaux. 2. Pariétaux. 3. Occipitaux.
  - 2. Vaisseaux intracraniens (Voy. t. II).
- **II. Face**.......
  - 1. Vaisseaux superficiels.
  - 2. Vaisseaux profonds ou lymphatiques des organes des sens.
- **III. Vaisseaux efférents**.. Ils aboutissent aux ganglions cervicaux.

II. — COU.

GANGLIONS......
- **I. Superficiels.** 4-6 (ganglion sus-claviculaire si souvent engorgé dans les néoplasmes abdominaux).
- **II. Profonds** ... 2-3 petits ganglions de Gilette, au-devant de l'axis (adéno-phlegmon rétro-pharyngien).

VAISSEAUX AFFÉRENTS......
- 1. Tête.
- 2. Pharynx.
- 3. Larynx.
- 4. Œsophage.
- 5. Trachée.
- 6. Voile du palais.

VAISSEAUX EFFÉRENTS...... Se jettent.......
- 1. A droite dans la grande veine lymphatique.
- 2. A gauche dans le canal thoracique.

III. — AISSELLE.

GANGLIONS (Blandin, Kirmisson, Poirier).............
- **1° Groupe externe, brachial** .... Ce sont les ganglions satellites des vaisseaux axillaires.
- **2° Groupe interne** ......
  - 1. Ganglions antérieurs : 4-5. Paroi thoracique.
  - 2. Ganglions postérieurs : 3-4. Bord inférieur du grand dorsal.

VAISSEAUX AFFÉRENTS
- **1° V. efférents des ganglions sus-épitrochléens.**
- **2° V. superficiels du membre supérieur**...........
  - **1. Doigts**.......
    - 1. Réseau palmaire.
    - 2. Réseau dorsal.
    - 3. Troncs collecteurs latéraux.
  - **2. Paume de la main** ...... Tronc lymphatique central.
    - 1. Rameaux supérieurs.
    - 2. Rameaux inférieurs.
    - 3. Rameaux internes.
    - 4. Rameaux externes.
  - **3. Avant-bras et bras**........ Les vaisseaux suivent le trajet des veines superficielles.
- **3° V. profonds du membre supérieur.**
  - 1. Cubitaux.
  - 2. Radiaux.
  - 3. Interosseux.. 1. Antérieurs. 2. Postérieurs.
- **4° V. superficiels de la moitié sus-ombilicale du tronc.**
  - 1. Groupe antérieur.
  - 2. Groupe postérieur.
  - 3. Groupe latéral.
- **5° V. superficiels de la nuque.**
- **6° V. de la mamelle..** (Voy. *Tableaux synoptiques d'Anatomie topographique*).

VAISSEAUX EFFÉRENTS........ *Troncs sous-claviers* s'ouvrant en dernière analyse....
- 1. A droite, dans la grande veine lymphatique.
- 2. A gauche, dans le canal thoracique.

IV. — THORAX.

GANGLIONS.......
- **1° Pariétaux**....
  - 1. Diaphragmatiques : 4-6.
  - 2. Intercostaux.
  - 3. Mammaires internes, suivant l'artère mammaire interne.
- **2° Viscéraux**....
  - 1. Médiastinaux antérieurs.
  - 2. Médiastinaux postérieurs.
  - 3. Cardiaques.
  - 4. Bronchiques.

VAISSEAUX AFFÉRENTS .... Ils viennent :
- 1. Du foie.
- 2. Du diaphragme.
- 3. Des espaces intercostaux.
- 4. De la portion sus-ombilicale du corps.
- 5. Du cœur et du péricarde.
- 6. Des poumons et des plèvres.
- 7. De l'œsophage, etc.

VAISSEAUX EFFÉRENTS ....
- 1. Supérieurs...
  - 1. Grande veine lymphatique, à droite.
  - 2. Canal thoracique, à gauche.
- 2. Inférieurs.... Citerne de Pecquet.

V. — MEMBRE SUPÉRIEUR.

GANGLION DELTO-PECTORAL...... Situé dans le sillon compris entre les deux muscles pectoral et deltoïde.

GANGLIONS SUS-ÉPITROCHLÉENS. Au nombre de 1-2.

VI. — ABDOMEN.

GANGLIONS.......
- 1° **Préaortiques** et **précaves** (Lannelongue).
- 2° **Latéraux....** Au nombre de 20-30.
- 3° **Viscéraux...** 1. Hépatiques. 2. Gastriques. 3. Spléniques. 4. Pancréatiques. 5. Mésentériques (150). 6. Aortiques.

VAISSEAUX AFFÉRENTS....
1. Vaisseaux iliaques externes et pelviens.
2. Vaisseaux spermatiques et utéro-ovariens.
3. Vaisseaux lombaires.
4. Vaisseaux rénaux.
5. Vaisseaux gastriques.
6. Vaisseaux spléniques.
7. Vaisseaux hépatiques.
8. Vaisseaux chylifères (ou lymphatiques de l'intestin grêle).
9. Vaisseaux du gros intestin.

VAISSEAUX EFFÉRENTS.....
1. Troncs antérieurs..
2. Troncs ascendants.

Se jetant dans la citerne de Pecquet et formant les véritables origines du canal thoracique.

VII. — BASSIN.

GANGLIONS......
- 1° **Hypo-gastriques.** Ganglion obturateur de Cruveilhier, non retrouvé par M. Poirier.
- 2° **Sacrés.**
- 3° **Iliaques externes...** 1. En dehors de la veine. 2. En dedans de l'artère. 3. Sur la face antérieure des deux vaisseaux.

VAISSEAUX AFFÉRENTS... Vaisseaux ischiatiques..
- 1° **Fessiers.**
- 2° **Obturateurs.**
- 3° **Viscéraux...** 1. Vésicaux. 2. Rectaux. 3. Séminaux, etc. 4. Utérins. 5. Vaginaux.

VAISSEAUX EFFÉRENTS...
1. Plexus hypogastrique.
2. Plexus iliaque externe.

VIII. — PLI DE L'AINE.

GANGLIONS......
- 1° **Superficiels** (entre la peau et le fascia cribriformis). 1. Groupe supérieur. 2. Groupe inférieur. 3. Groupe moyen.
- 2° **Profond.....** Petit ganglion de Cloquet, à cheval sur la concavité du bord externe du ligament de Gimbernat.

VAISSEAUX AFFÉRENTS...
- 1° **Des ganglions superficiels.**
  1. Vaisseaux superficiels du membre inférieur.
  2. Vaisseaux superficiels de la fesse.. 1. Internes. 2. Externes.
  3. Vaisseaux superficiels de l'anus et du périnée.
  4. Vaisseaux des organes génitaux externes.
  5. Vaisseaux superficiels de la moitié sous-ombilicale de l'abdomen.
- 2° **Des ganglions profonds...**
  1. Vaisseaux efférents des ganglions poplités.
  2. Vaisseaux profonds du membre inférieur.

VAISSEAUX EFFÉRENTS... Trois groupes de vaisseaux au niveau des vaisseaux, après avoir perforé le fascia cribriformis........
- 1° **Groupe externe....** Artère fémorale.
- 2° **Groupe moyen.....** Veine fémorale.
- 3° **Groupe interne....** Ganglions inguinaux profonds.

IX. — CREUX POPLITÉ.

GANGLIONS......	Quatre : tous sous-aponévrotiques.	
VAISSEAUX AFFÉRENTS ...	1. Vaisseaux efférents du ganglion tibial antérieur. 2. Vaisseaux saphènes externes.	3. Vaisseaux tibiaux postérieurs. 4. Vaisseaux péroniers. 5. Vaisseaux articulaires.
VAISSEAUX EFFÉRENTS ...	Traversant l'anneau du 3e adducteur.	

X. — JAMBE.

GANGLIONS......	Ganglion tibial antérieur de Mascagni.
VAISSEAUX AFFÉRENTS....	1. Pédieux. 2. Tibiaux antérieurs.
VAISSEAUX EFFÉRENTS ...	Se terminant dans les ganglions du creux poplité.

FIN DU TOME PREMIER.

TABLE DES MATIÈRES

XII. Articulations du membre inférieur.

XIII. Articulations du pied.

I. *Articulations tarsiennes.*

II. *Articulations du tarse antérieur.*

III. MUSCLES

I. Muscles de la tête.

I. *Muscles peauciers du crâne.*

II. *Muscles peauciers de la face.*

III. *Muscles masticateurs.*

II. Muscles du cou.

III. Muscles de la nuque.

IV. Muscles superficiels de la région cervico-dorsale.

V. Muscles de la région lombo-iliaque.

VI. Muscles des gouttières vertébrales.

VII. Muscles intertransversaires.

VIII. Muscles de la région antéro-latérale du thorax.

IX. Muscles de la région costale.

X. Muscles de la région antéro-latérale de l'abdomen.

XII. Muscles de l'épaule.

XIII. Muscles du bras.

XIV. Muscles de l'avant-bras.

XV. Muscles de l'éminence thénar.

XVI. Muscles de l'éminence hypothénar. 122

XVII. Muscles interosseux.

XVIII. Muscles surnuméraires de la main. 122

XIX. Annexes des muscles de l'avant-bras et de la main.

XX. Muscles du bassin.

XXI. Muscles de la cuisse.

XXII. Muscles de la jambe.

XXIII. Muscles du pied.

XXIV. Muscles surnuméraires du pied... 139

XXV. Annexes des muscles de la jambe et du pied.

IV. APONÉVROSES

I. Aponévroses du crâne et de la face... 140

II. Aponévroses du cou.

III. Aponévroses des muscles de la nuque. 142

IV. Aponévroses de la région dorso-cervicale.

V. Aponévroses de la région antéro-latérale du thorax.

VI. Aponévroses de l'épaule.

VII. Aponévroses du bras et de l'avant-bras.

CORBEIL. Imprimerie ÉD. CRÉTÉ.

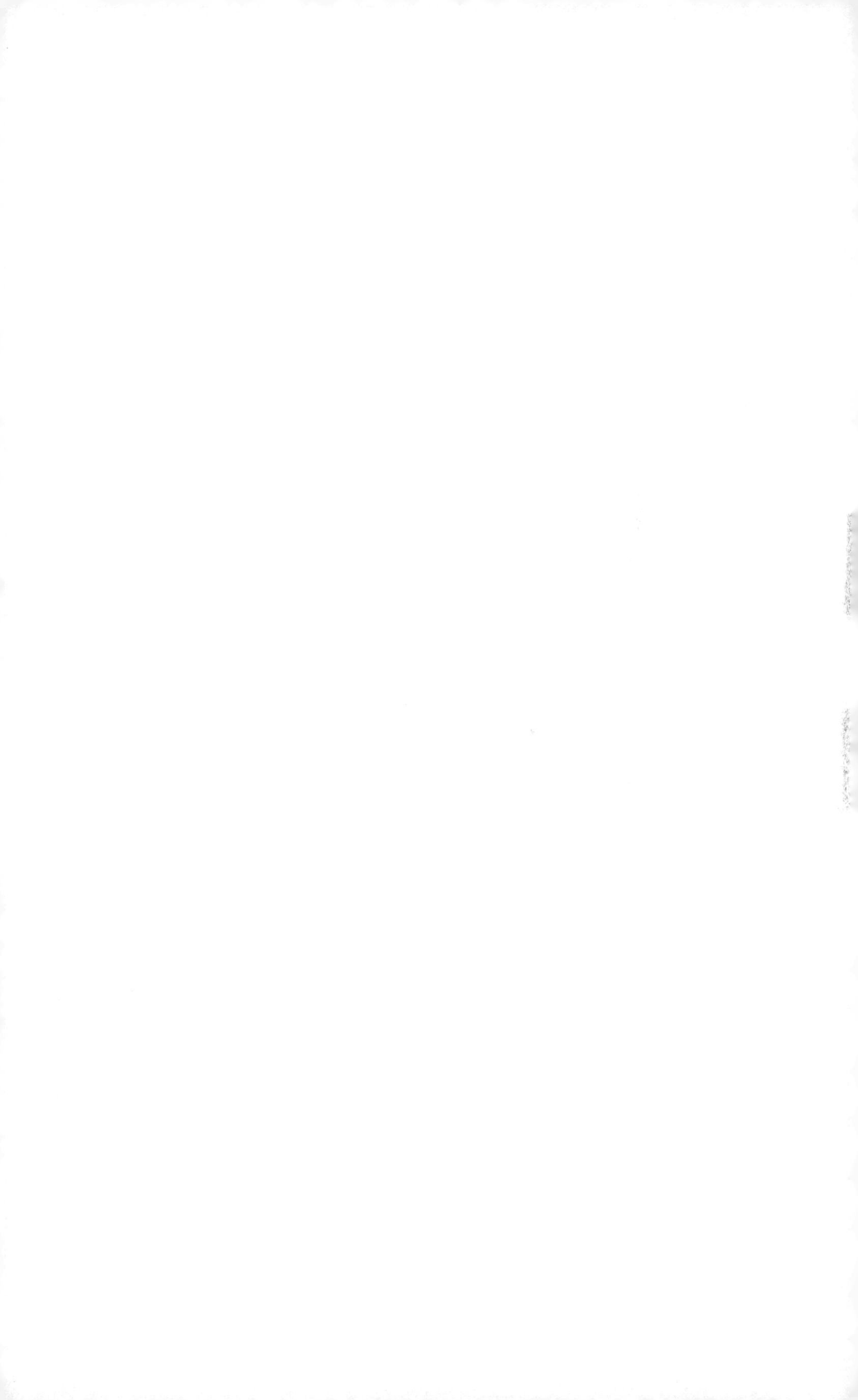

www.ingramcontent.com/pod-product-compliance
Ingram Content Group UK Ltd.
Pitfield, Milton Keynes, MK11 3LW, UK
UKHW020121200726
13856UKWH00002B/671